富红梅

临证医案

富红梅　主编

北方联合出版传媒（集团）股份有限公司
辽宁科学技术出版社

图书在版编目（CIP）数据

富红梅临证医案 / 富红梅主编. -- 沈阳：辽宁科学技术
出版社，2024.12
ISBN 978-7-5591-3426-4

Ⅰ.①富… Ⅱ.①富… Ⅲ.①医案—汇编—中国—现代 Ⅳ.①R249.7

中国国家版本馆 CIP 数据核字（2024）第 026449 号

出版发行：辽宁科学技术出版社
　　　　　（地址：沈阳市和平区十一纬路25号　邮编：110003）
印　刷　者：辽宁鼎籍数码科技有限公司
经　销　者：各地新华书店
幅面尺寸：170 mm × 240 mm
印　　张：20
字　　数：480千字
出版时间：2024 年 12 月第 1 版
印刷时间：2024 年 12 月第 1 次印刷
责任编辑：郑　红　邓文军
封面设计：刘　彬
责任校对：栗　勇

书　　号：ISBN 978-7-5591-3426-4
定　　价：120.00元

联系电话：18240004880
邮购热线：024-23284502
http://www.lnkj.com.cn

主　　编：富红梅

编写人员（按姓氏笔画排序）：

王孟龙　杨玉玲　肖　君

佟　晶　汪丽丽　张　丽

金海珍　周佳宁　秦小然

审读人员：郭鸿雁

内容提要

　　《富红梅临证医案》是由辽宁省中医药管理局资助，是辽宁省名中医富红梅传承工作室历经 3 年的收集、整理、研究而成，全书共收集医案 180 余例，介绍了作者临证 37 年来对常见病、多发病、疑难病，尤其是对内分泌相关疾病的中医治疗、应用经方、时方、效方的经验和体会，系统地阐述富红梅教授的学术思想、临证思路，选方用药特点，对很多难治疾病提供了治疗思路和方法，有一定学术价值和社会意义。本书适用于中西医临床医生、中医药大学生和中医爱好者阅读参考。

目 录

第六章　抑郁症　　157

第七章　汗证　　163

目 录

第十一章　内科杂病　　255

第十二章　糖尿病患者的医学营养治疗及运动疗法　271

目 录

第一章　呼吸系统疾病

1. 贝母栝楼散合清金降火汤加减配合小柴胡汤治疗肺内结节

患者蒋某某，女，57岁，2021年12月29日来诊，曾于市某院体检发现左肺结节2.8cm×2.5cm，后于12月23日到市某三甲医院检查，肺结节3.3cm×3.0cm，患者自诉偶有胸背疼痛，偶有咳，少痰，咽喉干燥，乏力，焦虑，失眠，便秘。舌淡，苔中间薄黄，脉弦细。既往支气管哮喘病史30年。

辨证：气滞痰凝血瘀。

治疗：和解少阳，软坚散结，滋补肺津，清热解毒。

处方：

黄芩 15g，	清半夏 9g，	栝楼 15g，	浙贝母 20g，
陈皮 15g，	鱼腥草 10g，	香附 10g，	蜜百部 10g，
当归 20g，	苦杏仁 10g，	大黄 6g，	酸枣仁 20g，
苏梗 20g，	生白术 30g，	沙参 20g，	鸡血藤 20g，
玄参 20g，	黄芪 20g，	茯苓 15g，	蜜枇杷叶 10g，
麦门冬 20g，	柴胡 10g，	枳壳 10g，	白花蛇舌草 10g。

7服水煎，日3次，口服。

辨证思路：肺结节是指肺内出现的不规则病灶，影像学表现为高密度阴影，可见于良性疾病或早期肺癌病变。肺结节起病隐匿，有临床症状不显著、后期易发生癌变的疾病特点，与中医证候中的"瘀毒"表现相似，瘀毒具有隐伏、缠绵等病理特性，一旦形成，很难彻底根除，临床应在"治未病，祛瘀毒"的理论支撑下，从未病先防、既病防变、瘥后防复三个方面探析"治未病"思想在肺结节防治中的具体应用。

肺结节病在中医中并无专有的疾病名称，依据其临床症状和病因病机特点可将其归于"肺积"等证。历代医家对其病因病机及发生发展过程已有详细认识，《证治准绳·杂病》中曰："肺之积，名曰息贲……久则咳喘。"《医林绳墨·积聚》曰："积者，痰之积也，血之积也。"《杂病源流犀烛》中所言："邪积胸中，阻塞气道，气不宣通，为痰为食为血……遂结成形而有块。"前人大多认为肺积多属情志不畅、饮食不节、外邪侵袭等外因所致，或因病后体虚，气血津液运行不畅，痰湿内盛，瘀血内生，内外因两者相互作用，久则形成有形之积，肺司呼吸、外合皮毛、开窍于鼻，故外邪无论自口鼻而入或经皮毛而入，均易犯肺而致病，如《温热论》述："温邪上受，首先犯肺。"又因肺叶娇嫩，为贮痰之器，不耐寒热，外感风温或温热邪毒易于传变入里，邪犯肺卫，侵袭肺脏，肺气不宣，肺气膹郁，气郁化热，炼津为痰，外邪、热毒、痰浊相互搏结，以致痰热壅肺，阻遏肺气而发病，患者出现咯痰、咳嗽、喘息等症。由于正气虚弱，热毒炽盛，耗伤真阴、津液，易致热毒深入营血，邪陷心包、蒙蔽清窍而见神昏；如邪热下传于腑，则可见肺热腑实；如累及心阳，可致厥脱，最终导致阴竭阳亡。因此，在重症肺炎的痰热壅肺证阶段阻止病情发展是治疗该病的关键一环，中医主张施以清热解毒、宣肺化痰之治法。

贝母栝楼散合清金降火汤中以浙贝母苦甘微寒，清热润肺，化痰止咳；栝楼能清肺润燥，散结涤痰，与浙贝母相须为用；天花粉能够清降肺热，生津润燥；痰因湿聚，湿自脾来，且痰易阻滞气机，故应予陈皮理气化痰、茯苓健脾渗湿；清半夏可以燥湿化痰；黄芩能清热降火；杏仁降利肺气以宣上；枳壳能够破气化痰而宽胸；生石膏以清热泻火；前胡化痰止咳；桔梗能够宣肺化痰，并引诸药入肺经；炙甘草调和诸药；全方合用，以达清热解毒、宣肺化痰之功效，使痰热除、肺宣肃复，从而达到预期效果。在肺结节病疾病发展的过程中，许多患者因为"恐癌"心理，常伴有焦虑、恐惧、抑郁、厌世等情绪。在治疗过程中要充分关注情绪调护这一重要环节。李思敏在研究中发现，肺结节群体患者抑郁积分和焦虑积分与呼吸系统症状积分呈现显著性正相关关系。临床中这类患者常表现为乏力、胸闷气短、失眠多梦、抑郁、情绪低落等症状。《诸病源候论·气病诸候·结气候》也曾载："结气病者，忧思所生也……故结于内。"由此可见，情志是导致肺结节发生发展过程中的重要影响因素和相关致病环节。在治疗过程中可采用疏肝解郁，调畅理气之法。辨证当先和解少阳，调畅肝气，重点调护患者情绪及其相关因素，以达调肝理肺，肝气得舒，助肺宣降之功。在心身医学模式的导向下，以药物治疗配合心理疏导，达到身心同治的目标。

白花蛇舌草是茜草科植物白花蛇舌草的全草，具有清热解毒、清利湿热等功效及抗癌、抗氧化、抗炎、免疫调节、抗成纤维细胞与神经保护等多种生物活性，尤其是抗肿瘤作用显著，白花蛇舌草多糖是其主要活性成分。近年来，多个研究均验证其具有抗肿瘤的作用。其在中医的功效则为清热解毒，此时调体应以活血祛瘀、疏利通络为主，配伍桃仁、红花、当归、川芎等药物，又因瘀血质症状夹杂，证候兼夹，故治疗时应辨证施治，如：气虚者加以白术、黄芪补气行血；气郁滞者加以香附、柴胡等，疏理气机、开郁血行。

———— 王孟龙整理

2. 健脾丸加减治疗特异性咳嗽

患者李某，12岁，男，初诊于2020年6月2日。

主诉：患者间断咳嗽、咳痰，反复发作半年。

现病史：患者间断咳嗽、咳痰，反复发作半年，就诊于多家医院，经查确诊为特异性咳嗽，曾接受多种中西医治疗（口服抗生素，配合汤药），均未见明显疗效，故就诊于我院。查：血常规正常、肺炎支原体回报阴性、结核抗体阴性。详细询问病史，患者白天偶咳嗽或不咳嗽，每到夜间准备睡觉躺下后20分钟左右开始出现胸闷气短、咳嗽、咳痰，吐大量白色泡沫痰液，每次咯出80mL左右，时伴有呕吐，吐大量白色痰涎，持续30~60分钟，咳嗽逐渐减少，排痰也逐渐减少才能入睡。睡眠状态尚可，有时入睡前无上述症状，约凌晨三点开始出现上述症状，每次痰少了，胸闷咳嗽就停止了，咳嗽时患者家属述可闻及喉中细小的哮鸣音。纳差，食欲不佳。查：双肺呼吸音清，未闻及干湿啰音。舌淡苔白，边有齿痕，脉滑。询问病史患者咳嗽、咳痰，反复发作之前，有过积食病史，为过敏体质。

诊断：咳嗽。

西医诊断：特异性咳嗽。

辨证：脾虚湿盛，肺失宣发肃降。

处方：

茯苓10g，	白术10g，	白扁豆10g，	甘草6g，
党参10g，	陈皮10g，	薏苡仁20g，	山楂10g，
神曲10g，	麦芽10g，	鸡内金15g，	半夏9g，
生姜10g，	钩藤6g，	枇杷叶15g，	百部5g，
荆芥10g，	仙鹤草30g。		

10剂水煎，日2次，口服。

二诊：2020年6月12日。

痰涎较前减少，每晚咳嗽时间较前缩短，患者家属述患儿爱出汗。在原方加入黄芪15g、防风10g、当归10g、浮小麦30g，口服14剂。

3

三诊：2020 年 7 月 2 日。

患者夜间咳嗽发作明显减少，每受寒风，进食油腻出现上症，嘱患者注意饮食，避免甜食，避风寒。上方加乌梅 10g、五味子 5g、银柴胡 10g 口服，14 剂。

辨证思路：患者青少年，考虑病因为积食所致脾胃受损后出现的咳嗽，《素问·咳论篇》中曰："五脏六腑皆令人咳，非独肺也。"该患积食，伤及脾胃，脾失运化，胃失和降，脾虚湿盛，湿痰上渍于肺，肺失宣发肃降，故引起咳嗽。故一诊时给予健脾丸加减，健脾丸出自《证治准绳》，具有健脾益气、消食的作用，适用于脾虚出现的症状，方中茯苓、白术健脾祛湿，山楂、神曲、麦芽以消食化滞。陈皮以理气和胃。枇杷叶其气主降，以降肺止咳。百部以润肺降气、止咳化痰，半夏以化痰。患者夜间犯病时喉中可闻及哮鸣音，考虑患者存在支气管痉挛，故加入钩藤清肺平肝解痉，以解除支气管痉挛，荆芥以祛风解表治疗。口服 10 剂。

二诊时症状改善，咳嗽时间缩短，痰见少。患者日内爱出汗，每次运动时大汗淋漓，从小爱出汗，考虑患者为表虚、卫气不固所致，故二诊加入玉屏风散加减，玉屏风散源自朱丹溪的《丹溪心法》，尤其适用于体虚、容易感受风邪的患者。方中黄芪、当归以益气补血固脱，防风祛风止汗，外加浮小麦以加强止汗作用治疗。14 剂后上症咳嗽明显好转，患者自述食欲改善，日内无汗出。

三诊时患者夜间咳嗽发作明显减少，每受寒风患者易犯病，考虑患者存在气道高反应，并且属于过敏体质，上方加过敏煎乌梅 10g、五味子 5g、银柴胡 10g，减少气道高反应。仙鹤草含有内酯及鞣质等，有补虚作用，考虑患者为免疫力低下状态，故加入仙鹤草以补虚。口服 14 剂后家属述再未出现上症。

导师富红梅主任认为患者治疗咳嗽期间，特别是特异性咳嗽或特异性哮喘并存在气道高反应的患者，除了口服中药汤剂之外，一定嘱咐患者用药期间注意进食，避免过饱，避免进食甜食。脾胃虚者吃甜食，会滋生痰湿、影响消化、加重脾胃虚弱等症状。

金海珍整理

3. 补中益气汤合栝楼薤白半夏汤加味治疗喘证

杨某某，男，34 岁，2021 年 12 月 26 日就诊。

主诉：反复咳嗽气喘 5 年，加重 3 天。患者 5 年前出现反复咳嗽、气喘症状，曾于当地医院诊断为"支气管哮喘"，予抗感染、抗炎、平喘等治疗，症状好转，后每遇寒冷劳累后加重。3 天前因不慎受凉后出现咳嗽气促，为求中医治疗来诊。现症见：咳嗽气促，咳白黏痰，痰多，胸闷不舒，患者形体单薄，平素四肢乏力，少气懒言，自汗出，心烦口渴，纳差，睡眠尚可，二便尚可，舌淡苔白滑，脉虚。

辨证：痰浊内蕴，肺失宣降，肺脾气虚。

治则：宽胸祛痰，止咳平喘，补中益气。

处方：栝楼 30g，　　　　薤白 15g，　　　　法半夏 15g，　　　黄芪 24g，
　　　　人参 10g，　　　　白术 10g，　　　　葶苈子 15g，　　　陈皮 6g，
　　　　升麻 6g，　　　　柴胡 6g，　　　　桑白皮 10g，　　　甘草 5g，
　　　　当归 10g。

7 剂水煎，日 3 次，口服。

二诊：患者自述咳嗽气促明显减轻，四肢倦怠乏力等症均有改善，偶有便秘，舌脉同前，故继服上方加减。

处方：栝楼 30g，　　　　薤白 15g，　　　　法半夏 15g，　　　黄芪 24g，
　　　　人参 10g，　　　　白术 10g，　　　　桑白皮 10g，　　　陈皮 6g，
　　　　升麻 6g，　　　　柴胡 6g，　　　　葶苈子 15g，　　　甘草 5g，
　　　　当归 10g，　　　　杏仁 10g，　　　　紫苏子 10g。

14 剂，后随访未见复发。

辨证思路：本案患者感受寒邪，寒痰伏肺，发为喘证，痰浊内阻，则咳白黏痰且痰多，肺失宣降，则咳嗽气促，胸闷不舒，舌苔白滑，患者形体单薄，平素四肢乏力，少气懒言，自汗出，心烦口渴，为肺脾气虚之征象，故应用补中益气汤合栝楼薤白半夏汤加味治疗。二诊时患者自述咳嗽气促明显减轻，四肢倦怠乏力等症均有改善，偶有便秘，故加紫苏子 10g、杏仁 10g，润肠通便，也兼降气化痰，止咳平喘，后随访未见复发。

补中益气汤出自《脾胃论》，《素问·至真要大论》说"劳者温之……损者益之""下者举之"。病由脾虚气弱，当以甘温药物温养脾胃，补益中气。方中主药黄芪入脾肺经，一则补中益气，升阳举陷，二则补肺实卫，固表止汗；辅以人参、白术、甘草甘温补中，合黄芪则补气健脾之功益著；气虚日久，常损及血，配伍当归养血合营，气血相生；佐以陈皮理气和胃，以助升降之复，使清浊之气各行其道，并可理气和胃，使诸药补而不滞；使以轻清升散的升麻、柴胡，协诸益气之品以升清举陷。

栝楼薤白半夏汤，来源于《金匮要略》(第九篇第四条)，"胸痹不得卧，心

痛彻背者，栝蒌薤白半夏汤主之"。主治胸中满痛彻背，不能安卧，为治疗胸痹的名方。现代可用于治疗冠心病心绞痛、风湿性心脏病、室性心动过速、肋间神经痛、乳腺增生、慢性阻塞性肺病、创伤性气胸、老年咳喘、慢性支气管肺炎、慢性胆囊炎等属此证机者。本方有行气解郁、通阳散结、祛痰宽胸的功效，故可用于本案痰浊壅盛之喘证。方中半夏燥湿化痰，降逆散结；配以栝楼、薤白豁痰通阳，理气宽胸。

因患者咳嗽气促痰多，故加葶苈子、桑白皮，增加泻肺平喘之功。

佟　品整理

4. 玉屏风散加味治疗阳虚感冒

宋某，男，55岁，初诊于2016年9月13日。

现病史：患者素体虚弱，平日易患感冒。此次感冒持续近1个月，头痛，畏风，自汗，倦怠乏力，纳差，二便正常，舌淡无苔，脉沉迟。

辨证：阳虚感冒，营卫不固。

治则：温阳益气。

处方：炙黄芪25g，　　防风15g，　　　白术15g，　　　附片6g。

二诊：畏风消失，恶寒减，头痛轻，仍汗出，舌淡苔白，脉沉。

处方：生黄芪20g，　　防风15g，　　　白术15g，　　　附片6g，
高良姜6g。

三诊：诸症大减，气机舒畅，脉缓有力，继宜温阳补中，早服附子理中丸，晚服补中益气丸。

辨证思路：感冒，相当于西医内科学的上呼吸道感染，简称上感，为鼻腔、咽或喉部炎性的总称；有发热、头痛、鼻塞、流涕、咽痛、咳嗽、咯痰、声音嘶哑等症状；70%~80%由病毒感染引起，常见病毒包括鼻病毒、冠状病毒、腺病毒、流感和副流感病毒以及呼吸道合胞病毒、埃可病毒和柯萨奇病毒等，大约有200种病毒可以引起上呼吸道感染；另有20%~30%为细菌感染引起，可单独发生，也可继发于病毒感染，多见口腔定植菌溶血性链球菌，其次为流感嗜血杆菌、肺炎链球菌和葡萄球菌等；治疗目的以对症治疗为主，防止继发性细菌感染。

治疗方法：

一般治疗：休息，发热、病情较重或年老体弱的患者应卧床休息，避免劳

累，减少剧烈活动；合理饮食，摄入清淡易消化食物，多饮水；保持室内空气流通，防止受寒。

药物治疗：

（1）解热镇痛药物：适用于头痛、发热、周身肌肉酸痛症状者，常用对乙酰氨基酚、阿司匹林、布洛芬等。

（2）抗过敏药：适用于频繁打喷嚏、多量流涕等症状的患者；常用马来酸氯苯那敏、苯海拉明等。

（3）镇咳、化痰药物：适用于咳嗽症状较为显著，严重影响工作、睡眠者，或部分痰液黏稠、不易咳出者，常用右美沙芬、喷托维林、克咳胶囊、止咳糖浆等。

（4）减充血剂：适用于鼻黏膜充血、水肿明显，严重鼻塞影响呼吸、睡眠者，常用盐酸伪麻黄碱等药物滴鼻。

（5）抗病毒药物：无发热、免疫功能正常的患者无须应用，免疫缺陷患者应及早使用，常用利巴韦林；明确流感病毒感染可选用奥司他韦、扎那米韦及帕拉米韦等。

（6）抗菌药物：适用于白细胞升高、咽部脓苔、咳黄痰等细菌感染患者；可凭经验选用青霉素类，第一、二代头孢菌素、大环内酯类药物或喹诺酮类药物。

（7）物理治疗：利用热能促进血管扩张，增加血液循环，促进炎症吸收；适用于上呼吸道感染并发气管支气管炎、肺炎患者恢复期治疗；常选择超短波治疗、磁疗等。

玉屏风散治风邪久留而不散者，自汗不止者亦宜。

患者素体虚弱，阳虚卫外力弱，故平时易患感冒。此次感冒月余，汗出不解，腠理空虚，玄府洞开，卫阳不固。故先以玉屏风散加附子，温阳益气固表，使营卫得偕，继以温阳补中而获痊愈。

周佳宁整理

5. 生脉散合甘麦大枣汤治疗热病伤阴

某女，69 岁，初诊于 2022 年 12 月 9 日。

现病史： 患者肺炎之后持续咳嗽，痰黏，不易咳出，汗出心慌，胸闷烦热，口苦，口干不欲饮，头晕、乏力，昨日食羊肉汤后，汗出不止，心烦难寐，舌淡红，苔白燥，脉无力。

治则：养阴安神，清热化痰。

处方：北沙参 15g，　麦门冬 10g，　五味子 10g，　浮小麦 10g，
　　　　炙甘草 10g，　橘红 9g，　　海蛤壳 15g，　大枣 3 枚。

3 剂，水煎服。

二诊：2022 年 12 月 11 日，药后睡眠好转，咯白痰，仍心悸，汗出，口干不欲饮，脉结代。

处方：人参 15g，　　麦门冬 15g，　五味子 10g，　浮小麦 15g，
　　　　橘红 10g，　　茯苓 10g，　　枇杷叶 9g，　　炙甘草 10g，
　　　　大枣 3 枚。

5 剂，水煎服。

三诊：2022 年 12 月 17 日，汗出明显减少，精神及食欲好转，舌苔薄白，脉细缓。

处方：人参 15g，　　麦门冬 15g，　五味子 10g，　浮小麦 15g，
　　　　大枣 3 枚，　　牡蛎 15g，　　桑叶 10g，　　炙甘草 10g，

5 剂，水煎服。

辨证思路：患者热病后期，余邪未尽，阴液未复，又食大热之品，遂大汗不止，心液已伤。"救阴不在血，而在津与汗"，以生脉散合甘麦大枣汤。麦门冬甘寒，清权衡治节之司；人参甘温，补后天营卫之本；五味酸温，收先天天癸之原。三才通而三才立，水升火降，而合既济之理矣。小麦补心养肝、宁心安神、益阴除烦；甘草甘平、和中缓急、补养心气；大枣甘温、润燥缓急、益气和中。三药共奏和中缓急、养心安神之功。加海蛤壳、橘红、枇杷叶、桑叶等益气养阴兼清热豁痰，使肺胃阴复，痰热亦去，则诸症随之消失。

周佳宁整理

6. 理中汤加减治疗慢性支气管炎

某男，60 岁，2022 年 2 月 9 日来诊。

患慢性支气管炎 4 年，咳嗽，冬季尤甚，咯白痰，夜间咳甚，纳少，便溏日

3～4次。舌苔白腻，脉缓滑。

治则：健脾除湿，温化痰饮。

处方：党参15g，　　　白术15g，　　　干姜9g，　　　炙甘草15g，

茯苓15g，　　　桂枝6g，　　　化橘红6g，　　　大枣9g，

7剂，日2次，口服。

二诊：咳嗽减轻，睡眠改善，咯痰量减少，易咯出，饮食增加，大便日1～2次，不成形。

处方：党参15g，　　　白术15g，　　　干姜9g，　　　炙甘草15g，

茯苓15g，　　　桂枝6g，　　　橘红6g，　　　山萸肉12g，

附片9g，　　　山药12g，　　　大枣9g。

7剂，日2次，口服。

三诊：睡眠可，咳嗽减少，微量白黏痰，口服桂附地黄丸1周巩固。

辨证思路：慢性支气管炎是气管、支气管黏膜及周围组织的慢性非特异性炎症。临床以咳嗽、咳痰为主要症状，每年发病持续3个月，连续2年或2年以上。

病因：慢性支气管炎的病因尚不完全清楚，可能是多种因素长期相互作用的结果。

有害气体和有害颗粒：如香烟、烟雾、粉尘、刺激性气体（二氧化硫、一氧化氮、氯气、臭氧等）。

感染因素：病毒、支原体、细菌等感染是慢性支气管炎发生发展的重要原因之一。

其他因素：免疫、年龄和气候等因素均与慢性支气管炎有关。

治疗：

急性加重期的治疗：

控制感染：抗菌药物治疗可选用喹诺酮类、大环内酯类、β-内酰胺类口服，病情严重时静脉给药。如左氧氟沙星、阿奇霉素，如果能培养出致病菌，可按药敏试验选用抗菌药。

镇咳祛痰：可试用复方甘草合剂，也可加用祛痰药溴己新、盐酸氨溴索、桃金娘油，干咳为主者可用镇咳药物，如右美沙芬等。

平喘：有气喘者可加用解痉平喘药，如氨茶碱，或用茶碱控释剂，或长效β_2激动剂加糖皮质激素吸入。

缓解期治疗：

戒烟，避免有害气体和其他有害颗粒的吸入。

增强体质，预防感冒，也是防治慢性支气管炎的主要内容之一。

痰饮者，先以温药和之，理中汤加味以温中健脾；二诊加附子等温阳，阳气振奋，痰浊自除；继以桂附地黄丸温肾固本，以资巩固。

————————————————————————————— **周佳宁整理**

第二章 消化系统疾病

1. 自拟方治疗夏天胃肠型感冒

周某某，女，57 岁。2021 年 8 月 12 日来诊。

初诊：平素脾胃虚弱，内停蕴郁之湿，复感暑热之邪，身热、头晕、胸脘满闷、口渴。医不察内湿蕴郁而进白虎。服后即觉胸脘满闷异常，少腹因之不舒，舌苔白滑而腻，脉象濡软力弱。素体阳气不足，辛凉重剂戕伤中阳，中焦运化失灵，腹中隐隐作痛，辛微温以化湿邪，佐芳香兼以缓痛。生冷皆忌。

辨证：脾胃湿热。

治疗：健脾利湿，温中行气。

处方：苏叶 6g，　　藿香梗 10g，　　大豆卷 10g，　　半夏 10g，
　　　　厚朴 6g，　　白蔻仁 3g，　　茯苓皮 10g，　　炮姜 2g，
　　　　木香 5g。

水煎，日 3 次，口服。

二诊：进前方芳香疏解、辛微温以化湿之后，中脘满闷渐解，腹中隐痛未作，脉仍濡软，力量略增，再以芳香疏调，治在中焦。

苏藿梗各 6g，半夏曲 10g，陈皮 6g，厚朴花 6g，白蔻仁 3g，鲜煨姜 3g，焦麦芽 10g。

辨证思路：胃肠型感冒是由风、寒、暑、湿等外邪侵袭肌表和消化系统导致的以恶心或呕吐、腹泻、恶寒或恶风、发热为主要症状的病证，是一种自限性的疾病，主要是由病毒感染引起的胃肠功能紊乱。

本病多为感受风、寒、暑、湿等邪袭肺卫，脾胃、大肠传导运化功能失常。外邪袭表，肺卫失调，卫气不固，则出现恶寒、恶风、发热等症状；表邪由表入里，侵袭脾胃、大肠，或直入脾胃、大肠，导致脾胃运化失司，升降失常，胃

11

失和降，胃气上逆，则出现恶心、呕吐；大肠传导失司，清浊不分则出现腹泻。总之，表邪侵袭肌表，肺卫失调；表邪入里或直入脾胃、大肠，脾失健运，胃失和降，大肠传导失司为本病基本病机。本病病位在肺、胃肠，与脾关系密切。本病主要是由病毒感染引起胃肠功能紊乱，但不包括传染性病毒引起的腹泻、流感等。

凉遏是湿热证中，由于治疗不当或饮食失宜而引起的一种变证类型。凡感受湿热之邪而发病者，若患者调摄失宜，或恣食饮冷，或贪凉过度，或误服寒凉之剂，致寒凉阻遏中阳，凝塞气机，湿浊由寒凉而愈盛，脾胃升降之机被阻，全身气机为之滞涩。症见胸脘痞闷加重，憋气堵满，时欲叹息，全身酸楚沉重，大便溏泄，小溲不畅，面色淡黄，舌质略红，舌苔白滑而腻，脉濡缓沉软。治宜辛苦微温法，先开湿郁以畅中阳，宣展气机以利三焦。解其凉遏，湿邪自化，气机宣畅，热随湿皆有出路矣。药如陈、夏、苍术、白草蔻、木香、杏仁等。若凉遏偏于上焦者，卫气失宣，阳气不布，周身酸楚，心胸憋闷，时欲叹息者，治宜辛以开郁，可用苏叶梗、藿香、白芷、防风等。必先开湿郁，解凉遏，再议清热，此为定法。

此案患者本属内停蕴湿，复感暑热，医误用白虎寒凉重剂，致湿被凉遏，气机滞涩，胸闷异常，治以辛微温以化湿邪，佐芳香以畅气机。方中无一味凉药，取其"温则消而去之"之意，故投之即效。

王孟龙整理

2. 龙胆泻肝汤加减治疗胆石症，胁痛伴失眠

患者左某，女，55岁，2022年2月28日来诊，4年前出现胁肋部疼痛，时有发作，时轻时中，当时就诊于某中医院，确诊"胆囊结石""慢性胆囊炎"，服用中药调理，后症状改善，未继续服药。平素喜油腻，且食油腻后自觉腹中热气，饮冰水后方觉畅快。近1周以来，病情加重，尤其食冷以后，手足即感冰冷，进而疼痛加剧。患者认为偶然，仍要再次尝试，本次来诊前尝试食冷后，突觉疼痛持续近1小时且伴随腰痛不适。平素口苦，咽干，便秘，半夜12点左右会有胃酸反流入口而呛咳，自行醒来，反复1小时左右方能入睡。

辨证：肝郁化火，热结血络，郁热在里。

处方：
柴胡 10g，	黄芩 15g，	延胡索 10g，	夏枯草 30g，
栀子 15g，	茵陈 10g，	金钱草 10g，	龙胆草 10g，

郁金 10g,　　　百合 20g,　　　川楝子 10g,　　　海金沙 10g,

生地黄 10g,　　半夏 9g,　　　合欢皮 20g,　　　鸡内金 10g,

龙骨 15g,　　　大黄 5g,　　　珍珠母 20g,　　　酸枣仁 20g,

牡蛎 20g。

水煎，日 3 次，口服。

辨证思路： 中医将本病归为"胆胀"范畴，多因情志不遂、饮食失节、感受外邪、虫石阻滞使肝胆疏泄失职、胆失通降、腑气不通所致，其病位在胆腑，与肝失疏泄、胃失和降和脾失健运密切相关，而该患者主要因饮食失调引起。《灵枢》中所载"胆胀者，胁下满而痛引小腹""胆胀者，胁下痛胀，口中苦，善太息"。《脉经》有言："肝之余气泄于胆，聚而成精，即是胆汁。"若情志失调、外邪侵袭或虫石阻滞等使肝气失于条达，疏泄失司，气阻络闭，胆汁排泄受阻，淤积煎熬则成砂石，胆腑气机不通，发为"胆胀""胁痛"。《四圣心源》有云："土气冲和，则肝随脾升，胆随胃降，木荣而不郁。土弱而不能达木，则木气郁塞，肝病下陷而胆病上逆。"若嗜食肥甘厚味、嗜酒无度，损伤脾胃，湿浊内聚，气机壅塞，土壅木郁，肝胆疏泄不畅，胆腑不通发为胆胀，肝胆失疏泄，胆之中清不降，湿郁化热，湿热久蕴，胆液久瘀不畅，煎熬胆汁，聚而为石，肝胆之气不舒，胆汁流行受阻，则结石不断凝聚增大。笔者认为慢性胆囊炎、胆石症病机关键肝失疏泄，胆失和降，肝胆同病，因此治疗重在疏肝，胆气以降为顺而恶壅滞，因此要兼顾利胆。

夜半 12 点为子时，胆经当令，应分泌胆汁，而此患胆囊结石，胆汁排泄受阻，即为胆经淤堵，经络淤堵，经气不得继续循行，故而经气逆乱，木郁土壅，"肝胆相照"进而木气克土，正如《经》云"胃不和则卧不安"，该患胃不适，而从睡中醒来，待到凌晨 1 点后，方能入睡。因此，在该患治疗中，入金钱草、郁金、海金沙、鸡内金、茵陈等中药，此方为余临证 30 多年来常用药物，自拟为"胆五味"，可随证加减，对不同辨证胆石证治疗效果颇佳。在现代中医药学的研究中，茵陈具有利胆、保肝、抗炎、解热、镇痛、调血脂等多个功效，而金钱草能松弛胆囊平滑肌，增加胆排空，起到利胆作用，且能抑制胆结石形成，促进胆结石排出，还有抗感染、镇痛、抗氧化等作用，海金沙有利胆、防治结石、抗氧化、抗菌作用，炒鸡内金能改善肠胃功能、调节血糖血脂、改善血液流变学。故对其半夜醒来方能入睡的治疗，其本为疏通胆经，排出结石。

在中医学中，失眠病机多与气血、阴阳失和，脏腑功能失调，以至心神被扰、神不守舍、阳不入阴有关。虽然失眠病机复杂，有虚实之分，然而其失眠多梦、躁扰不宁、噩梦纷纭、情绪焦虑等临床表现，与柴胡加龙骨牡蛎汤方证中的"烦惊、谵语"条文高度相似，且烦躁易怒、惊恐、惊悸、失眠、谵语等症状均为本方临床运用指征，因此常将本方用于失眠伴肝郁化火、热扰心神证的治疗。历代医家也常用本方治疗失眠。当代经方大家胡希恕先生亦曾治疗 1 位年轻男性的失眠，3 剂即愈，效如桴鼓，故方又入龙骨、牡蛎、酸枣仁等安神镇静之品，合而为柴胡加龙骨牡蛎汤加减，配合失眠的治疗。

王孟龙整理

3. 平胃散加泻心汤加旋复代赭汤加减治疗痞证

李某，女，56 岁，初诊于 2021 年 12 月 5 日。

患者胃脘部病史 3 年，自觉胃脘部堵闷不适，伴有胃脘部发硬，无反酸，时呃逆，进食后堵的感觉加重，胃中时有振水音，口不干，不爱喝水，消瘦，纳差，大便溏稀，不成形，平日有大量排气，小便可，夜寐差，舌淡白，伴有齿痕，苔白厚腻，脉右关弦滑，尺脉沉弱。曾口服过中药汤剂，效果不佳。故来诊，来诊时症见：胃脘部堵，伴有胃脘部发硬，轻度压痛，无反酸，时呃逆，进食后堵的感觉加重，每次饮水后胃肠部可闻及水声，口不干，不爱喝水，时有呃逆，消瘦，纳差，大便溏稀，不成形，平日有大量排气，小便可，夜寐差，舌淡白，伴有齿痕，苔白厚腻，脉右关弦滑，尺脉沉弱。查体：胃脘部按之柔软。胃镜回报：萎缩性胃炎，伴有肠化生，有息肉。碳 14 呼气试验：阳性。

诊断：痞证。

辨证：寒热错杂。

方剂：平胃散加泻心汤加旋复代赭汤加减。

一诊：2021 年 12 月 5 日。

处方：

苍术 10g,	厚朴 10g,	枳实 10g,	芙蓉叶 20g,
黄芩 10g,	黄连 5g,	陈皮 10g,	蒲公英 20g,
干姜 10g,	甘草 6g,	党参 20g,	旋覆花 10g,
白术 15g,	山药 10g,	佩兰 10g,	代赭石 15g,
茯苓 10g,	半夏 9g,	生姜 20g,	败酱草 20g。

10 服，日 2 次，口服。

二诊：2021 年 12 月 20 日。

患者述胃脘部堵好转，仍有振水音，仍呃逆。故加白芍 15g、枇杷叶 20g、薏苡仁 30g、桂枝 10g、茯苓改为 20g，口服 14 服。

三诊：2022 年 1 月 11 日。

胃脘部堵明显好转，无呃逆，仍有振水音。舌淡，苔白。

上方茯苓改 20g、黑顺片 10g（先煎 60 分钟），口服 10 服。

辨证思路：患者胃脘部堵不适，按之柔软，故考虑为痞证，患者大便溏，考虑脾虚，舌淡，苔白厚腻，考虑为脾失健运，内生痰邪，为湿郁之象，湿滞脾胃所致，故平胃散加泻心汤加旋复代赭汤加减治疗。平胃散具有燥湿运脾、行气和胃的功效。现代临床常用于治疗慢性胃炎、消化道功能紊乱、胃及十二指肠溃疡等属湿滞脾胃者。方中苍术苦温性燥、除湿运脾，厚朴行气化湿，陈皮理气化湿、化滞，生姜利水。湿阻中焦，胃失和降，胃气上逆，故见呃逆。旋覆花、代赭石为治疗痰痞之主方。上方共奏健脾祛湿、行气除痞、和胃降逆之效。半夏泻心汤出自张仲景的《伤寒论》和《金匮要略》两部经典著作，是古代治疗痞证的专方，具有调和肝脾、寒热平调、消痞散结的功效。幽门螺杆菌阳性，导师富主任常加入蒲公英、败酱草、芙蓉叶以治疗幽门螺杆菌感染，效果极好。现代实验研究发现，蒲公英具有抗炎、抗菌、抗氧化等作用，蒲公英对幽门螺杆菌有一定的抑菌作用，可以减轻胃溃疡或胃炎对胃肠道的损害，对胃黏膜损伤具有修复作用，可促进胃肠蠕动，临床常用于治疗胃炎。同时，蒲公英还可以提高幽门螺杆菌感染胃炎患者的临床有效率和幽门螺杆菌根除率。败酱草中的有效成分可以抑制幽门螺杆菌的生长和繁殖，减轻胃炎、消化道溃疡等疾病的症状，从而在一定程度上缓解由幽门螺杆菌感染引起的症状。

二诊时患者胃堵好转，仍有振水音，考虑为胃虚水停中焦，加薏苡仁以增加祛湿之效。仍呃逆，考虑与膈肌痉挛有关，加白芍与甘草相配，现代药理研究发现芍药甘草汤有缓解平滑肌痉挛作用。枇杷叶有降气作用。茯苓甘草汤为治疗胃虚水停中焦的经典方剂，出自《伤寒论》，具有温中化饮、通阳利水之功效。主治心下停饮，心悸，汗出不渴，小便不利，咳而遗溺，奔豚。方中茯苓，茯苓性平，且入肾经，肾主水，故具有利尿的作用。方中含有桂枝，桂枝中含有桂皮醛，可刺激汗腺分泌，扩张皮肤血管，故具有发汗的作用。方中生姜的辛辣味道可刺激消化液的分泌，增加胃肠蠕动，故具有开胃消食的功效，适量饮用可帮助改善食欲不振、消化不良等症。口服后胃中水声明显改善。

三诊时胃堵明显好转，胃中水声仍存在，考虑患者脾肾阳虚，故加黑顺片以大辛大热温肾暖土以助阳气，茯苓加量以甘淡渗利健脾渗湿以祛湿邪。湿为阴邪，唯有助阳之药才得以驱散。

该患近 1 年间断口服汤药，均以辨证为依据，上方加减治疗，复查胃镜无息肉，无肠化生、萎缩性胃炎，明显好转。

金海珍整理

4. 黄芪建中汤加香砂六君子汤加减治疗胃脘痛

2019 年 6 月 2 日来诊，张某，36 岁，女。

患者胃溃疡病史 2 年，时有胃脘部疼痛不适，一般多在进食前 1～2 小时发作，进食后症状会减轻，偶有胃脘部痉挛性疼痛反复发作，因患者 1 周前进食冰激凌之后，再次出现胃脘部疼痛不适，故近日就诊于我处。现症见：进食前胃脘部疼痛发作，时有痉挛性疼痛，时有腹胀，伴有反酸，喜温喜按，神疲乏力，纳差，二便正常，夜寐尚可。舌淡、苔白，脉弦。胃肠彩超：胃溃疡。

诊断：胃脘痛。

辨证：里虚寒症。

方剂：黄芪建中汤加香砂六君子汤加四逆散加减。

一诊：2019 年 6 月 2 日。

处方：

小茴 10g，	白芍 15g，	大枣 12 枚，	生姜 9g，
甘草 6g，	瓦楞子 20g，	柴胡 10g，	陈皮 12g，
枳壳 10g，	木香 10g，	黄芪 20g，	党参 15g，
白术 15g，	茯苓 15g，	桂枝 10g。	

口服，7 剂。

二诊：2019 年 6 月 12 日。

患者述胃脘部疼痛不适略改善，未再出现痉挛性疼痛，反酸改善，该患仍有反酸疼痛，纳差，故加入海螵蛸 15g、延胡索 10g、香附 10g、神曲 15g、麦芽 15g、山楂 15g、百合 30g、乌药 10g，14 剂口服。

三诊：2019 年 7 月 2 日。

患者述进食前胃部疼痛未再发作，反酸明显改善，纳可。后口服 1 周理中丸巩固治疗。

辨证思路：患者进食前胃脘部疼痛发作，时有痉挛性疼痛，时有腹胀，伴有反酸，喜温喜按，神疲乏力，考虑为里虚寒症，寒主收引，故见痉挛性疼痛，喜温喜按，故胃虚寒证，故选用黄芪建中汤，源于《金匮要略》，重在温养脾胃，是治疗虚寒性胃痛的主方。泛酸者，加瓦楞子以抑酸。

现代药理中瓦楞子有消痰化瘀、软坚散结和制酸止痛的作用。瓦楞子还能制酸止痛，对于胃痛泛酸等症状有一定的缓解作用。在现代药理研究中，瓦楞子还具有抗炎、镇痛、解痉、保肝、抗肝纤维化、抗骨质疏松等多种药理作用。配用香砂六君子汤以益气健脾、行气和胃。党参提高机体适应性。白术健脾胃，能提高机体抗病力。甘草、木香、陈皮解痉，其中甘草解平滑肌痉挛，陈皮抑制小肠运动，木香扩张支气管平滑肌，行气止痛。党参、甘草、茯苓、陈皮均能抗溃疡，甘草酸对醋酸诱发的慢性溃疡治愈率较高，甘草可抑制胃酸分泌。

胃部疼痛与气郁有关，故予四逆散，具有调和肝脾、透邪解郁、疏肝理脾之功效。柴胡入肝胆经，升发阳气，疏肝解郁，透邪外出。白芍敛阴养血柔肝，与柴胡合用，以补养肝血，条达肝气，可使柴胡升散而无耗伤阴血之弊。枳壳理气解郁，泄热破结，与白芍相配，能理气和血，使气血调和。甘草，调和诸药，益脾和中。

二诊时患者仍返酸，故加入海螵蛸以加强抑酸作用。胃仍疼痛不适，予百合加乌药以调气止痛。乌药的药理有兴奋胃肠平滑肌的作用、抗炎镇痛作用。乌药还具有行气止痛、温肾散寒的功效。予延胡索以加强止痛作用，现代药理认为延胡索具有明显的镇痛作用，其镇痛作用通过阻滞脊髓以上 D_2 受体实现。延胡索对于中枢神经系统具有明显镇静作用。延胡索可以对抗胃溃疡的形成，对胃黏膜有保护作用。该患消化不佳、纳差，故予神曲、麦芽、山楂以消食。

三诊时应用理中丸巩固治疗。理中丸的药理作用主要包括温中祛寒、益气健脾、增强免疫力等。理中丸能够促进脾胃的阳气生发，祛除寒气，对于脾胃虚寒引起的脘腹疼痛、喜温喜按、呕吐泄泻等症状有很好的缓解作用。理中丸中的党参和白术具有益气健脾的作用，能够增强脾胃的功能，促进消化吸收，对于脾胃虚弱引起的食欲不振、消化不良等症状有很好的改善作用。理中丸中的甘草具有补气的作用，能够增强机体的免疫力，提高身体的抗病能力，对于预防疾病有一定的作用。后予患者口服理中丸巩固治疗，疗效显著。

金海珍整理

5. 当归芍药散合小柴胡汤加减治疗腹痛

李某，46 岁，自由职业。

初诊：2022 年 11 月 1 日。

主诉：腹痛 5 年。

现病史：患者腹痛 5 年，曾系统检查，未见器质性病变，多次用药治疗效果不佳，现每天服用迪根止痛药维持，现症见：腹痛以右下腹为主，每天夜间 1—3 点痛甚，阴道分泌物多，手足凉，下肢尤甚，伴有腿抽筋，大便溏次数多，每天 3～4 次，小便正常，时心烦口苦，睡眠欠佳，血压高，舌红胖，有瘀斑，苔薄白，脉沉涩。

辨证：肝郁血瘀。

治则：疏肝健脾，活血化瘀。

方剂：当归芍药散合小柴胡汤加减。

处方：

当归 10g,	芍药 30g,	川芎 20g,	太子参 10g,
茯苓 15g,	泽泻 20g,	柴胡 12g,	姜半夏 9g,
白术 15g,	白芷 25g,	黄芩 6g,	炙甘草 12g,
生姜 12g,	大枣 15g,	延胡索 12g。	

7 服，水煎服，日 2 次。

辨证思路：患者腹痛以右下腹为主，中医认为疼痛系不通则痛和不荣则痛，该患者两者皆有，每天夜间 1—3 点痛甚，且疼痛时间属肝经当令，故与肝气调达、肝血不足有关，阴道分泌物多，大便溏次数多，每天 3～4 次，与脾土为木邪所克，谷气不举，浊淫下流，手足凉，下肢尤甚，伴有腿抽筋，与肝阴不足、筋脉失养有关，睡眠欠佳，血压高，舌红胖，有瘀斑，苔薄白，脉沉涩，证属肝脾失调，日久血行不畅所致。

本方当归芍药散出自《金匮要略》，具有养血、调肝、健脾、利湿的功效，是仲景用来治疗妊娠后脾胃虚弱、肝气不调、肝脾不和而造成的腹中绞痛，《金匮要略·妇人妊娠病·脉证篇》："妇人怀妊，腹中疞痛，当归芍药散主之。""妇人腹中诸疾痛，当归芍药散主之。"前者为妇人妊娠腹痛，后者为妇人腹中诸病，皆用当归芍药散主治。本方由当归、芍药、川芎、茯苓、白术、泽泻六味药组成，方中重用芍药以养血柔肝，缓急止痛，通血脉，利小便；川芎辛温，善走血脉而活血祛瘀；泽泻，甘淡性寒，入肾与膀胱而利水渗湿，二药配伍芍药助其疏血郁，利水邪，以消除血与津液的滞塞；当归辛甘而温，养血活血，合芍药补血以治肝血不足；白术，苦温燥湿，健脾化湿；茯苓，甘淡渗湿，使水湿之积从小便而出。

小柴胡汤：小柴胡汤出自张仲景的名著《伤寒论》，《伤寒论》第九十六条曰："伤寒五六日中风，往来寒热，胸胁苦满，默默不欲饮食，心烦喜呕，或胸中烦而不呕，或渴，或腹中痛，或胁下痞硬，或心下悸、小便不利，或不渴、身有微热，或咳者，小柴胡汤主之。" 刘渡舟教授认为："小柴胡汤擅开肝胆之郁，故能推动气机而使六腑通畅，五脏安和，阴阳平衡，气血调谐，其功甚捷，而其治又甚妙。"该患者腹痛发作有时，伴心烦口苦，且每天1—3点痛甚，系肝经郁滞不通所致，属小柴胡汤证，故选之。

二诊时患者用药后疼痛略减轻，但是仍需服用止痛药，下肢腿抽筋未发作，大便略改善，小便正常，时心烦口苦减轻，睡眠欠佳略改善，舌脉如前。患者会阴和肛门之间时有皲裂，外用药无改善，上方加白及9g。

三诊时患者腹痛明显减轻，已不用服止痛药，稍有隐痛，能耐受，考虑患者久必瘀，故原方基础上加乳香6g、没药6g，嘱经期时不服用。

规律用药2个月，症状消失。半年后随诊，患者腹痛无复发，嘱调畅情志，忌劳累，避风寒，规律起居饮食。

肖 君整理

6. 金铃泻肝汤治疗胁痛

李某，女性，73岁，退休。

初诊：2022年8月12日。

主诉：反复右胁下疼痛10余年，加重半个月。

现病史：患者10年前因工作变动出现胁肋下疼痛，服用疏肝理气药缓解，之后劳累、情绪波动可诱发胁痛，曾就诊市某医院，经检查肝胆脾胰彩超未见异常，近半个月症状加重，自服柴胡疏肝丸、活络效灵丹、血府逐瘀胶囊等均疗效不佳，今为求中医治疗来诊，现病史：右胁下疼痛，坐卧不安，疼痛放射至右肩胛部，同时恶心欲吐，口干、口苦、烦躁，大便秘结，2~3天一行，小便短赤，睡眠不佳，舌质淡暗，苔白腻，脉弦数。

辨证：肝郁、血滞。

治则：疏肝通络，活血化瘀。

方剂：金铃泻肝汤加减。

处方：川楝子 15g，　　柴胡 10g，　　　生没药 12g，　　三棱 9g，

　　　　生乳香 12g，　　莪术 9g，　　　　化橘红 10g，　　黄芩 10g，

　　　　法半夏 10g，　　甘草 3g，　　　　生姜 9g，　　　　大枣 5 枚，

　　　　白术 9g。

10 剂，水煎内服，日 2 次。

辨证思路：胁痛是指因感受外邪、情志失调、饮食不节或跌打损伤等导致的脉络失养或闭阻引起的以胁部疼痛为主的一种病症。病位在肝胆，病性有虚有实。临床上可见于肋间神经痛、急性胆囊炎、胆结石、肝炎等。

该患初发因工作变动，系肝气郁滞所致，故见口干口苦、烦躁等症，病久肝郁致脾胃失调，胃失和降，水湿代谢失调见恶心欲吐，肝木克脾土，脾失健运，气血生化乏源，故见劳累后症状加重，气滞血行不畅，血脉瘀滞故每于情绪波动时胁痛加重，且右胁下疼痛，坐卧不安，疼痛放射至右肩胛部，疼痛部位固定不移系瘀血疼痛特有症状，舌质淡暗，苔白腻，脉弦数系肝郁脾虚、痰湿血瘀阻滞经络所致。

金铃泻肝汤出自张锡纯《医学衷中参西录》，具有疏肝活血、通络止痛之功，方中川楝子能引心包之火及肝胆所寄之相火下行，是肝经引经药，方中三棱、莪术均主归肝经血分。药性峻猛，走而不守，能破血逐瘀、消癥散积，主治瘀血时间长、程度重的癥瘕积聚。乳香、没药，是止痛第一药，身体上一切痛症，不管头痛心痛，还是胃痛肚子痛，或者是腰痛腿痛，脚痛关节痛，还有癌症导致的疼痛等，乳香、没药都可以治。张锡纯先生这样介绍：乳香气味香窜，味淡，善于透窍以理气。乳香颜色上像乳汁一样，有一股独特的香味。乳香走气分，行气通滞，善于理气。没药，味辛而微酸，走血分，善于化瘀止痛。因患者苔白腻，酌加陈皮、半夏健脾化痰，予柴胡、黄芩、半夏以调节少阳经枢机不利。

二诊时，患者用药后胁痛明显减轻，恶心呕吐无，因上方活血破气通络力强，恐耗气动血，故调整三棱、莪术各 6g，乳香、没药各 9g，加黄芪 12g 等服用月余胁痛缓解，半年后复诊患者症状无复发。

肖　君整理

7. 半夏泻心汤加味治疗胃痞

王某，男，58 岁，2021 年 4 月 28 日就诊。

主诉：胃胀3天。患者3天前过食肥甘后出现胃胀，持续无缓解，为求治疗来诊。现症见：胃胀，满闷不适，伴有反酸，打嗝，恶心，呕吐。纳差，睡眠及小便尚可，偶有腹泻。舌淡苔腻，脉滑。

辨证：脾胃失司，湿邪内阻。

治则：辛开苦降，散结消痞，泄热补虚。

处方：半夏18g，　　黄芩12g，　　干姜12g，　　人参12g，

　　　　黄连6g，　　　厚朴10g，　　枳壳10g，　　海螵蛸10g，

　　　　大枣10g，　　　甘草10g。

5剂水煎，日3次，口服。

后反馈已经痊愈，未再复诊。

辨证思路：胃痞，又称痞满，是以自觉心下痞塞，处之无形，按之柔软，压之无痛为主要症状的病证。临床主要表现为上腹胀满不舒，与西医学中慢性胃炎、胃下垂和功能性消化不良等相关。

胃痞的发生主要因感受外邪、内伤饮食、情志失调、体虚久病等，引起营卫不和，气机不畅，或食滞内停，痰湿中阻，或肝郁气滞，横犯逆脾，或运化无力，气机呆滞，进而导致脾胃纳运失职，清阳不升，浊阴不降，升降失司，发为胃痞。胃痞的主要病机包括外邪、积滞、痰湿、气滞、体虚，发病部位在胃，与肝、脾关系密切。

本案患者因过失肥甘而致脾胃功能失常，清气不升，浊阴不降，在上则出现反酸、打嗝、恶心，在中则为胃胀、痞满、纳差，在下则出现腹泻。结合患者舌淡苔腻，脉滑，考虑为脾胃失司，湿邪困脾所致胃胀，应予辛开苦降，散结消痞，泄热补虚之法治疗，故用半夏泻心汤加味治疗。

半夏泻心汤出自《伤寒论·辨太阳病脉证并治》："但满而不痛者，此为痞，柴胡不中与之，宜半夏泻心汤。"临床应用以心下痞，但满而不痛，或呕吐，肠鸣下利，舌苔腻而微黄为辨证要点。适用于治疗寒热错杂、心下痞等胃部疾病的经典方剂，具有健脾运胃、消痞散结的功效。脾胃同居中焦，为气机升降及水饮上达下输之枢机。脾主升，胃主降，脾胃功能正常，则清气得升，浊阴得降。脾胃功能失常，则清气不升，则为呃逆、反酸、嗳气等，在下则为肠鸣、下利等，故而治疗脾胃疾病，首要关键在于调理脾升胃降的功能。又"太阴湿土，得阳始运；阳明燥土，得阴自安""脾喜刚燥，胃喜柔润""脾为阴脏，脾虚易湿盛；胃为阳腑，胃病多热盛"，所以脾胃为病，多见湿热互结、寒热错杂之证。临床上常用半夏泻心汤治疗急慢性胃炎等胃部疾病，对于胃病引起的恶心呕吐、脘腹胀满也能够起到缓解作用。

方中半夏苦辛温燥，善能散结消痞，和胃降逆，为君药。干姜辛热，温中散寒，助半夏温胃消痞以和阴；黄连、黄芩苦寒清降，清泻里热以和阳，均为臣药。人参、大枣、甘草，健脾益气，补虚和中，兼生津液，既可防芩、连之苦寒伤阳，又防夏、姜之辛热伤阴，共为佐药。炙甘草又能调和诸药，兼为使药。上药合用，使寒热得除，气机得畅，升降复常，痞、呕、利等症自愈。

厚朴苦燥泄降，辛散温通，入脾、胃、大肠经，既除胃肠之湿滞、食积，又理胃肠之气滞，故加厚朴增强药效；因患者舌苔厚腻，恶心，故加枳壳理气宽中，消痞止呕；患者反酸明显，故加海螵蛸制酸止痛。

佟　品整理

8. 真武汤合五苓散加减治疗腹痛

张某某，女，46岁。2022年10月28日首诊。

主诉：腹痛反复发作5年。患者5年前无明显诱因出现腹痛，反复发作，查腹部CT未见明显异常，患者腹部疼痛以脐周为重，遇寒加重，得温痛减，平素畏寒，四肢沉重，口渴多饮，烦躁，小便不利，纳差，夜寐欠佳，大便溏，舌淡胖苔白，脉沉。

辨证：肾阳虚衰，气化不利。

治则：温补肾阳，化气行水。

处方：茯苓30g，　　芍药30g，　　白术18g，　　生姜20g，
　　　　　猪苓18g，　　泽泻30g，　　桂枝12g，　　炮附子15g。

7剂水煎，日3次，口服。

二诊：服药后患者腹痛减轻，其余症状明显减轻，仍畏寒明显，腰部尤甚，仍用上方加减。

处方：茯苓30g，　　芍药30g，　　白术18g，　　生姜20g，
　　　　　炮附子15g，　猪苓18g，　　泽泻30g，　　桂枝12g，
　　　　　巴戟天10g，　肉桂6g。

14剂。

三诊：2022年11月18日，服药后症状明显好转，继服上方14剂，症状消失，6个月后随访腹痛未再发作。

辨证思路：腹痛是指胃脘以下、耻骨毛际以上部位发生的疼痛。西医中肠应激综合征、消化不良、胃肠痉挛、不完全性肠梗阻、肠粘连、肠系膜和腹膜病变、腹型过敏性紫癜、泌尿系结石、急慢性胰腺炎、肠道寄生虫等以腹痛为主表现的疾病均属本病范畴。

"腹痛"一词最早见于《山海经》，其作为临床症状，而不是一个独立的疾病出现。此后腹痛从症状向病名演变，《黄帝内经》对腹痛的病因病机有较为全面认识。《素问·举痛论》云"寒气客于小肠，小肠不得成聚，故后泄腹痛矣""寒气客于肠胃之间，膜原之下，血不得散，小络急引故痛""热气留于小肠，肠中痛，瘅热焦渴，则坚干不得出，故痛而闭不通矣"。《素问·气交变大论》云"岁土太过，雨湿流行，肾水受邪，民病腹痛"，指出了寒邪、湿邪、热邪等是导致腹痛发生的主要原因。《素问·举痛论》云"经脉流行不止，环周不休，寒气入经而稽迟，泣而不行，客于脉外则血少，客于脉中则气不通，故卒然而痛"，阐明了疼痛发生的部位。隋唐时期巢元方《诸病源候论》已经将腹痛作为一个独立的病名。明代以后又将腹痛和胃脘痛明确分开，专立腹痛病名。龚信《古今医鉴》针对各种病因提出不同的治疗法则，"是寒则温之，是热则清之，是痰则化之，是血则散之，是虫则杀之，临证不可惑也"。唐宗海《血证论》曰"血家腹痛，多是瘀血"，并指出瘀血在中焦，可用血府逐淤汤，瘀血在下焦，应以膈下逐瘀汤治疗，对腹痛辨治提出了新的创见。

腹痛病因多为感受外邪、饮食所伤、情志失调及素体虚弱、劳倦内伤等，致气机阻滞、脉络痹阻或经脉失养而发生腹痛。腹痛病机为脏腑气机不利，气血阻滞，"不通则痛"；或气血不足，经脉失养，脏腑失煦，"不荣则痛"。其病位在肺、胃、肝、胆、肾、膀胱及大肠、小肠等多个脏腑。

本案患者以腹痛为主证，见腹痛得温痛减，平素畏寒，舌淡胖苔白，脉沉，为阳气虚衰，患者口渴多饮，膀胱不能气化，故见小便不利，饮停于内，见腹痛、四肢沉重，烦躁不寐，应以温补肾阳、化气行水之法治之，故使用真武汤合五苓散加减治疗。二诊时服药后患者腹痛减轻，其余症状明显减轻，仍畏寒明显，腰部尤甚，加巴戟天10g，肉桂6g，补火助阳，温通经脉。

真武汤、五苓散均出自《伤寒论》。《伤寒论》第三百一十六条言："少阴病，二三日不已，至四五日，腹痛，小便不利，四肢沉重疼痛，自下利者，此为有水气，其人或咳，或小便利，或下利，或呕者，真武汤主之。"本方为温阳利水之基础方。功效温阳利水，临床应用以小便不利、肢体沉重或浮肿、舌质淡胖，苔白，脉沉为辨证要点，主治脾肾阳虚，水饮内停证。方中附子辛热，主入心肾，能温肾助阳，散寒止痛；茯苓利水渗湿，使水邪从小便去；白术苦甘而温，健脾燥湿；芍药酸而微寒，敛阴缓急而舒筋止痛，并利小便，且兼制附子之温燥；生姜温胃散寒行水，既助附子温阳散寒，又合苓、术宣散水湿。

《伤寒论·辨太阳病脉证并治》："太阳病，发汗后，大汗出，胃中干，烦躁不得眠，欲得饮水者，少少与饮之，令胃气和则愈。若脉浮，小便不利，微热消渴者，五苓散主之。"本方主治病症虽多，但其病机均为水湿内盛，膀胱气化不利所致。本患饮停下焦，见口渴多饮，为膀胱气化不利，津液不能化生，津液不能输布上承，须用此方气化水湿。方中重用泽泻为君，以其甘淡，直达肾与膀胱，利水渗湿。臣以茯苓、猪苓之淡渗，增强泽泻利水渗湿之力；白术健脾燥湿，促进运化，既可化水为津，又可输津四布；桂枝温通阳气，内助膀胱气化，协渗利药以布津行水，又外散太阳经未净之邪。上药相合，共奏化气、行水、解表之功。

佟　品整理

9. 平胃散合香砂六君子汤加减治疗胃滞

某男，57 岁，初诊于 2021 年 10 月 15 日。

患者 1 个月前因过食后出现胃脘胀痛，嗳气吞酸，不欲食，大便稀，日 6～10 次。苔白腻，脉沉细。曾于急诊诊断为"急性胃肠炎"并输液治疗。

辨证：胃滞—饮食不节。

治则：和胃消滞。

处方：

苍术 10g，	白术 10g，	陈皮 15g，	炙甘草 10g，
厚朴 15g，	木香 10g，	砂仁 10g，	焦山楂 15g，
生姜 6g，	炒麦芽 15g。		

5 剂，水煎服。

二诊：药后胃脘舒适，食欲、大便改善，排气不多。

辨证：滞气消除，胃气渐复。

治则：健中气，强脾胃。

处方：

党参 15g，	茯苓 15g，	白术 15g，	半夏 15g，
陈皮 15g，	木香 10g，	砂仁 10g，	炙甘草 10g，
枳壳 9g，	大枣 5g，	生姜 5g。	

7 剂，水煎服。

药后食欲恢复，大便正常。

辨证思路：平胃散治湿淫于内，脾胃不能克制，有积饮痞膈中满者。《内经》以土运太过曰敦阜，其病腹满；不及曰卑监，其病留满痞塞。李东垣制平胃散，平胃土之卑监也。培其卑者而使之平，非削平之谓。香砂六君子汤治气虚肿满，痰饮结聚，脾胃不和，变生诸症者。"饮食自倍，肠胃乃伤"，先宜香砂平胃加味消滞，厚勇香砂六君加减，健中和胃。二术苦甘，皆燥湿健脾之用，脾燥而不滞，所以能健运而得其平；厚朴色赤苦温，助少火以生气；湿困于气之不行，气行则愈，陈皮佐之；甘先入脾，脾得补而健运，故炙甘草为使。陈皮利肺金之逆气；半夏疏脾土之湿气，而痰饮可除也；木香行三焦之滞气，砂仁通脾肾之元气，膹郁可开也。四君得四辅，而补力倍宣；四辅有四君，而元气大振。相须而益彰。

周佳宁整理

10. 旋复代赭汤加减治疗胃痛

某男，49 岁，2022 年 9 月 29 日来诊。

胃脘隐痛、痞闷一年，嗳气频发，纳可，大便不成形，小便可。舌淡苔白腻，脉弦。胃镜示：胃黏膜粗乱萎缩、脱垂。

治则：降肝逆，调胃气。

处方：
| 旋覆花 15g， | 半夏 9g， | 枳实 9g， | 炙甘草 9g， |
| 代赭石 15g， | 生姜 9g， | 厚朴 6g， | 大腹皮 6g。 |

7 剂。

二诊：10 月 6 日，药后好转，遇凉腹满微痛、嗳气，大便不成形，脉弦滑。

处方：
旋覆花 15g，	半夏 9g，	枳实 9g，	炙甘草 9g，
代赭石 15g，	生姜 9g，	厚朴 6g，	大腹皮 6g。
降香 6g。			

5 剂。

三诊：10 月 12 日，诸症悉减，口服"疏肝健脾丸"2 周巩固。

辨证思路：旋覆代赭汤治汗吐下解表后，心下痞硬，嗳气不除。旋覆花（三两），代赭石（一两），人参（二两），甘草（炙，三两），生姜（五两），大枣

（十二枚），半夏（半升）。

罗东逸曰：仲景此方，治正虚不归元，而承领上下之圣方也。盖发汗吐下解表后，邪虽去，而胃气之亏损亦多；胃气既亏，三焦因之失职，阳无所归而不升，阴无所纳而不降，是以浊邪留滞，伏饮为逆，故心下痞硬，噫气不除。方中以人参、甘草养正补虚，姜、枣和脾养胃，所以安定中州者至矣。更以代赭石得土气之甘而沉者，使之敛浮镇逆，领人参以归气于下；旋覆辛而润者，用之开肺涤饮，佐半夏蠲痰饮于上，此二物承领上下，使噫气除，心下硬自除。

—— 周佳宁整理

11. 清胃散加平胃散加减治疗口臭

刘某，女，32 岁，初诊于 2018 年 3 月 6 日。

患者述 3 个月前开始出现口臭，与人接触时，非常尴尬，不敢与人近距离交流，认为不能长此下去，故来诊。来诊时症见：口臭，偶口干，不想饮水，纳可，二便正常，夜寐可。舌质淡，苔黄腻，脉滑。

诊断：口臭。

辨证：脾胃湿热，气机失调，浊气上蒸。

治则：芳香化湿，升清降浊。

处方：升麻 10g，　　黄连 3g，　　　当归 12g，　　　生地黄 10g，
　　　　牡丹皮 10g，　苍术 12g，　　厚朴 10g，　　　甘草 6g，
　　　　陈皮 10g，　　佩兰 10g，　　藿香 10g，　　　香薷 10g。

7 剂，口服。

二诊：2018 年 3 月 16 日，患者口臭改善，但仍口干，伴口苦，故加入天花粉 12g 及入小柴胡汤以改善口苦症状，黄芩 10g、半夏 9g、柴胡 10g，口服 7 剂。

三诊：2018 年 3 月 26 日，口臭基本消失，现在不惧怕与人交流了，患者非常开心。

辨证思路：《诸病源候论·口臭候》："口臭，由五脏六腑不调，气上胸膈。"根据患者症状及舌脉考虑成为脾胃湿热蕴结，气机失调，浊气上蒸所致，故选用平胃散加清胃散加减治疗。清胃散出于《脾胃论》，属于清热剂，具有清胃凉血的功效。它主要用于治疗胃火牙痛证、口气热臭等症状。现代医学常用于治疗口

腔炎、牙周炎、牙龈炎等属胃火上攻者。考虑该患为胃有积热，热循足阳明经脉上攻所致。胃为多气多血之腑，方中用苦寒之黄连，直泻胃腑之火。升麻清热解毒，升而能散，可宣达郁遏之伏火，有"火郁发之"之意，与黄连配伍，则泻火而无凉遏之弊，升麻得黄连，则散火而无升焰之虞。胃热则阴血亦必受损，故以生地黄凉血滋阴；牡丹皮凉血清热，当归养血和血，升麻兼以引经为使，诸药合用，共奏清胃凉血之效。平胃散出自《太平惠民和剂局方》，具有燥湿运脾，行气和胃的功效。平胃散方中苍术燥湿健脾，厚朴除湿散满，陈皮理气化痰，甘草调和脾胃。现代常用于治疗慢性胃炎、消化道功能紊乱、胃及十二指肠溃疡等属湿滞脾胃者。此外，平胃散具有较强的抗溃疡、保肝、调节胃肠功能能力，又具有抗炎、抗氧化、抗病原微生物作用，特别是对幽门螺杆菌有抑杀作用，故对胃炎及十二指肠溃疡应有一定治疗作用。并加入香薷、藿香、佩兰以芳香辟秽，芳化湿浊。

二诊时患者口干，伴口苦，故加入小柴胡汤以改善口苦症状，小柴胡汤出于《伤寒杂病论》，小柴胡汤具有多种功效，具有解表散热、疏肝和胃的功效，可以治疗胸胁苦、口苦咽干、口干等症状。加入天花粉以生津止渴治疗，效果不错。治疗口臭关键在于在辨证选方的基础上，加入芳香化湿的药物效果不错。治疗口臭时一定先除外口腔疾病引起的口臭。

金海珍整理

12. 旋覆代赭汤加减治疗呃逆

2021 年 2 月 5 日来诊，王某，男，65 岁。

患者脑梗死病史 1 年，2 周前因受寒，进食不当，出现呃逆，此后反复发作，影响生活，烦恼不堪，喝温水，经西药、针灸等治疗效果不佳，为顽固性呃逆，因严重影响日常生活时口服巴氯酚片才可停止打嗝，因西药治标不治本，该患每因受寒或饮食不当时会再次出现呃逆，痛苦不堪，故来诊。来诊时症见：呃逆频发，呃逆时断时续，呃声低，气短乏力，痛苦不堪，口干，纳差，大便干燥，尿黄，夜寐差。舌淡苔黄，脉弦。

诊断：呃逆。

辨证：气机失调，胃气上逆。

处方：旋覆花 10g，　　代赭石 12g，　　枇杷叶 15g，　　天花粉 15g，
　　　　　沙参 10g，　　　麦门冬 10g，　　陈皮 12g，　　　大黄 10g，

黄芩 10g，　　　厚朴 10g，　　　枳实 10g。

3 剂，口服。

二诊：2021 年 2 月 8 日。

患者呃逆减少，大便干燥减轻，口干减轻，苔淡黄，患者仍觉乏力不适，加黄芪 12g、太子参 10g、白芍 15g、甘草 15g。

3 剂口服后诸症消失。

辨证思路：《素问·宣明五气》篇言："五气为病……胃为气逆为哕。"张锡纯云："盖阳明胃气，以息息下降为顺，时或不降，则必壅滞转而上逆。"呃逆为气机失调，胃气上逆，故应以和胃降逆治疗。该患呃逆合并便干，故用旋覆代赭汤加小承气汤加减治疗。患者老年男性，受寒后出现呃逆频发、声低、气短乏力，考虑为虚症。口干，苔黄，尿黄，大便干燥，考虑阳明有热、热伤津液所致。方中沙参、麦门冬养阴清热生津，加入小承气汤以清阳明之热。小承气汤，出自《普济方》，该方为清阳明之热，清热通便，方中大黄泄热通便，厚朴宽肠行气化滞除"满"，枳实行气散痞。因肺与大肠相表里，故大便通畅，有助于肺的宣发肃降，肺朝百脉，肺失肃降，也会引起胃气上逆，故加枇杷叶降肺气以通降胃气。口干加入天花粉生津止渴。方中旋覆花降逆，代赭石益肾纳气。

口服 3 剂后二诊时患者述各症状好转。偶有呃逆，仍觉乏力不适，故加入黄芪益气，太子参补气补虚治疗。并加入芍药甘草汤缓解平滑肌痉挛，缓解膈肌痉挛。再服 3 剂后，随访述诸症消失。

西医治疗顽固性呃逆通常只能缓解症状，无法根治疾病。这使得患者需要长期使用药物来控制病情，同时可能会产生耐药性和副作用。采用标准化的治疗方案，缺乏个体化的治疗。这使得不同的患者可能需要不同的治疗方案，从而降低了治疗效果。病情的反复使患者在治疗过程中可能产生焦虑、抑郁等不良情绪，影响治疗效果。因此，在选择治疗方法时，患者应该充分了解各种治疗方法的优缺点，并根据自身情况做出合适的选择。中医强调人体是一个整体，治疗时注重整体观念，从患者的整体出发，全面考虑患者的病情、体质、环境等因素，制定个体化的治疗方案。中医治疗顽固性呃逆，注重调理身体，通过改善患者的体质和免疫力，达到治疗疾病的目的。这种治疗方法通常具有疗效持久、不易复发的特点。

金海珍整理

13. 旋覆代赭汤加减治疗顽固性呃逆

田某，女，52 岁，退休。

初诊：2016 年 5 月 22 日。

主诉：阵发性呃逆 7 年加重 1 周。

现病史：患者于 7 年前每因情志不遂时，呃逆嗳气频繁发作，近 1 周因情绪不畅再次出现上证，经系统检查未发现实质性病变，现症见：呃逆、嗳气频繁，偶有呕吐，胸膈满闷不舒，口干，纳差，睡眠欠佳，大便不规律，多日未行。

舌红，苔薄白，脉细滑。

辨证：肝气横逆、胃失和降。

治则：疏肝理气，和中降逆。

方剂：旋覆代赭汤证加减。

处方：半夏 12g，　　　太子参 10g，　　沉香 4g，　　　　枳壳 9g，
　　　　降香 6g，　　　　代赭石 18g，　　茯苓 12g，　　　蒺藜 10g，
　　　　香附 10g，　　　旋覆花 9g，　　　生姜 9g，　　　　炙甘草 6g。

10 剂，水煎服，日 2 次。

辨证思路：呃逆以胃气不降、上冲咽喉而致喉间呃呃连声，声短而频不能自制，有声无物为主要表现的病症。又名哕、发呃。本病病位主要在中焦，由于胃气上逆动膈而成。临床上呃逆是一种常见且基本无害的疾病。多数呃逆为良性并且具有自限性，很少需要药物治疗。然而，某些原因或疾病导致的呃逆难治并持续数年，这种顽固性慢性呃逆会导致营养不良、体重下降、脱水、疲劳、抑郁、失眠和生活质量下降。本患未发现器质性病变，且每次发病多与情志有关，并见胸膈满闷不舒，知为肝气横逆，胃失和降所致，治疗上以疏泄肝郁、和降胃气为主。

旋覆代赭汤，出自汉·张仲景《伤寒论》，由旋覆花（三两）、人参（二两）、生姜（五两）、代赭（一两）、甘草（三两，炙）、半夏（半升，洗）、大枣（十二枚，擘）组成。

方中旋覆花苦辛咸温，性主降，善于下气消痰，降逆止噫，代赭石重坠降逆以止呃，下气消痰，半夏祛痰散结，降逆和胃；生姜用量独重，和胃降逆增其止呕之力，并可宣散水气以助祛痰之功；人参、大枣、炙甘草甘温益气，健脾养胃，以治中虚气弱之本，炙甘草调和药性，方中酌加沉香，沉香温中降气，

可散寒止呕，香附疏肝解郁，蒺藜平肝理气，是泄肝和胃佳品，对于肝气犯胃所致的胃痛、呃逆、脘腹胀满具有良好疗效；降香行气活血，枳壳破气，行痰，消积，且《日华子本草》曰："枳壳可健脾开胃，调五脏，下气，止呕逆，消痰。诸药相合，标本兼治，共奏降逆化痰、益气和胃之功，使逆气得降，痰浊得消，中虚得复。"

二诊：患者服药半月，呃逆减轻，胸闷稍缓，呕吐未作，酌加白芍 12g、郁金 9g，以柔肝，疏肝解郁，以缓解胸闷不舒。

三诊：呃逆无发作，胸闷缓解，无呕吐，舌红，苔薄白，脉和缓有力，守方如前，逐渐减量，继续治疗一个月停药，富主任认为气机不畅是万病之源，所以在她治疗疾病的过程中疏肝是她的常用方法。

肖　君整理

14. 增液承气汤加减治疗便秘

李某，男，69 岁。2020 年 1 月 6 日，因"大便秘结，排便困难 2 年"来我院就诊。患者素日体弱，2 年前出现大便秘结的症状，自服牛黄解毒片、芦荟胶囊等，初有效，后效果不佳，近日需要加用开塞露 40mL 后方能大便，便后周身乏力，今为求系统治疗来我院门诊。现症见：大便秘结，5～6 日一行，有便意，难以排出，便时汗出，严重时大汗淋漓，便后乏力倦怠，口干口渴，心烦，耳鸣，盗汗，睡眠差，纳差，小便频，舌质淡红，苔少，脉沉细。

查体及辅助检查：形体消瘦，腹软，无压痛及反跳痛。肠镜：结肠黏膜充血、水肿，黏膜散在点状糜烂，色红。

中医诊断：便秘（气阴两虚）。

西医诊断：慢性结肠炎。

治则治法：益气养阴，润肠通便。

处方：

黄芪 20g，	玄参 20g，	麦门冬 20g，	枸杞子 10g，
当归 20g，	桑葚 10g，	生地黄 20g，	菟丝子 10g，
枳壳 10g，	肉苁蓉 10g，	巴戟天 10g，	淫羊藿 10g，
郁李仁 10g，	柏子仁 10g，	槟榔 10g，	莱菔子 10g。

7 剂，水煎服。

二诊：患者诉大便 3～4 日一行，大便仍略干，余症较前减轻，舌质淡红，苔少，脉沉细。主证未变，续用前方，加党参 10g、火麻仁 10g、黑芝麻 10g。上方 7 剂，水煎服。

三诊：患者诉大便 2 日一行，大便略干，舌质淡红，苔少，脉细。患者病情好转，续服前方 7 剂，水煎服。后续随诊，患者大便日一行，便质不干，余症明显好转，舌质淡红，苔薄白，脉细。

辨证思路：慢性结肠炎是指由多种原因导致的结肠慢性炎症的疾病的统称，导致慢性结肠炎的原因包括细菌、真菌和病毒等感染，遗传、免疫以及放疗等因素。发病部位主要在结肠，也可累及直肠等部位。该病的特征是病程长、慢性反复发作，以腹痛、腹泻为主要特征，黏液便、便秘等也发生，时好时坏，可见于任何年龄。目前，关于"慢性结肠炎"并无统一的诊断标准，通常用于结肠炎症具体病因尚未诊断明确或多种结肠炎的慢性状态。

中医认为便秘是指由于大肠传导失常，导致大便秘结，排便周期延长，或周期不长，但粪质干结，排出艰难，或粪质不硬，虽频有便意，但排便不畅的病证。《内经》认为便秘与脾、肾关系密切，如《灵枢·杂病》："腹满，大便不利……取足少阴；腹满，食不化，腹响响然，不能大便，取足太阴。"《素问病机气宜保命集·泻痢论》说："凡脏腑之秘，不可一例治疗，有虚秘，有实秘，胃实而秘者，能饮食小便赤……胃虚而秘者，不能饮食，小便清利。"西医学的功能性便秘、肠道激惹综合征、肠炎恢复期肠蠕动减弱引起的便秘、直肠及肛门疾患引起的便秘、药物性便秘、内分泌及代谢性疾病的便秘以及肌力减退所致的排便困难等均属本病范畴。

本病案患者年老体弱，气虚至大肠推动无力，同时又因久用寒凉泻下之品，损伤津液，燥愈愈甚，故治疗上益气养阴与通便共施。方选增液承气汤加减。加大黄芪用量以补益脾肺，以增液承气汤滋阴增液，润肠通便。方中重用黄芪补脾肺之气，玄参养阴通便，麦门冬、生地黄养阴生津，肉苁蓉、巴戟天、淫羊藿、当归、桑葚、枸杞子、菟丝子益阴精之血以润肠通便，郁李仁、柏子仁润肠通便，同时入心肾经，养阴血、安心神。枳壳、莱菔子、槟榔理气和中，行气通便，使诸药补而不滞。诸药合用，气阴得补，导滞通便。患者二诊时，排便仍困难，加党参入脾肺经以补气，加火麻仁、黑芝麻润肠通便，养精血，气血互根互用。三诊患者诸症均好转，效不更方，故守前方。增液承气汤由滋阴增液与泻热通便之品所组成，但重在滋养阴液，以泻下热结为辅，寓清于滋，寓泻于滋补，属"增水行舟"之法。老年便秘以虚秘居多，虚实夹杂是其特点。由于肺脾肾亏虚，在气血亏虚的基础上常合并有气滞、血瘀等，因此，既要扶正祛邪，又要补虚泻实。

便秘患者应注意饮食调理，避免过食辛辣厚味或饮酒无度，亦不可过食寒凉生冷，多吃粗粮果蔬，多饮水。避免久坐少动，养成定时排便习惯。避免过度精神刺激，保持心情舒畅。加强身体锻炼。对于年老体弱患者，及便秘日久的患者，为防止过度用力努挣，而诱发痔疮、便血，甚至真心痛等病证，可配合灌肠等外治法治疗。

秦小然整理

15. 小承气汤加济川煎加减治疗习惯性便秘

2022 年 11 月 5 日来诊，刘某，男，72 岁。

习惯性便秘 10 年，时口服芪蓉润肠口服液，麻子仁丸等，虽有效，但停药后仍便秘，时排便无力使用开塞露。患者近日便秘加重，家中使用开塞露未见排出，腹胀痛苦不适，故就诊于市某院急诊行灌肠以助排便，排出大便。患者自觉不能这样生活，故为治病求本，就诊于中医院我导师处。症见：习惯性便秘，平时排便困难，大便头硬后软，排便无力，近 4 日未排便，腹胀不适，时有排气，周身乏力，舌质淡，苔白，脉沉弱，双尺无力。

诊断：习惯性便秘。

辨证：虚秘。

方剂：小承气汤加济川煎加减。

一诊：2022 年 11 月 5 日。

处方 1：大黄 10g，　　厚朴 10g，　　枳实 10g，　　黄芪 30g，
　　　　　火麻仁 10g。

2 剂颗粒剂，口服。

患者服药 3 小时后排出 6～7 块宿便，自觉腹胀不适消失。

处方 2：黄芪 30g，　　枳壳 10g，　　党参 15g，　　杏仁 10g，
　　　　　当归 12g，　　牛膝 9g，　　　泽泻 6g，　　　升麻 6g，
　　　　　肉苁蓉 20g，　枇杷叶 20g，　桃仁 6g，　　　白术 12g，
　　　　　草 6g，　　　　茯苓 10g。

14 剂，口服。

二诊：2022 年 11 月 25 日。

患者自觉乏力较前改善，排便较前顺利，口干，舌略红，脉细数，故上方加

增液汤，加玄参 15g、生地黄 15g、麦门冬 12g。口服 14 剂后患者已无便秘症状。

辨证思路：患者为老年男性患者，长年排便困难，考虑为虚秘，就诊时患者腹胀不适较重，4 天未排便，有排气，暂排除肠梗阻，考虑患者有宿便，小承气汤出自《伤寒论》，主要用于治疗轻下热结、谵语潮热、大便秘结等症状。小承气汤方中大黄泻热通便，大黄中蒽醌苷是其产生泻下作用的主要成分。大黄还有抗炎、解热、调节免疫功能、抗肿瘤、降血脂、利胆、保肝、促进胰腺分泌、抑制胰酶活性、抗胃及十二指肠溃疡、止血、改善肾功能等作用。厚朴对胃肠平滑肌具有兴奋作用，能使胃肠蠕动增加，对大肠有促进排便的作用。厚朴行气散满，枳实破气消痞，诸药合用，可以轻下热结，除满消痞。加黄芪，火麻仁以轻下热结，服药后患者排出宿便，腹胀消失，非常高兴。根据患者脉象双尺无力考虑存在肾虚津少肠中燥，故以济川煎温肾益精通便治疗。济川煎出自《景岳全书》，方中肉苁蓉暖腰润肠、温肾益精；当归补血润燥；牛膝补益肝肾；枳壳下气宽肠，有助于通便；泽泻利小便、泄肾浊；升麻升发清阳，润肠通便。

二诊时见口干舌略红，《温病条辨》所谓"水不足以行舟，而结粪不下者"，当增水行舟。考虑为热耗津液，阴亏液涸，不能濡润大肠，"无水舟停"所致。津液亏乏，不能上承，则口干；舌红，脉细数为阴虚内热之象；脉沉而无力，主里虚。方中玄参，苦咸而凉，滋阴润燥，壮水制火，启肾水以滋肠燥。生地黄甘苦而寒，清热养阴，壮水生津，以助玄参滋阴润燥之力；肺与大肠相表里，故用甘寒之麦门冬，滋养肺胃阴津以润肠燥。养阴增液，肠燥得润、润肠通便。口服 14 剂后未再出现便秘症状。

金海珍整理

16. 四逆散治疗习惯性便秘

林某，男，70 岁。

初诊：2021 年 6 月 10 日。

现病史：病者 10 余年前习惯性便秘，开始 3～5 日一行，逐渐延至 7～8 日一行，近几年必须用通便药方可解大便，现症见：便秘，多日不行，腹胀气滞，胃脘饱胀，嗳气，打嗝，食纳减少，心情烦躁，口苦，夜寐不安，舌红，苔薄黄而腻，脉弦有力。

辨证：肝郁气滞，胃失和降。

治则：疏肝理气，和胃降逆。

方剂：四逆散加减。

处方：柴胡 10g，　　　白芍 15g，　　　枳壳 10g，　　　厚朴 10g，

　　　　赭石 20g，　　　栝楼 20g，　　　玄参 20g，　　　生麦芽 10g，

　　　　炙甘草 5g，　　　生大黄 3g（后下）。

每日 1 剂，水煎分 2 次服。

辨证思路：便秘可以是某种疾病的一个症状，也可以作为一个独立疾病的诊断，通常排便次数明显减少，每周排便次数少于 3 次，粪质干硬，常伴有排便困难感即是便秘。引起便秘的原因有很多，大概分为以下几点。第一，生活习惯不良：没有养成定时排便的习惯，忽视正常的便意，排便反射受到抑制，日久引起便秘；或者饮食精细过多；液体量摄入不足；平素运动量少等。第二，药物的作用：含钙或铝的抗酸剂、麻醉镇痛剂、抗胆碱能药物、抗惊厥剂、抗抑郁剂、硫酸钡、铋剂、利尿剂、治疗帕金森病药物、神经节阻断剂等会引起或加重便秘。第三，某些疾病的影响：诸如全身衰弱性疾病、肛门疾患、结肠病变、神经或精神类疾患、甲状腺功能低下、代谢紊乱、脱水、糖尿病、尿毒症等。

西医治疗以通便药和灌肠为主，往往只能解燃眉之急，不能从根本上治疗，所以中医在治疗便秘方面有很大的优势，能从根本上解决问题。

中医认为便秘主要由燥热内结、气机郁滞、津液不足和脾肾虚寒、素体亏虚等引起。该患心情烦躁，口苦，腹胀气滞，证属肝气郁滞，胃脘饱胀，嗳气，打嗝，食纳减少。证属肝气犯胃，胃气上逆所致，舌红，苔薄黄而腻，脉弦有力均属肝郁气滞，肝气犯胃，胃失和降。疏肝理气，这是脾胃运化之机的主宰。用疏肝理气去运转气机，肝脾得以舒畅，便秘亦自缓解。故而治便秘之法，重在调达肝脾，故选方四逆散加减。

四逆散为和解剂，出自《伤寒论》，具有疏肝理气、调和肝脾、透邪解郁之功效。方中四味药，柴胡、白芍疏肝，枳实、甘草理脾，合而为疏肝理脾，达到肝脾同治，厚朴温中，下气，主治胸腹痞满胀痛；张锡纯云"赭石压力最强，能镇胃气冲气上逆，开胸膈，坠痰涎，止呕吐，通燥结"，故选用赭石降逆胃气，通燥结，患者舌苔略腻，恐胃气不和，痰湿郁滞，予栝楼化痰泄浊，玄参滋阴以防肝郁化火，肠道津液亏虚，生麦芽健脾和胃，疏肝行气之效，患者病史较长，故加大黄峻下通便，方用疏肝理气去运转气机，肝脾得以舒畅，便秘亦自缓解。患者初诊用药效果较好，每日大便一次，且软硬适度，腹胀气滞、胃脘饱胀、嗳气等症皆有明显改善，精神轻松，夜寐舒适，脉缓平和，舌苔薄白润。嘱

其仍守上方，每隔日服1剂，减栝楼、大黄。三诊时，患者诉，自从隔天服药后，大便能每日1次，量中等，无任何不适。脉缓有力，舌淡红润。嘱上方，每周服1~2剂，直至大便正常后停药。1年后巡诊，坚持每周服1~2剂药，经3个多月的间断用药，目前已基本正常。

肖　君整理

17. 实脾饮加减治顽固性泄泻

黎某，女，56岁。

初诊：2022年6月22日。

现病史：反复腹泻6年余，加重半年。患者于6年前因受凉出现腹泻，迁延不愈，曾多方寻求名医治疗未果，并于2016年10月到市某医院住院2个月，诊断为"功能性消化不良、浅表性胃炎"。治疗后症状有所好转，但每遇受凉则复发。今年1月再次发作至今未愈。现症见：患者消瘦，面色无华，半年来体重减轻约5kg，水样便日10余次，经常眼冒金花，伴怕冷，下肢沉，时有浮肿，纳呆，胃痛，心悸，小便可，睡眠差。舌暗淡，脉虚弦。

辨证：脾肾阳虚，湿困中焦。

治则：温阳健脾、行气利水、止泻。

方剂：实脾饮加减。

处方：

白术20g，	制附子10g，	木瓜9g，	木香6g，
草果6g，	大腹皮9g，	茯苓20g，	干姜9g，
厚朴9g，	炙甘草6g，	生姜9g，	大枣9g。

7剂，水煎服，日2次，口服。

辨证思路：腹泻是一种常见症状，俗称"拉肚子"，是指排便次数明显超过平日习惯的频率，粪质稀薄，水分增加，每日排便量超过200g，或含未消化食物或脓血、黏液。腹泻常伴有排便急迫感、肛门不适、失禁等症状。临床上按病程长短，将腹泻分急性和慢性两类。急性腹泻发病急剧，病程在2~3周之内，大多系感染引起。慢性腹泻指病程在两个月以上或间歇期在2~4周内的复发性腹泻，发病原因更为复杂，可为感染性或非感染性因素所致。在未明确病因之前，要慎重使用止痛药及止泻药，以免掩盖症状造成误诊，延误病情。一般治疗，以纠正水、电解质、酸碱平衡紊乱和营养失衡为主。酌情补充液体，补充维生素、氨基酸、脂肪乳剂等营养物质。对症治疗包括：黏膜保护剂，如双八面体蒙脱石、硫糖铝等；微生态制剂治疗，如双歧杆菌可以调节肠道菌群；止泻剂，根据具体情况选用相应止泻剂；还有654-2、溴丙胺太林、阿托品等具解痉作用，但青光眼、前列腺肥大者、严重炎症性肠病患者慎用。

本患因受凉出现腹泻，水样便日10余次，迁延不愈，伴怕冷，下肢沉，时有浮肿，纳呆是脾阳不足，水湿内停所致泄泻，故选用实脾饮以温阳健脾、行气利水、止泻。

实脾饮出自《证治准绳》，方中以大腹皮、茯苓利脾湿，以白术、苓、草补脾虚，以干姜、附子、草豆蔻温脾寒，以木香、厚朴除脾满，然脾之不足，多由肝之有余，木瓜酸温，能于土中泻木，兼能行水，木香为平肝之品，使木不克土而肝和，则土能制水而脾实矣。

二诊时，患者服药半个月复诊泄泻减轻，由每天10余次减至5~6次，便质开始尚坚实，后溏薄、恶寒、浮肿减轻，考虑大便虽改善但仍滑脱不禁，加赤石脂20g、芡实15g。《本草纲目》："五石脂，皆手足阳明药也。其味甘，其气温，其体重，其性涩。涩而重，故能收湿止血而固下。甘而温，故能益气生肌而调中。中者，肠胃肌肉惊悸黄疸是也；下者，肠澼泄痢崩带失精是也。"芡实具有益肾固精，补脾止泻，祛湿止带。多用于梦遗滑精，遗尿尿频，脾虚久泻，白浊，带下，加二药以增强健脾止泻之功。

三诊时，患者服药后症状明显改善，大便每天1~3次，偶有溏便，怕冷，下肢沉，浮肿无，饮食可，减木瓜，时有心悸，头晕，考虑脾虚气血亏虚，升提阳气，加龙眼肉9g、黄芪20g、升麻4g，患者调方3个月，大便日1次便质正常，无明显不适，嘱忌生冷硬辛辣不易消化食物，保持情绪舒畅，保证充足睡眠，规律饮食。

半年后电话随诊无复发。

肖　君整理

⑱ 葛根芩连汤合乌梅丸加减治疗腹泻便血

张某某，女，63岁，2020年8月19日首诊。

主诉：腹泻便血反复发作10余年，加重2天。患者溃疡性结肠炎10余年，每次发作先腹泻后便血，10余年来多方就诊疗效欠佳，前往医院检查除肠炎外未见明显异常。2天前患者腹泻便血再次发作，为求中医治疗来诊。症见：腹泻，泻后排黏液脓血便，气短懒言，腰腹怕冷，食纳可，眠安，舌淡苔黄，脉弦洪大。

辨证：寒热错杂，湿热中阻。

治则：寒热并治，清热化湿止痢。

处方：

葛根 30g，	黄连 9g，	甘草 6g，	黄芩 9g，
乌梅 10g，	当归 10g，	桂枝 10g，	人参 10g，
黄柏 5g，	川椒 5g，	火麻仁 10g，	麦门冬 10g。

7 剂水煎服，日 3 次，口服。

二诊：患者诉服药后腹泻渐止，仍有黏液脓血便，自觉腹胀，舌脉同前，故继服上方加减。

处方：

葛根 30g，	黄连 9g，	甘草 6g，	黄芩 9g，
乌梅 10g，	当归 10g，	桂枝 10g，	地榆炭 15g，
黄柏 5g，	川椒 5g，	麦门冬 10g，	火麻仁 10g，
砂仁 6g，	陈皮 10g，	人参 10g，	仙鹤草 15g。

7 剂。

三诊：服药后，诸证减轻，大便颜色正常，继服 7 剂，症状消失。6 个月后因他病复诊，腹泻便血未复发。

辨证思路：溃疡性结肠炎是一种原因不明的直肠和结肠的炎性疾病。病变局限在大肠黏膜及黏膜下层，以溃疡为主，累及直肠和远端结肠。临床表现有腹泻、腹痛、黏液脓血便，病情迁延，轻重不等，容易复发。中医治疗应考虑腹泻便血相关证型治疗。

本案患者溃疡性结肠炎 10 余年，先腹泻后便血，结合舌淡苔黄，脉弦洪大，有热象，湿热中阻出现协热下利便血，而患者腰腹怕冷，则为寒象，寒热错杂，当以寒热并治，清热化湿止痢之法，则故用葛根芩连汤合乌梅丸加减治疗，因患者舌淡黄，脉洪大有热象，故去细辛、附子、干姜大热之品，加以火麻仁、麦门冬以润肠养阴。二诊时患者诉服药后腹泻渐止，仍有黏液脓血便，自觉腹胀，遂加地榆炭 15g，仙鹤草 15g，增加止血功效，加砂仁 6g，陈皮 10g，增加行气之功，改善腹胀症状。三诊服药后，诸证减轻，大便性状正常，继服 7 剂，症状消失。6 个月后因他病复诊，腹泻便血未复发。

葛根芩连汤出自《伤寒论》34 条："太阳病，桂枝证，医反下之。利遂不止，脉促者，表未解也；喘而汗出者，葛根黄芩黄连汤主之。"本方具有解表清里之功效，主治协热下利，以身热下利，胸脘烦热，口干作渴，喘而汗出，舌红苔黄，脉数或促为辨证要点。临床常用于治疗急性肠炎、细菌性痢疾、肠伤寒、胃肠型感冒等属表证未解，里热甚者。方中葛根辛甘而凉，入脾胃经，既能解表退热，又能升脾胃清阳之气而治下利，黄连、黄芩清热燥湿、厚肠止利；甘草甘缓和中，调和诸药。

乌梅丸出自《伤寒论·辨厥阴病脉证并治》："伤寒，脉微而厥，至七八日肤冷，其人躁无暂安时者，此为脏厥，非蛔厥也。蛔厥者，其人当吐蛔；今病者静，而复时烦者，此为脏寒。蛔上入其膈，故烦，须臾复止；得食而呕，又烦者，蛔闻食臭出，其人常自吐蛔。蛔厥者，乌梅丸主之。又主久利。"因其在安蛔止痛方面具有卓越功效，而被后世奉为治蛔代表方，对此方的其他作用被遗忘。柯韵伯的《伤寒来苏集》则指出："厥阴以乌梅丸为上。仲景此方，本为厥阴诸证之法，叔和编于吐蛔之下，令人不知有厥阴之主方，观其用药，与诸症符合，岂只吐蛔一症耶？"《医宗金鉴》明确阐明："厥阴者，阴尽阳生之脏，与少阳为表里者也。邪至其经，从阴化寒，从阳化热，故其为病阴阳错杂，寒热混淆也。"故乌梅丸可治疗肝风内动，寒热错杂之证，具有缓肝调中、清上温下的功效。方中乌梅涩肠止痢，花椒性味辛温，温能祛寒并用，桂枝温脏祛寒；人参、当归养气血，全方共奏缓肝调中，清上温下之功。

佟　晶整理

19. 理中丸合四神丸加减治疗肠易激综合征

白某某，男，33 岁，2019 年 1 月 15 日首诊。

主诉：脘腹疼痛反复发作 7 年。患者自述 7 年前感寒后出现脘腹作痛，之后每遇寒冷或过食寒凉后发作，于西医院检查未见明显异常，为求中医治疗来诊。现症见：脘腹疼痛，感寒后加重，纳差，食后嗳腐吞酸，平素体倦乏力，动则气短，怕冷，喜食热饮食，腰膝酸软，大便溏泻，日 3～4 次，夜寐梦多。舌淡苔薄白，脉沉细。

辨证：中焦虚寒，肾阳不足。

治则：温中散寒，健脾固肾。

处方：人参 9g，　　　炒白术 9g，　　　干姜 9g，　　　炙甘草 9g，
　　　　半夏 9g，　　　补骨脂 15g，　　香附 9g，　　　肉豆蔻 10g，
　　　　陈皮 6g，　　　五味子 10g，　　白芍 9g，　　　吴茱萸 6g。

7 剂，水煎，日 3 次，口服。

二诊：患者服药后，疼痛减轻，嗳腐吞酸减轻，仍觉体倦乏力，腰膝酸软，故上方加减。

处方：

人参 9g，	炒白术 9g，	干姜 9g，	炙甘草 9g，
半夏 9g，	补骨脂 15g，	陈皮 6g，	肉豆蔻 10g，
香附 9g，	五味子 10g，	白芍 9g，	吴茱萸 6g，
杜仲 10g，	山药 15g。		

7 剂。

三诊：患者症状大为好转，腹痛消失，大便成形，饮食如常，夜寐佳，守上方继服 7 剂。3 个月后随访未见复发。

辨证思路：肠易激综合征是最常见的一种功能型胃肠病，以腹痛、腹胀或腹部不适，伴有排便习惯，如频率和（或）粪便性状改变等为主要临床表现；腹痛与排便相关，多在排便后改善，症状多反复发作或慢性迁延。肠易激综合征的病因和机制未明确，目前认为是多因素互相作用，引起肠—脑互动异常的结果。肠易激综合征的病因主要有内脏高敏感性、胃肠动力学异常、神经系统异常、肠道感染、肠道微生态失衡、精神心理障碍等，胃肠炎、食物不耐受、慢性应激、外科手术及某些药物等因素是诱发或加重症状的主要因素。本病的治疗以改善症状、提高患者的生活质量、消除顾虑为主。主要包括一般治疗、药物治疗、心理和行为疗法。

本案患者脘腹疼痛反复发作为主证，但见感寒后加重，纳差，食后嗳腐吞酸，大便溏泻，日 3~4 次，喜食热饮食，夜寐梦多，为脾阳不足、中焦虚寒征象，又因患者平素体倦乏力，动则气短，怕冷，腰膝酸软可查患者肾阳不足征象，舌淡苔薄白，脉沉细均可佐证，治法当以温中散寒、健脾固肾，故用理中丸合四神丸加减治疗。二诊患者服药后，患者仍觉体倦乏力，腰膝酸软，故加杜仲 10g、山药 15g，增加补益脾肾之功。三诊时患者症状大为好转，腹痛消失，大便成形，饮食如常，夜寐佳，守上方以巩固疗效。3 个月后随访未见复发。

理中丸出自《伤寒论》，第三百九十六条曰："大病差后喜唾，久不了了，胸上有寒，当以丸药温之，宜理中丸。"可治疗由脾胃虚寒、升降失常所致的各类疾病。方中干姜温中祛寒，扶阳抑阴，为振奋脾阳之要药；人参益气健脾，与干姜合用，温养中焦脾胃阳气；白术健脾燥湿，防脾虚生湿，炙甘草益气和中，四药相配，起到温中祛寒、益气健脾的作用。

四神丸出自《证治准绳》，有温肾、暖脾、收敛、止泻之功，可治疗本案泄泻。方中补骨脂补命门之火，以温养脾土；肉豆蔻温脾暖胃，涩肠止泻；五味子固肾益气，涩精止泻；吴茱萸温暖脾胃，以散阴寒。

因患者腹痛明显，故加白芍缓急止痛，香附行气止痛；更加陈皮、半夏降逆和中，改善患者嗳腐吞酸症状。

佟　晶整理

20. 桂附八味丸治疗老年腰痛兼二便秘涩

梁某某，86 岁，初诊时间为 2020 年 4 月 9 日，患者腰背酸痛，足冷，小便短而频，不畅利，大便难，口干口苦，饮水不解，舌淡少津无苔，脉象右洪无力，左沉细无力。

辨证：阴阳两虚，水火皆不足。

治则：温肾阳，滋肾阴。

处方：熟地黄 15g，　　茯苓 15g，　　山药 15g，　　泽泻 12g，
　　　　　附片 6g，　　　肉桂 3g，　　　牛膝 12g，　　杜仲 15g，
　　　　　补骨脂 12g。

二诊：药后，腰酸背痛、口苦口干俱减，足冷转温，大便畅，小便如前，舌无变化，脉略缓和。原方再服 3 剂。

三诊：因卧床日久未活动腰仍微痛，小便频，西医诊断为前列腺肥大，其余无不适。

处方：熟地黄 15g，　　山萸肉 9g，　　茯苓 12g，　　补骨脂 15g，
　　　　　泽泻 12g，　　　附片 6g，　　　肉桂 3g，　　　菟丝子 12g，
　　　　　山药 15g，　　　杜仲 12g，　　牛膝 15g，　　巴戟天 9g。

辨证思路：老年便秘：指老年人排便次数减少、粪便干硬和排便困难的现象。可分为器质性便秘、功能性便秘、药物性便秘。结肠肛门疾病、肠外疾病、不良生活习惯、社会与精神心理因素、药物等因素皆可造成老年便秘。

治疗目的：缓解便秘症状，恢复正常肠道动力和排便功能。

治疗：生活方式调整：积极参加运动，如散步、打太极等，以加强胃肠蠕动功能；对长期卧床或坐轮椅等行动不便的患者勤翻身，并进行腹部按摩或热敷；建立良好的排便习惯；调整饮食结构，多食含粗纤维的食物；每天建议饮水 1.5 ~ 2L。

药物治疗：

容积性泻药：适用于粪便干结的老年便秘患者；通过增加粪便中的含水量

以及增大粪便体积，使粪便松软易排出；常用的有聚卡波非钙、麦麸、甲基纤维素等；治疗过程中注意补充水分，粪便嵌塞、肠梗阻的患者谨慎使用。

渗透性泻药：适用于老年便秘并存在慢性心、肾功能不全的患者人群；增加肠道水分，使粪便含水量增加、体积增加，易于排出，同时刺激肠道蠕动，促进粪便排出；常用药物有聚乙二醇电解质散、乳果糖等；需要遵医嘱使用药物，过量可引起电解质紊乱、高镁血症等，肾功能减退患者谨慎使用。

润滑性药物：适用于年老体弱并存在高血压、心功能不全的老年便秘患者；通过软化大便和润滑肠壁，促进粪便排出；常用的药物有甘油、液体石蜡等；注意有吞咽困难的老年患者应尽量避免口服。

促动力药：适用于慢性便秘患者；促进结肠蠕动，增加肠道动力，促进结肠传输；常用药物有普芦卡必利、莫沙必利等。

生物反馈疗法：适用于直肠、肛门盆底肌功能紊乱的老年便秘患者；使病人直观地感知排便时盆底肌的功能状态，锻炼排便时如何放松盆底肌，增加腹内压，以促进粪便的排出。

中医药治疗：中药、针灸、推拿等是我国人民千百年来治疗便秘的有效方法。

手术治疗：主要用于经规范的非手术治疗无效的顽固性便秘患者。

"肾者主水，受五脏六腑之精而藏之。"命门居肾中，统司水火，为人身生命之本。所以命门之火谓之元气，命门之水谓之元精。五液充则形体赖以强壮，五气治则应为赖以和调。今高龄之人，真阴本亏，元阳亦微，津涸气馁，不能传送，致尿频便结、阳虚阴结征象，故主以水火两调之剂。用桂附八味丸去牡丹皮凉血之品，加牛膝、杜仲、补骨脂、菟丝子、巴戟天补肝肾、强筋骨之药，既育阴以滋干涸，复温化以培阳气，俾肾中水火渐充，而形体得健，营卫以和，故腰痛足冷、尿秘便难均能平治。

周佳宁整理

21. 建固汤加味治疗经前泄泻

某女，40 岁，2020 年 3 月来诊，诉近 3 年来，每遇经行前 3～5 天，大便溏薄，便前小腹隐痛，神疲乏力，以为受凉，近 2 个月来经前便如稀水，经量如常，色红无块，5 日净，经期大便日行 2～3 次，怕冷，现正经前期，诸症正作，纳食一般，舌淡，苔薄，脉沉细。

治则：温肾健脾。

处方：党参 15g，　　　白术 10g，　　　茯苓 10g，　　　山药 10g，

　　　薏苡仁 20g，　　巴戟 15g，　　　续断 10g，　　　菟丝子 10g。

7 剂，经期不停药。

10 天后复诊，药后大便渐实，腹痛减轻，经行时大便软，上方加砂仁 3g，10 剂，诸症均除。

辨证思路：《傅青主女科》：妇人有经未来之前，泄水三日，而后行经者，人以为血旺之故，谁知是脾气之虚乎！夫脾统血，脾虚则不能摄血矣。且脾属湿土，脾虚则土不实，土不实则湿更甚，所以经水将动，而脾先不固。脾经所统之血，欲流注于血海，而湿气乘之，所以先泄水而后行经也。调经之法，不在先治其水，而在先治其血。抑不在先治其血，而在先补其气。盖气旺而血自能生，抑气旺而湿自能除，且气旺而经自能调矣。方用健固汤。人参（五钱）、白茯苓（三钱）、白术（一两，土炒）、巴戟（五钱，盐水浸）、薏苡仁（三钱，炒）。

傅青主认为经前泄水的发病机制是脾气不振，运化无权，不能摄精制水，故而使运化与制水两所失司，出现精微不化，制水无权，导致经前泄水之证。投健固汤，人参、白术、茯苓、薏苡仁补气健脾、利水除湿，佐以巴戟天温肾暖脾，补先天以固后天，则脾气日渐旺盛，自能运化水湿，湿邪既化，则经水自然调和，经前泄水自除。

周佳宁整理

第三章　心脑血管疾病

1. 小陷胸汤化裁治疗胸痹

患者张某，男，35岁。平素体健，嗜食肥甘，吸烟，饮酒多时可半斤。曾因心前区不适查心电图，诊断为心肌缺血，未重视。现自觉胸闷不适加重，故来诊。患者形体肥胖，精神不佳，面色晦暗，面部有痤疮，语声重浊，身体困重，心烦，多梦，纳呆，口黏干，口苦，大便干，尿黄，舌苔黄厚腻，脉沉细而涩。

辨证：痰热蕴结，脉络痹阻。

治则：清胆涤痰，和胃降逆。

处方：

石菖蒲 15g，	忍冬藤 15g，	夜交藤 20g，	薏苡仁 20g，
栝楼 20g，	半夏 12g，	茵陈 15g，	竹茹 12g，
茯苓 20g，	郁金 10g，	黄连 15g，	赤芍 15g，
枳壳 15g，	旋覆花 15g，	滑石 15g，	栀子 15g，
柴胡 10g，	黄芩 12g，	夏枯草 20g，	厚朴 10g，
杏仁 10g。			

10 剂水煎，日 3 次，口服。

辨证思路：胸痹，亦称心痹，首见《素问·痹论》，"心痹者，脉不通，烦则心下鼓，暴上气而喘"，明确指出心痹是由于脉道不通所致，以心悸、烦满为特征的一种心病。《伤寒论》云："小结胸者，正在心下，按之则痛，脉浮滑者，小陷胸汤主之。"小陷胸汤方中栝楼开胸涤痰，通胸膈之痹，黄连燥湿化浊，半夏化痰散结，为化痰散结通痹的常用方剂。病因方面，用栝楼、半夏、黄连合而为小陷胸汤以化痰，振奋胸中之阳气，除了胸阳不振，痰瘀互结，与饮食有密切关系。该患者平素饮食不节，喜油腻，嗜酒，日久则脾虚生痰。故在方中加入茯苓、石菖蒲、薏苡仁、枳壳、滑石、栀子对症以厚脾胃，同时清除脾胃中之郁热，根据五脏相关理论，脾为心之子，心为脾之母。脾胃居中，为人体气机升降之枢纽，执中央而运四旁，调整其他脏腑功能。叶天士在《临证指南医案·胸痹》中就有"脉弦，色鲜明，吞酸胸痹，大便不爽"等病理的记载。该患口苦，大便干，属肝中之热，入柴胡、黄芩、半夏、夏枯草，对症梳理调达肝气，以协助脾胃气机升降之运转，再以赤芍破瘀血，同时养肝阴。再以竹茹、茵陈清胆祛湿热，半夏合茯苓，薏苡仁健脾化痰，辅以石菖蒲、郁金、枳壳豁痰开窍，诸药合用，共奏和胃清胆、和胃降逆之功效。

王孟龙整理

2. 小陷胸汤化裁治疗胸痹

姚某某，女，22 岁，2020 年 8 月来诊。

自诉 1 个月前开始出现胸闷、气短，服用多种药物后无效。症见胸闷，未发胸痛，胃脘部时有不适，心烦急躁，易怒。纳差，口干，睡眠欠佳，大便干，小便色黄。舌红，苔黄厚，脉弦滑。

辨证：痰热互结。

治则：化痰清热，理气宽胸。

处方：
栝楼 20g，	黄连 10g，	半夏 10g，	炒枳实 12g，
香附 12g，	佛手 10g，	黄芩 10g，	炙甘草 10g，
赤芍 15g，	白芍 15g，	郁金 15g，	炒枳壳 12g，
柴胡 15g，	合欢花 15g。		

10 剂水煎，日 3 次，口服。

辨证思路：患者曾于西医院诊治，做心电图未见明显异常，医生诊断为"心绞痛"，疑其当时未发病，故心电图不见异常。针对性治疗后，该患并未有明显好转，今日来余处诊治。患者较为年轻，观其形体壮实，不似虚弱之人，自诉 1 个月前发病，发病前曾与人吵架，发病时令当为夏至，夏至日乃一年之中阳气最盛之日，此患者发病，即为素体有热，肝火内动，又被时令之阳气充盛而引发。综其舌红则反映有热，苔黄厚则是反映痰与热瘀，脉滑而言，则可病痰饮，又其纳差，大便干，此即为肝、脾、胃中郁热之病。正如《经》云"二阳之病发心脾，有不得隐曲，女子不月"，问其月经，果不规律，自发病后颜色较深，有血块，量少，且延期。郁热日久，炼液为痰，痰热互结，阻滞人体之经气血脉，而肝气内动，气不能行，终而致病。

在治疗上，当重视清热化痰，主方中拟以栝楼、黄连、半夏，即小陷胸汤。出自《伤寒论》第一百三十八条：小结胸病，正在心下，安之则痛，脉浮滑者，小陷胸汤主之。本方具有清热化痰、宽胸散结之功效，主治痰热互结之结胸症。本方原治伤寒表证误下，邪热内陷，又与痰浊结于心下的小结胸病。痰热互结心下或胸膈，气郁不通，故自觉胃脘部不适，心胸痞闷，时有疼痛不适。本方以黄连苦寒以清胃，半夏辛温以和胃，栝楼凉滑能降胃中之痰滞，结胸多由痰热结聚，故用三物以除痰清热散结。用时栝楼先煎，取其醇和之性，避其腻，使药物充分发挥而得到有效治疗。张锡纯在《医学衷中参西录》中亦曾提到"此证乃心君之火炽盛，锈耗心下水饮结为热痰"，徐大椿《伤寒论类方》中所述"大承气所下者，燥屎；大陷胸所下者，蓄水；此所下者，为黄涎。涎者，轻于蓄水而未成水者"。

再合柴胡、黄芩为小柴胡汤加减，因患者热重，原方中去生姜、大枣，以防止滋腻太过。配合枳实、枳壳增加行气之性，加佛手、香附、郁金调气血，调理月经，改善脾胃气滞。《本草纲目》中所记载"利三焦，解六郁，消饮食积聚……妇人崩漏带下，月候不调，胎前产后百病""乃气病之总司，女科之主帅也"。白芍、赤芍合用，前者收敛，平肝阳而止汗，后者又可清热凉血，活血化瘀，最后入炙甘草，调和诸药。

患者服药1周后，未再来诊，1月后来电告知病已愈，且大便通畅，心情舒畅，近1个月未再发作，表示感激，告知其调和情志，避免情志过激。

王孟龙整理

3. 栝楼薤白桂枝汤合丹参饮治疗冠心病心绞痛

患者张某，男性，75岁。

初诊：2017年11月28日。

主诉：阵发性心前区憋闷疼痛10余年，加重10天。

现病史：患者于10年前心前区憋闷疼痛不适，诊断：冠心病，平素服扩冠药治疗，病情时好时坏，近10天因为受寒出现胸闷，心前区疼痛加重，伴出冷汗，由家属陪同就诊。经检查诊断：冠心病心绞痛，建议行支架手术，患者拒绝，寻求中医诊疗来诊，现症见：心前区憋闷疼痛，心悸，畏寒，肢体重滞易疲劳，纳呆，大便稀溏，小便正常，睡眠欠佳。心电图检查：窦性心律，ST-T

改变。心脏彩超：心肌顺应性下降，左心室收缩减弱，二尖瓣、三尖瓣关闭不全，未见室壁异常改变。

舌淡暗，苔白，脉濡涩。

辨证：寒痰凝滞，闭阻心脉。

治则：温经散寒，豁痰开解，活血化瘀。

方剂：栝楼薤白桂枝汤合丹参饮加减。

处方：

栝楼 30g,	珍珠母 30g,	桂枝 12g,	檀香 6g,
半夏 9g,	三七粉 6g,	丹参 30g,	砂仁 6g,
茯神 15g,	薤白 15g,	细辛 3g,	红参 3g。

7剂，水煎服，日2次。

辨证思路：患者心前区憋闷疼痛，心悸，畏寒，系胸阳不振，痰浊中阻，气结于胸，心脉瘀阻。《金匮要略·胸痹心痛短气病脉证并治第九》云："胸痹心中痞，留气结在胸，胸满，胁下逆抢心，栝楼薤白桂枝汤主之。"故予栝楼薤白桂枝汤祛痰散寒温通心阳，丹参饮活血化瘀，通心络。栝楼薤白桂枝汤出自《金匮要略》，由栝楼、薤白、桂枝、厚朴组成。方中栝楼味甘性寒入肺，涤痰散结，开胸通痹；薤白辛温，通阳散结，化痰散寒，能散胸中凝滞之阴寒，化上焦结聚之痰浊，宣胸中阳气以宽胸，乃治疗胸痹之要药，共为君药。枳实下气破结，消痞除满；厚朴燥湿化痰，下气除满，二者同用，共助君药宽胸散结、下气除满、通阳化痰之效，均为臣药。佐以桂枝通阳散寒，降逆平冲。诸药配伍，使胸阳振，痰浊降，阴寒消，气机畅，则胸痹而气逆上冲诸证可除。

丹参饮出自《时方歌括》，具有活血祛瘀、行气止痛之功效。由丹参、砂仁、檀香组成，主治心痛。

因本患者胸阳不振，痰浊阻滞心脉，故予栝楼、半夏涤痰散结，开胸通痹，桂枝、薤白、细辛通阳散结，化痰散寒，予丹参、檀香、砂仁、三七粉以活血化瘀通络，以茯神、珍珠母安神养心，红参补心气，养心血，安心神，现代药理学研究红参对心肌及血管有直接作用，一般在小剂量时兴奋，大剂量时抑制，亦有抗过敏性休克及强心的作用。

二诊时，患者服药后疼痛减轻，发作频率减少，睡眠较前改善，但仍心前区略感憋闷，大便溏薄，舌淡暗，苔薄白，脉濡。考虑与胸中气机不畅有关，故予苏梗，《本草崇原》曰："苏梗主宽中行气，消饮食，化痰涎。治噎膈反胃，止心腹痛。予苏梗以宽胸行气，缓解胸闷症状，又予木瓜化湿浊和胃气，酌加细辛温经散寒，祛除肌肉里的寒邪。"

三诊、四诊时心前区憋闷不适，疼痛已缓解，在治疗原则不变的前提下，处方做微调，以改善睡眠、二便、恶风寒等不适症状。

2018 年 6 月电话随访，患者用药后效果良好，目前无心前区不适感。

肖　君整理

4. 小陷胸汤治疗心前区憋闷

兰某，65 岁，女性，退休。

初诊：2023 年 3 月 11 日。

主诉：心前区憋闷不适反复发作 3 年，近期加重。

现病史：患者自觉心前区憋闷不适反复发作 3 年，多次检查未发现器质性病变，曾服用胃药、扩管药等治疗，有时有效，有时无效，症状时好时坏，现症见：心前区憋闷不适伴嗳气，心烦，恶心未吐，纳少，大便欠畅，睡眠佳。

舌红，苔白腻，脉沉弦滑。

心电图：窦性心律，大致正常。

辨证：痰湿阻络，心脉不通。

治则：化痰通络。

方剂：二陈汤合栝楼薤白半夏汤。

处方：陈皮 12g，　　半夏 9g，　　　　茯苓 20g，　　　　乌梅 9g，
　　　　栝楼 20g，　　薤白 12g，　　　　白术 9g，　　　　丹参 20g。

7 剂，水煎服，日 2 次，口服。

患者用药后 1 周，未见明显改善，且来诊时心烦，坐卧不安，胸闷不适，考虑其家属近期患病压力较大，故调方黄连温胆汤加柴胡疏肝散汤加减。

处方：黄连 5g，　　陈皮 12g，　　　半夏 9g，　　　　茯苓 20g，
　　　　竹茹 10g，　　枳实 9g，　　　　柴胡 9g，　　　　白芍 12g，
　　　　丹参 20g，　　栀子 9g，　　　　淡豆豉 9g。

7 剂，水煎服，日 2 次，口服。

患者服药后心烦缓解，但心前区憋闷仍无所减轻，因怕器质性病变，前往综合性医院检查，3 个月后再次来诊，自诉西医全面检查，心电图、心脏彩超、胃肠镜减均未见器质性病变，且行胃镜检查后症状似有减轻，近日因饮食寒凉黏腻症状复发，现症见：胸骨后及胃脘部胀痛，胸骨后有灼热感，吞咽时有哽噎

感，伴嗳气、恶心呕吐、泛酸、纳食差，大便秘结，舌红，苔薄黄略腻，脉弦滑略数。

辨证：肝胃不和，痰热互结。

治则：宽胸理气，涤痰开结。

方剂：小陷胸汤加减。

处方：黄连 5g，　　　半夏 9g，　　　栝楼 20g，　　　厚朴 6g，
　　　　香附 12g，　　　砂仁 6g，　　　丹参 20g，　　　乌药 10g，
　　　　刀豆 10g。

5 剂，水煎服，日 2 次。

辨证思路：患者以心前区憋闷不舒、伴嗳气、心烦等症来诊，舌红，苔白腻，脉沉弦滑，首先考虑系痰湿阻络，心脉不通，予二陈汤合栝楼薤白半夏汤，化痰湿，通心络，效果不佳，换个思路，化痰疏肝理气仍效果不佳，仔细辨证，考虑患者病位在心下，症状时轻时重，纳差，苔腻，痰湿作怪，患者心烦，胸骨后有灼热感，舌红、苔黄又是有热之症，系痰热互结，结于心下，气郁不通所致。《伤寒论》："小结胸病，正在心下，按之则痛，脉浮滑者，小陷胸汤主之。"

小陷胸汤，出自汉《伤寒论》。配方组成：黄连一两（6g）；半夏洗，半升（12g）；栝楼实大者一枚（20g）。方中全栝楼甘寒，清热涤痰，宽胸散结，用时先煮，意在"以缓治上"；而通胸膈之痹。臣以黄连苦寒泄热除痞，半夏辛温化痰散结。

本证取小陷胸汤之意清热涤痰，宽胸散结，香附与乌药是一药对，《串雅内编》名青囊丸，香附调气解郁，除胁腹之痞胀，乌药顺气疏胸腹邪逆之气，兼能疗反胃吐食、宿食不消、妇人血凝气滞之证，故二者相配，既可用于肝脾不和之脘腹不舒，亦可调顺妇人气血之逆。厚朴和半夏有半夏厚朴汤之意，属理气剂，有行气散结，降逆化痰之效，丹参加砂仁相当于丹参饮有行血脉，化瘀浊之功，刀豆性温、味甘，能温中、下气、止呕之效，多药配合痰清热解，血脉畅通，患者服用后明显感觉心前区不适，胸骨后烧灼好感缓解，进食也较前顺利，继服上方，患者调理 1 个月后逐渐停药。

本证虽然不适典型小陷胸汤证，但是通过小陷胸汤加减也取得了良好疗效，体现了经典方剂的神奇疗效。

肖　君整理

5. 桂枝甘草汤合丹参饮治疗心律失常

患者王某，65 岁，退休。

初诊：2023 年 11 月 28 日。

主诉：心悸、心慌 3 个月，加重 40 余天。

现病史：患者 3 个月前无诱因出现心悸、心慌，活动后心前区憋闷，但无明显心前区疼痛，于 2023 年 10 月 3 日查心电图，诊断：心律不齐，频发房性期前收缩，偶发室性期前收缩。曾服用复方丹参滴丸、稳心颗粒、普萘洛尔、单硝酸异山梨酯等中西药治疗，症状时好时坏，40 余天症状逐渐加重，用药后无明显缓解。为求中医治疗来诊，查心电图：心律不齐，频发房性期前收缩、室性期前收缩，二联律。现症见：心悸、心慌，活动症状加重，前胸后背憋闷不舒，背痛，胁痛，自汗，盗汗，睡眠可，小便频，大便正常。

舌淡暗，边瘀点，苔腻，脉沉结。

辨证：阳虚，痰湿血瘀，阻滞心脉。

治则：温阳通络，活血化瘀。

方剂：桂枝甘草汤合丹参饮加减。

处方：

茯苓 12g，	炙甘草 20g，	丹参 20g，	檀香 6g，
砂仁 6g，	石菖蒲 12g，	远志 10g，	穿山龙 15g，
柴胡 9g，	地骨皮 6g，	黄芩 9g，	厚朴 6g，
桂枝 15g，	黑顺片 10g，	红花 5g，	乳香 6g。

14 服颗粒，日 2 次，日 1 剂。

辨证思路：心律失常指心律起源部位、心搏频率与节律以及冲动传导等任一项异常，既包括节律又包括频率的异常，是常见的心血管疾病，不仅影响人们的生活质量，而且还是猝死的常见病因。目前西医对心律失常的治疗有药物治疗和非药物治疗：药物治疗主要有抗凝剂、受体阻滞剂、胺碘酮等；非药物治疗有射频消融术和埋藏式心律转复除颤器（ICD）植入术。但无论药物还是器械辅助治疗都存在一定的局限性和不良反应。射频消融术虽然是治疗阵发性室上性心动过速、特发性室速和心房扑动的有效方法，但近年来有关其术中引起的并发症也屡见报道。

该患者心悸、心慌，活动症状加重，前胸后背憋闷不舒，背痛，胁痛，自汗、盗汗，睡眠可，小便频，舌淡暗，边瘀点，苔腻，脉沉结，证属心肾阳虚，痰湿血瘀痹阻心脉。

桂枝甘草汤出自《伤寒论》："发汗过多，其人叉手自冒心，心下悸，欲得按者，桂枝甘草汤主之。"方中桂枝辛甘性温，辛能通、甘能补、温能入心助阳通阳；炙甘草甘温，补益心气，与桂枝相配，辛甘化阳，以复心阳，又因其甘缓之性，使桂枝温而不散，可达温通心阳而不致发散阳气。尤在泾《伤寒贯珠集》云："桂枝、甘草，辛甘相合，乃生阳化气之良剂也。"

丹参饮出自《时方歌括》，由丹参、檀香、砂仁三味药物组成。具有活血祛瘀、行气止痛之功效。主治心痛，胃脘诸痛。本方药味虽简，但配伍得当，气血并治，刚柔相济，是一首祛瘀、行气、止痛良方，方中丹参重用以活血祛瘀；伍入檀香、砂仁以温中行气止痛，使气行血畅，诸疼痛自除。

另患者舌质暗，苔腻，考虑还有气郁，痰湿郁滞，故酌加柴胡和解表里，疏肝解郁，升阳举陷；厚朴《别录》：温中益气，消痰下气，茯苓性平、味甘淡，能够利水渗湿，健脾，以化痰之源，穿山龙舒筋活血、止咳化痰、祛风止痛，以散经络痰湿郁滞，通经络；红花、乳香活血，石菖蒲、远志化痰开窍，安心神，养心血，黑顺片辛热，其性走而不守，能通行十二经，故凡阳气不足之证均可用之。地骨皮是枸杞子根皮，是甘寒清润之品，能清肝肾以及肺经的虚热，柴胡、黄芩配伍，一散一清，以解少阳之邪。

二诊时，患者胸闷、心悸、心慌症状减轻，活动后无症状加重，稍感胸部气机不畅，自汗、盗汗无，舌淡暗较前改善，苔薄略腻，舌边瘀点无，脉沉结较前改善，效不更方，在原方基础上加佛手利气宽胸，化痰消胀，栝楼宽胸散结涤痰，以加强行气化痰通络之功。

三诊时，患者半个月后复诊，自觉心前区不适症状都缓解，体力明显改善，行心电图检查，窦性心律，大致正常。

用药心得：心悸是中医病症名，是因外感或内伤，致气血阴阳亏虚，心失所养；或痰饮瘀血阻滞，心脉不畅，引起以心中急剧跳动，惊慌不安，甚则不能自主为主要临床表现的一种心脏常见病证。中医从病因病机治疗，不仅缓解症状，对于初发或者病情轻浅可治愈，对于症状比较严重的患者也可以减轻病情，延缓发作频率，起到很好的治疗效果。

肖　君整理

6. 枳实薤白桂枝汤合二陈汤加减治疗胸痹

梁某某，男，56 岁，2019 年 4 月 19 日就诊。

主诉：心前区闷痛反复发作 2 年，加重 1 周。患者自述 2 年前因劳累后突发心前区闷痛，于当地医院诊断为"不稳定心绞痛"，予住院治疗后症状稍有缓解，后每遇情绪激动或劳累后加重，休息后可自行缓解。1 周前病情再次加重，为求中医治疗来诊。患者自述发病时刺痛明显，伴后背疼痛、体型偏胖、神疲乏力，食少腹胀，夜寐欠佳，二便尚可，舌体胖大，边有齿痕，质暗，脉弦细。

辨证：痰浊内生，瘀血阻络。

治则：祛痰化浊，活血化瘀。

方剂：枳实薤白桂枝汤合二陈汤加减。

处方：

枳实 10g，	厚朴 15g，	栝楼 24g，	薤白 24g，
桂枝 10g，	橘红 15g，	茯苓 25g，	半夏 15g，
远志 10g，	石菖蒲 15g，	黄芪 15g，	生姜 10g，
甘草 10g。			

7 剂，水煎日 3 次，口服。

二诊：患者心前区疼痛症状较前好转，乏力减轻，腹胀减轻，舌尖见红点，质暗，脉弦细，故用上方加减。

处方：

枳实 10g，	厚朴 15g，	栝楼 24g，	薤白 24g，
桂枝 10g，	橘红 15g，	茯苓 25g，	半夏 15g，
远志 10g，	石菖蒲 15g，	黄芪 15g，	生姜 10g，
甘草 10g，	三七粉 5g。		

7 剂水煎，日 3 次，口服。

三诊：患者症状明显好转，脉证同前。效不更方继服上方 7 剂，3 个月后随访患者状态良好，病情未再复发。

辨证思路：初诊时患者心前区阵发性疼痛反复发作两年，痛处固定，刺痛，舌质暗，此为瘀血之征象，患者体型偏胖，食少腹胀，舌体胖大边有齿痕，均为脾虚湿浊内生特征，故此患为痰浊瘀血互为胶结，应予祛痰化浊、活血化瘀之法治疗，因此应用枳实薤白桂枝汤合二陈汤加减治疗。二诊患者心前区疼痛症状较前好转，乏力减轻，腹胀减轻，舌尖见红点，质暗，脉弦细，故加三七粉 5g 增强活血化瘀之功。

枳实薤白桂枝汤出自《金匮要略》："胸痹心中痞，留气结在胸，胸满，胁下逆抢心，枳实薤白桂枝汤主之。"枳实薤白桂枝汤为治疗胸痹经典方。方中栝楼味甘性寒入肺，涤痰散结，开胸通痹；薤白辛温，通阳散结，能化上焦结聚之痰浊、宣胸中阳气以宽胸，乃治疗胸痹之要药，共为君药。枳实下气破结，消痞除满；厚朴燥湿化痰，下气除满，二者同用，共助君药宽胸散结、下气除满、通阳化痰之效，均为臣药。佐以桂枝通阳散寒，降逆平冲。诸药配伍，使胸阳振，痰浊降，气机畅，则胸痹诸证可除。

二陈汤出自《太平惠民和剂局方》，具有燥湿化痰、理气和中的功效，主治咳嗽痰多，色白易咯，胸膈痞闷，肢体困倦，不欲饮食，或头眩心悸，舌苔白腻，脉滑之湿痰证。本方为治湿痰证之主方。《医学心悟》云："湿痰滑而易出，多生于脾。"方中半夏为君药，取其辛苦温燥之性，既可燥湿化痰，又可和胃降逆止呕，使胃气和降则生痰无源，橘红为臣，理气燥湿，和胃化痰，两者相配，增强燥湿化痰之力；茯苓健脾渗湿，健脾则除湿，湿去则痰消；煎加生姜，既能制半夏之毒，又能协助半夏、橘红化痰降逆、和胃止呕，甘草和中益脾。

因患者疲乏无力，故加黄芪与方中桂枝合用，补气通阳；患者夜寐欠佳，故加菖蒲、远志可养心安神。

佟　晶整理

7. 酸枣仁汤加减治疗胸痹心痛

某男，52 岁，2020 年 11 月 3 日初诊。

患者因"不稳定性心绞痛"半年内两次入住心内科病区诊治，心电图示：T波低平。现症见：心前区闷痛时作，劳累后加重，心烦少寐，夜内睡眠 3～4 小时，多梦易醒，醒后疲劳、乏力、心悸、头晕，舌边燥，中有裂纹，脉沉迟。

治则：调理心肝，养心安神。

处方：酸枣仁 15g，　　茯神 15g，　　川芎 9g，　　知母 9g，

炙甘草 9g，　　天麻 9g，　　桑寄生 9g。

7 剂。

二诊：睡眠好转，头晕减轻。

处方：酸枣仁 15g，　　茯神 15g，　　蜜远志 9g，　　知母 9g，

炙甘草 9g， 黄精 9g， 山萸肉 12， 山药 12g，

生地黄 12g， 川芎 9g。

7剂。

三诊：睡眠好，心绞痛未发。

辨证思路：酸枣仁汤治虚劳虚烦不得眠。由酸枣仁（二升）、甘草（一两）、知母（二两）、茯苓（二两）、川芎（二两）组成。

"肝藏魂""人卧则血归于肝""肝者，罢极之本""阳气者，烦劳则张，精绝"。罢极必伤肝，烦劳则精绝，肝伤、精绝则虚劳虚烦不得卧。枣仁酸平，宜收宜补，以生心血、养肝血；肝郁欲散，散以川芎之辛散，辅枣仁通肝调营；肝急欲缓，缓以甘草之甘缓，防川芎之疏肝泄气；知母崇水，茯苓通阴，水壮金清而魂自宁。

本例冠心病，内伤虚损，先以酸枣仁汤加味调理心肝，后加黄精、山萸肉、山药、生地黄、蜜远志以滋补肝肾。

周佳宁整理

8. 温胆汤加减治疗心悸

某男，46岁，2022年11月10日来诊。

患者体检发现室性期前收缩1年，24小时动态心电图示：频发室性期前收缩。现常感心慌不适，头晕，咳少量白痰，偶恶心，厌油腻，夜寐差，舌苔黄腻，脉滑。肝胆脾彩超及肝功检查未见明显异常。

处方：炙甘草 9g， 半夏 15g， 陈皮 15g， 竹茹 9g，

石菖蒲 12g， 枳实 15g， 生姜 9g， 茯苓 15g，

蜜远志 12g。

7剂。

二诊：11月20日，心慌减轻，纳食改善。续服7剂。

三诊：12月1日，心慌再减，睡眠可。

辨证思路：室性期前收缩是由希氏束分支以下异位起搏点提前产生的心室激动，中、老年人多见，有的可无明显临床症状，有的可导致严重后果，不容忽视。室性期前收缩可见于器质性心脏病患者，也可见于无器质性心脏病的正常

人。发现室性期前收缩一般应做 24 小时动态心电图检查，并对室性期前收缩进行定量定性分析，以评价及指导预后。

病因：室性期前收缩可见于正常人，精神紧张、过度疲劳等可导致。室性期前收缩更多见于患有高血压、冠心病、急性心肌梗死、心肌病、心肌炎、二尖瓣脱垂、洋地黄或奎尼丁中毒、低血钾等患者。

治疗：经过全面详细的检查不能证明有器质性心脏病的室性期前收缩可认为是良性的，无须治疗。有器质性心脏病并具有下列条件之一者认为是具有潜在恶性或恶性室性期前收缩，必须治疗：①频率平均≥ 5 次 / 分；②多形性或多源性，但要注意除外房性期前收缩伴差异传导；③呈二联律或三联律；④连续 3 个以上呈短暂阵发室速；⑤急性心肌梗死，即使偶发室性期前收缩，亦应及时治疗。

除针对病因治疗外，可选用抗心律失常药物治疗，多选用作用于心室的 Ⅰ 类和 Ⅲ 类药。对于期前收缩患者，应综合考虑患者长期应用抗心律失常药物治疗的风险和收益，伴有心衰和心肌梗死的患者禁用 Ⅰ 类抗心律失常药物。有潜在致命危险的室性期前收缩常需紧急静脉给药。急性心肌梗死初期可选静脉内使用胺碘酮或利多卡因。心肌梗死后若无禁忌，则常用 β 受体阻滞剂或胺碘酮治疗。部分单源性频发室性期前收缩可考虑在电生理检查的基础上行射频消融治疗，该方法对于没有明确器质性心脏病者疗效确切，并可改善频发室性期前收缩引起的左心室增大和射血分数下降。长 QT 间期综合征患者禁用 Ⅰ 类抗心律失常药物，原发性长 QT 间期综合征患者可选用 β 受体阻滞剂、苯妥英钠或卡马西平，继发性者在病因治疗的基础上，宜用异丙肾上腺素或心房或心室起搏治疗。

"温胆汤治热呕吐苦，虚烦，惊悸，不眠，痰气上逆。胆为中正之官，清净之腑，喜宁谧，恶烦扰，喜柔和，不喜壅郁。竹茹清胃脘之阳；臣以生姜、甘草调胃以安其正；佐以二陈，下以枳实，除三焦之痰壅；茯苓平渗，淡渗安神。

周佳宁整理

9. 生脉散加血府逐瘀汤加丹参饮加减治疗胸痹

2017 年 3 月 20 日来诊，李某，女 60 岁。

患者冠心病病史 2 年，曾因心前区疼痛反复发作，多次接受住院治疗。犯病时含服速效救心丸可缓解，该患 6 天前因生气后再次出现心前区疼痛不适，故就诊于我处。症见：心前区刺痛不适，每次疼痛持续 2～5 分钟，疼痛放散至后背部，含服药物后可缓解，伴胸闷气短，周身乏力，纳差，二便可，夜寐差。舌淡有瘀点，苔白，脉细涩。心电图：窦性心律 ST–T 改变，心脏彩超：动脉硬化样改变，射血分数 50%。

诊断：胸痹心痛。

辨证：气虚血瘀，心血瘀阻。

方剂：生脉散加血府逐瘀汤加丹参饮加减。

处方：

丹参 12g，	党参 15g，	麦门冬 10g，	五味子 10g，
当归 12g，	薤白 10g，	桂枝 10g，	黄芪 20g，
白术 15g，	砂仁 10g，	炙甘草 9g，	檀香 3g，
川芎 10g，	赤芍 10g，	柴胡 10g，	枳壳 10g。

口服 7 剂。

二诊：2017 年 3 月 30 日。

患者述心前区疼痛改善，但偶有刺痛感觉，气短改善，夜寐仍不佳。故加入郁金 10g、降香 10g、远志 15g、鸡血藤 15g、延胡索 10g、夜交藤 30g，口服 7 剂。

三诊：2017 年 4 月 10 日。

患者述心前区无明显疼痛不适，乏力改善，夜寐也改善，故原方继续口服 7 天巩固治疗。

辨证思路：胸痹，亦称心痹，首见《素问·痹论》，"心痹者，脉不通，烦则心下鼓，暴上气而喘"，明确指出心痹是由于脉道不通所致，以心悸、烦满为特征的一种心病。患者心前区疼痛，疼痛呈针刺样，再根据舌有瘀点，脉涩。考虑存在心脉瘀阻，王清任称"胸中血府血瘀"之证，胸中为气之所宗，血之所聚，肝经循行之分野。血瘀胸中，气机阻滞，清阳郁遏不升，则胸痛，痛如针刺。周身乏力，为气虚之症，选用生脉散加血府逐瘀汤加丹参饮加减治疗。选用主治胸中血瘀证的血府逐瘀汤，此方出自清代名医王清任的《医林改错》。方中当归具有补血活血、调经止痛的作用。川芎具有活血行气、祛风止痛的作用。赤芍具有清热凉血、散瘀止痛的作用。枳壳具有理气宽中、行气消滞的作用。甘草具有补脾益气、清热解毒的作用。柴胡具有疏肝解郁、升阳举陷的作用。诸药共奏活血化瘀，行气止痛的功效。丹参饮出自《时方歌括》，由丹参、檀香、砂仁三味药物组成，具有活血祛瘀、行气止痛的功效，治气滞血瘀所致的心胃气痛。本方对心脏确有一定的扩张冠状动脉、增加冠脉血流、抗凝、促进纤维蛋白溶解、抗血栓形成及抗动脉硬化作用，对冠心病应有一定治疗作用。其中，丹参具有活血祛瘀、通经止痛的功效；檀香具有理气止痛、散寒调中的功效；砂仁具有化湿开胃、温脾止泻、理气安胎的功效。诸药共奏活血祛瘀、行气止痛作用。该患周身乏力，素有气虚之象，出自《医学启源》的生脉散具有增强心肌收缩力的作用，方中的党参和麦门冬可以增强心肌收缩力，改善心肌缺血和缺氧，从而保护心脏功能。生脉散中的五味子可以扩张血管，降低血压，对于高血压患者有一定的治疗作用。生脉散还有调节心律、扩张血管、增加血流量、增强机体的免疫功能、提高抵抗力等作用。上方中再加入黄芪、党参补气，当归补血，白术健脾，血瘀阻滞，气机失调，故见胸闷，方中柴胡入肝胆经，升发阳气，疏肝解郁。白芍敛阴养血柔肝以补养肝血，条达肝气，可使柴胡升散而无耗伤阴血之弊。枳壳理气解郁，泄热破结，与白芍相配，理气和血，使气血调和。甘草调和诸药。一诊后患者心前区刺痛及气短改善，仍寐差，中医认为，心是主宰血液运行的器官，如果心脏功能失调，血脉不畅，就会导致心痛，故加郁金、降香、延胡索、鸡血藤加强行气活血止痛作用。心气虚或心火旺盛等都会影响血液的运行，从而引起失眠，故加入远志、夜交藤安神药物以养心安神、缓解症状、改善睡眠、稳定心神，效果不错。

金海珍整理

10. 小柴胡汤加温胆汤加酸枣仁汤加减治疗心悸

2020 年 6 月 6 日来诊，李某，女，58 岁。

患者半年前无明显诱因出现心慌胸闷不适，时间短暂，未予重视，1 个月前开始心慌胸闷不适加重，曾经就诊于某医院。经心电图检查：窦性心律 ST-T 改变，房性期前收缩，口服美托洛尔片及稳心颗粒胶囊，虽然症状较前有所改善，但效果不明显，故来诊。症见：心慌胸闷时作，气短乏力，偶有烦躁，口干口苦，入睡困难，大便干燥，小便可。舌淡红，苔黄腻，脉弦滑。建议完善 24 小时动态心电图：室上性期前收缩 1506 次，室性期前收缩 526 次。

诊断：心悸。

辨证：痰阻心窍，心失所养。

方剂：小柴胡汤加温胆汤加酸枣仁汤加减。

一诊：2020 年 6 月 6 日。

处方：柴胡 10g，　　　黄芩 10g，　　　半夏 9g，　　　甘草 6g，
　　　　陈皮 12g，　　　茯苓 15g，　　　白术 15g，　　　党参 15g，

酸枣仁 24g, 　　川芎 10g, 　　　竹茹 10g, 　　　枳实 10g,

知母 10g。

14 剂，口服。

二诊：2020 年 6 月 26 日。

患者心慌改善，但睡眠仍不理想，乏力，大便干，故上方加黄芪 30g、龙骨 20g、远志 12g、厚朴 10g、玄参 10g、生地黄 15g、麦门冬 10g、五味子 10g。

14 剂，口服。

辨证思路：患者一诊时心慌胸闷时作，气短乏力，口干口苦，入睡困难，大便干燥，小便可。舌淡红，苔黄腻，脉弦滑。该患苔黄腻，脉弦滑，考虑存在痰邪，痰阻心窍，痰扰心神，痰邪内阻，气机不畅，阻碍中焦枢机所致。口干口苦，便干，考虑存在少阳阳明合并，该患入睡困难，考虑为有火有热，热扰心神，故见夜寐差。故选用小柴胡汤加温胆汤加酸枣仁汤加减而成。小柴胡汤可通过调节人体三焦的枢机，以达到疏肝和胃、平衡阴阳、调理气血的目的。小柴胡汤可以疏肝和胃，促进肝胃气机的升降，缓解胃脘胀痛、恶心呕吐等症状。其次，小柴胡汤可以平衡阴阳，缓解寒热往来、口苦咽干等症状，促进人体阴阳平衡。此外，小柴胡汤还可以调理气血，促进气血的流通和代谢，改善心烦失眠、头晕目眩等症状。通过这些作用，小柴胡汤可以帮助恢复中焦枢机的正常运转。方中柴胡轻清升散，黄芩清少阳郁热，半夏燥湿化痰，茯苓健脾渗湿，白术健脾祛湿，酸枣仁养肝血安心神，川芎调养肝血，甘草调和诸药。温胆汤药理具有镇静作用，可以缓解焦虑、烦躁，可以调节神经功能，还对于调节内分泌、改善神经系统功能有一定的作用。故温胆汤适用于双心病的治疗。口服后患者心慌改善。方中半夏辛温，燥湿化痰，和胃止呕。竹茹，清热化痰，除烦止呕。半夏与竹茹相伍，一温一凉，化痰和胃，止呕除烦；陈皮理气行滞，燥湿化痰；枳实降气导滞，消痰除痞。陈皮与枳实相合，亦为一温一凉，而理气化痰之力增。茯苓，健脾渗湿，以杜生痰之源；煎加生姜、大枣调和脾胃，以甘草调和诸药。酸枣仁汤，方中的酸枣仁为方中主药，其味甘酸收敛，入心、肝二经，具有养血柔肝、宁心安神的功效；茯苓化湿安神；知母滋阴润燥、清热除烦；川芎辛散，为血中之气药，可以调肝血而舒肝气，与酸枣仁相配合，可以养血调肝；甘草可以和中缓急，调和诸药。

二诊就诊时睡眠仍不理想，乏力，大便干，乏力，气虚，故加黄芪益气，入睡困难，加龙骨，远志以宁心安神。大便干，口干，考虑阳明热证，热伤津液，故加增液承气汤以滋阴增液、泻热通便治疗。加生地黄、麦门冬、五味子，以生脉饮

57

益气养阴，继续改善心慌胸闷等症，口服 14 剂后患者心慌胸闷症状、睡眠明显好转。

金海珍整理

11. 半夏白术天麻汤加减治疗眩晕病

吴某，女，60 岁。2022 年 11 月，因眩晕、头部昏沉 3 年前来就诊。患者 3 年前无明显诱因出现眩晕、头部昏沉，视物模糊，头晕头痛，曾自行口服盐酸氟桂利嗪胶囊，效果不佳。现症见：眩晕、头部昏沉，头晕头痛，视物模糊，时有视物旋转，每次发作持续约 10 分钟，发作时常伴恶心呕吐，呕吐物为清水痰涎，心悸，胸闷气短，睡眠差，神疲倦怠，周身乏力，纳少，二便尚可，舌苔白腻，脉沉滑。

查体：血压 135/71mmHg，神清语明，双侧瞳孔等大正圆，眼球活动度正常，未见眼震，伸舌居中，四肢肌力、肌张力正常，生理反射存在，病理反射未引出。血常规：未见明显异常。头部 CT：未见明显异常。脑彩超示：血流速度减慢。

中医诊断：眩晕（痰湿中阻）。

西医诊断：椎—基底动脉供血不足。

治则治法：化痰祛湿，健脾和胃。

方剂：半夏白术天麻汤加减。

处方：半夏 10g，　　　天麻 10g，　　　茯苓 10g，　　　炒白术 20g，
　　　　橘红 10g，　　　当归 20g，　　　远志 10g，　　　厚朴 10g，
　　　　桂枝 10g，　　　甘草 10g，　　　生姜 3 片，　　　大枣 3 枚。

上方 7 服，水煎服。

二诊：患者述眩晕较前减轻，仍有头部昏沉感，视物模糊减轻，服药期间视物旋转发作次数明显减少，仍有心悸，胸闷气短、失眠症状略有减轻，周身乏力、神疲倦怠略有好转，纳少，小便正常，大便略干，脉沉滑，苔白腻。原方加砂仁 10g，柏子仁 10g。

三诊：患者眩晕基本消失，头部昏沉，头晕头痛明显减轻，心悸、胸闷气短、恶心明显减轻，失眠好转，神疲倦怠、周身乏力、纳少减轻，二便正常，脉沉，舌红苔薄白。原方继续服用。后随访，患者来诊诉无眩晕、头部昏沉，头晕

头痛消失，偶有胸闷，其他症状消失。

辨证思路： 眩是指眼花或眼前发黑，晕是指头晕甚或感觉自身或外界景物旋转。二者常同时并见，故称为"眩晕"。轻者闭目即止，重者如坐车船，旋转不定，不能站立，或伴有恶心、呕吐、汗出，甚则仆倒等症状。

《内经》对本病的病因病机做了较多的论述，认为眩晕属肝所主，与髓海不足、血道、邪中等多种因素有关。如《素问·至真要大论》云："诸风掉眩，皆属于肝。"《枢·海论》曰："髓海不足，则脑转耳鸣，胫酸眩冒。"《灵枢·卫气》说："上虚则眩。"

本病例治以半夏白术天麻汤，方中半夏和天麻为君药，半夏长于燥湿健脾化痰，可和胃降逆止呕，天麻长于平肝息风潜阳止痉，是治疗风痰眩晕的要药，二药合用，可平肝息风，燥湿化痰。白术为臣药，甘温益气，苦温除湿，可用于痰饮眩悸。茯苓为佐药，味甘益脾，淡渗利湿，亦可宁心安神，且茯苓健脾渗湿，与白术合用，可治生痰之本。橘红理气化痰，气顺则痰消。甘草可调和诸药，解半夏之毒。加姜枣合用调和脾胃。患者心悸、胸闷气短、失眠、神疲倦怠、周身乏力、纳少，考虑该患者为老年女性，平素活动较少，脾虚不健，生化不足，气血亏虚，故见上述症状。当归为血中圣药，可补血行血，补中有动，善和血分。远志宁心安神，交通心肾，可用于气血虚弱，神不守舍。桂枝温通血脉，助阳化气，增强祛湿化痰之功。二诊时，患者诸症减轻，但仍遗留胸闷恶心、心悸失眠、神疲纳少等症状，故在原方基础上加砂仁芳香化湿，辛温行散，为醒脾要药，柏子仁安神通便。

眩晕之基本病理变化，不外虚实两端。虚者为气、血、精不足，髓海失养；实者兴风、火、痰、瘀扰乱，清窍失宁。本病的病位在于脑窍，其病变脏腑与肝、脾、肾三脏相关。肝乃风木之脏，其性主动主升，若肝肾阴亏，水不涵木，阴不维阳，阳亢于上，或气火暴升，上扰头目，则发为眩晕。脾为后天之本，气血生化之源，若脾胃虚弱，气血亏虚，清窍失养，或脾失健运，痰浊中阻，或风阳夹痰，上扰清空，均可发为眩晕。肾主骨生髓，脑为髓海，肾精亏虚，髓海失充，亦可发为眩晕。

椎—基底动脉供血不足最常见表现是眩晕、平衡障碍、眼运动异常和复视。可有单侧或双侧面部、口周麻木，单独出现或伴有对侧肢体瘫痪、感觉障碍，呈现典型或不典型的脑缺血综合征。此外，椎基底动脉供血不足还可出现下列几种特殊表现的临床综合征：①跌倒发作表现为下肢突然失去张力而跌倒，无意识丧失，常可很快自行站起，系脑干下部网状结构缺血所致。有时见于患者转头或仰头时。②短暂性全面遗忘症：发作时出现短时间记忆丧失，发作时对时间、地点定向障碍，但谈话、书写和计算能力正常，一般症状持续数小时，然后完全好转，不遗留记忆损害。发病机制仍不十分清楚，部分发病可能是大脑后动脉颞支缺血累及边缘系统的颞叶海马、海马旁回和穹隆所致。③双眼视力障碍发作：双侧大脑后动脉距状支缺血导致枕叶视皮质受累，引起暂时性皮质盲。

秦小然整理

12. 天麻钩藤饮加减治疗眩晕病

李某，女，45岁，职员。2021年9月2日，以"阵发性眩晕2年，加重伴视物转动，恶心、呕吐1天"为主诉前来就诊。患者2年前无明显诱因出现眩晕、视物转动、恶心、呕吐、汗出的症状，于本地医院就诊，当时测量血压为120/60mmHg，对症给予静点药物（具体用药不详），症状缓解，此后反复出现上述症状，曾自服盐酸氟桂利嗪胶囊，用药后症状缓解。患者于1天前活动后眩晕，伴视物转动，无黑蒙，恶心，非喷射性呕吐，呕吐物为胃内容物，耳鸣，今为求中医药治疗来我院就诊。病中无意识障碍。现症见：眩晕，伴视物旋转，耳鸣，听力下降，恶心，呕吐，呕吐物为胃内容物，面红目赤，少寐多梦，口干口苦，饮食尚可，小便短赤，大便秘结，舌质红，舌苔腻，脉弦滑。

查体：双侧巴氏征（–）；脑膜刺激征（–）；血压120/60mmHg；头CT、脑彩超检查未见异常。

中医诊断：眩晕（肝阳上亢）。

西医诊断：梅尼埃病。

治则：平肝息风，补益肝肾。

处方：

天麻10g，	钩藤10g，	半夏10g，	石决明10g，
栀子20g，	杜仲10g，	川牛膝10g，	酸枣仁20g，
黄芩15g，	菊花10g，	首乌藤10g，	益母草10g，
黄柏10g。			

上方7剂，水煎服。

二诊：患者述眩晕及耳鸣的症状较前稍轻，呕吐减轻，恶心未见明显改善，面红目赤，少寐多梦，口苦，饮食尚可，小便短赤，大便秘结，舌质红，舌苔腻，脉弦。主证未变，续用前方，加竹茹10g，以除烦止呕，上方7剂，水煎服。

三诊：患者来诊，诉眩晕及耳鸣的症状较前明显好转，恶心、呕吐症状减轻，饮食尚可，睡眠改善，小便短赤较前好转，大便秘结，舌质红，舌苔薄，脉弦。主证未变，在前方基础上增加滋阴之品熟地黄 20g、枸杞 10g、女贞子 10g、柏子仁 10g 以润肠通便。上方 7 剂，水煎服。后随诊患者述眩晕及耳鸣症状基本消失，恶心、呕吐消失，饮食正常，睡眠佳，二便正常。

辨证思路： 眩晕是临床常见病证，可见于梅尼埃病、良性位置性眩晕、低血糖症、高血压病、低血压症、脑动脉硬化症、椎—基底动脉供血不足、贫血等。梅尼埃病典型症状多为，发作性眩晕多呈突发旋转性，患者多神志清醒，无意识丧失，但有少数患者可伴短暂意识丧失。眩晕持续时间不等，多为 20 分钟至 12 小时，通常 2~3 小时即转入间歇期，持续超过 24 小时者较少见。间歇期无眩晕发作，但可能出现不平衡或者不稳感，可持续数天。具体来说，患者可感到摇晃、升降或飘浮，或感到自身或周围物体沿一定方向与平面旋转。闭目静卧时可减轻，睁眼转头时会加剧。患病初期可能感觉不到听力下降，多次发作后始感明显。一般为单侧，发作期加重，间歇期减轻，呈波动性听力下降，但当患者听力丧失症状轻微或极度严重时往往无波动。发作期常伴有耳鸣和（或）耳闷胀感。

在眩晕的病变过程中，各种病因彼此影响，病机相互兼夹或转化。如脾胃虚弱、气血亏虚而生眩晕，而脾虚又可聚湿生痰，二者相互影响，临床上可以表现为气血亏虚兼有痰湿中阻的证候。如痰湿中阻，郁久化热，形成痰火为患，甚至火盛伤阴，形成阴于下、痰火上蒙的复杂局面。再如肾精不足，本属阴虚，若阴损及阳，或精不化气，可以转为肾阳不足或阴阳两虚之证。此外，风阳每夹有痰火，肾虚可以导致肝旺，久病各形成瘀血，故临床常形成虚实夹杂之证候。若中年以上，阴虚阳亢，风阳上扰，眩晕常作者往往有中风暴厥的可能。

《中医内科杂病证治新义》中胡光慈云："本方为平肝降逆之剂。以天麻、钩藤、生决明之平肝祛风降逆为主，辅以清降之山栀黄芩，活血之牛膝，滋肝肾之桑寄生、杜仲等，滋肾以平肝之逆；并辅夜交藤、朱茯神以安神镇静。故为用于肝厥头痛、晕眩、失眠之良剂。若以现代之高血压头痛而论，本方所用黄芩、杜仲、益母草、桑寄生等，均经研究有降低血压之作用，故有镇静精神、降压缓痛之功。"

本病的发生以虚者居多，如阴虚则易肝风内动，血少则脑失所养，精亏则髓海不足，均易导致眩晕。其次由于痰浊壅遏，或化火上蒙，亦可形成眩晕。眩晕的发生以内伤为主，病位在清窍，但以肝、脾、肾三脏相关，其中尤以肝为主。素体阳盛，阴亏于下，阳亢于上，可发为眩晕，或长期忧郁恼怒，情志不舒，气郁化火，肝阴耗伤，或肾阴素亏，水不涵木，肝阴不足，肝阳上亢，风阳升动，则发为眩晕。肝阴不足，阴不制阳，肝阳升发太过，血随气逆，亢扰于上，故见头晕耳鸣，阳升则面红耳赤，肝阳亢盛，乘脾胃，故恶心、呕吐。火动则扰乱心神，故少寐多梦。舌质红，舌苔腻，脉弦均为肝阳上亢之征。本病案，方选天麻钩藤饮加减。方中天麻、钩藤、石决明均有平肝息风之效，辅以半夏降逆止呕，栀子、黄芩、黄柏清热燥湿泻火，使肝经不致偏亢，益母草活血利水，牛膝引血下行，首乌藤、酸枣仁安神定志。本方重在平肝息风，对肝阳旺盛所致的眩晕、头痛疗效很好。二诊患者眩晕及耳鸣症状稍轻，但余症仍在，说明主证未变，故守原方，因患者恶心及呕吐，故加用竹茹以除烦止呕。三诊患者诸症明显好转，恶心未见明显减轻，故加入滋阴之品熟地黄、枸杞、女贞子滋补肾精，以养肝血。继续服用 7 剂后患者诸症均消。

秦小然整理

13. 天麻钩藤饮合镇肝熄风汤加减治疗眩晕病

王某，女，65 岁。2020 年 5 月 15 日，因"阵发性头晕 1 年，加重伴头痛 2 天"来诊。该患 1 年前恼怒情绪变化后开始出现头晕症状，未予重视及治疗，此后每遇劳累、情绪变化后上症反复发作，曾自测血压 160/90mmHg，未口服药物治疗。2 天前，患者无明显诱因头晕加重伴头痛。现症：头晕，头痛，耳鸣，时有胃痛，胃胀，口干，偶有口苦，睡眠欠佳，舌质红，苔微黄，脉弦。

查体：头部 CT 未见异常。血压 160/90mmHg。尿常规未见明显异常。心电图大致正常。

中医诊断：眩晕（肝肾阴虚，肝阳上亢）。

西医诊断：高血压 2 级。

治则：滋阴潜阳，镇肝熄风。

处方：

钩藤 20g,	天麻 10g,	龙骨 10g,	莱菔子 10g,
牛膝 10g,	生地黄 20g,	槟榔 10g,	夏枯草 10g,
黄芩 15g,	牡蛎 20g,	木香 10g,	焦三仙 20g,
香附 10g,	鸡内金 10g。		

上方 7 剂，水煎服。

二诊：患者头晕、头痛均减轻，胃痛、胃胀症状改善，口干、口苦减轻，睡眠改善。舌质红苔白，脉弦。血压 150/90mmHg，自述近日有乏力感，上方加黄芪 20g。

上方 7 剂，水煎服。嘱患者节饮食，畅情志，避风寒，劳逸结合。

三诊：患者诉自觉身体轻松，偶有头晕，无头痛，胃痛、胃胀明显减轻，睡眠尚可，舌红苔白，脉弦滑。测血压 140/90mmHg，效不更方，继续予上方 7 剂，水煎服。后随诊，患者一般状态良好，无明显不适，舌红苔白，脉弦滑。测血压 138/85mmHg，血压控制较好。

辨证思路：我国流行病学调查显示 60 岁以上人群高血压患病率为 49%。老年人容易合并多种临床疾病，并发症较多，其高血压的特点是收缩压增高、舒张压下降，脉压增大；血压波动性大，容易出现直立性低血压及餐后低血压；血压昼夜节律异常、白大衣高血压和假性高血压相对常见。老年高血压患者的血压应降至 150/90mmHg 以下，如能耐受可降至 140/90mmHg 以下。对于 80 岁以上高龄老年人降压的目标值为 < 150/90mmHg。老年高血压降压治疗应强调收缩压达标，同时应避免过度降低血压；在能耐受降压治疗前提下，逐步降压达标，应避免过快降压。CCB、ACEI、ARB、利尿剂或 β 受体拮抗剂都可以考虑选用。

眩晕一病，《医宗金鉴》中述："伤损之症，头目眩晕，有因服克伐之剂太过，中气受伤，以致眩晕者。"《素问·至真要大论》云："诸风掉眩，皆属于肝。"本病治疗原则是补虚泻实，调和阴阳。

眩晕一证因肝肾阴虚，阴不维阳，肝阳上亢，或风、火、痰上扰头目而发。病机关键为清窍失养。该患发病因情志所伤，肝气郁结，郁结化火，肝火上炎，故见口苦；肝火犯胃见胃胀，"胃不和则卧不安"，故睡眠欠佳，又因年过半百，阴气自半，致肝肾阴虚，水不涵木，气血营精不能上荣，髓海空虚，而见耳鸣、头晕。"阳气者烦劳则张"，故恼怒加重眩晕，舌脉即是肝阳上亢之证。

镇肝熄风汤在现代运用中，可用于治疗高血压病、血管性头痛、脑卒中、眩晕综合征，也可用于癫痫小发作、癔症性晕厥、神经官能症、月经前期紧张症等属肝阳上亢者。临床研究表明，镇肝熄风汤治高血压病，药后收缩压与舒张压明显下降，血总胆固醇、甘油三酯均明显下降，高密度脂蛋白胆固醇升高。以镇肝熄风汤为主加常规西医治疗伴氮质血症高血压肾病。患者动脉血压、24 小时尿钠排出量、血尿素氮（BUN）和肌酐（SCr）较治疗前下降，尿肌酐清除率（CCr）和残余肾功能指数（RRF）改善，与单用常规西药组对照有显著性差异。以上研究结果为临床使用本方防治高血压、高血脂及动脉粥样硬化提供了一定的药理依据。

本病案方由天麻钩藤饮合镇肝熄风汤加减。方中天麻、钩藤平肝熄风为君药。龙骨牡蛎性寒质重，助君药增强平肝潜阳之效，并有安神之力，为臣药。生地黄、夏枯草凉血降火，气血同清，使肝经郁热宣散清除而无所偏亢，亦为臣药。黄芩能清上焦之火，槟榔、莱菔子降气开郁，二药合用，清气分之热，开气分之郁，使热清郁去，郁解热除，重镇之中配川楝子使降而不沉，不违肝木升发条达之性，共为佐药。牛膝入肝经血分，活血通经，能引血下行为使。患者另有胃胀，"胃以降为顺"，故加三仙、鸡内金健脾消食，木香、香附疏肝理气和胃，胃和则睡眠安。全方潜镇药为主，配以滋阴、疏肝之品标本兼治。

二诊中患者主证未变，自觉乏力，故加入黄芪补气，健脾益肾。后续再加六味地黄丸滋补肝肾以治本，达到了较好的疗效。

秦小然整理

14. 半夏白术天麻汤加苓桂术甘汤加减治疗眩晕

2020 年 6 月 12 日来诊，张某，男，52 岁。

患者反复头昏头胀 1 年，加重 6 天。患者平素嗜好饮酒，1 年前，无明显诱因出现头晕，头胀，视物旋转，天昏地暗，然后汗出，持续数天才能缓解，舌淡，苔黄腻，脉弦细。患者十分痛苦，故来诊，辅助检查：头 CT，未见明显异常；脑彩超，基底动脉血流速度减慢。

中医诊断：眩晕。

西医诊断：脑供血不足。

辨证：脾虚痰湿内蕴，清窍失养。

治则：健脾燥湿化痰。

方剂：半夏白术天麻汤加苓桂术甘汤加减。

一诊：2020 年 6 月 12 日。

处方：
甘草 9g，	天麻 18g，	钩藤 30g，	党参 20g，
白术 20g，	茯苓 20g，	陈皮 10g，	菊花 10g，
半夏 9g，	枳实 10g，	竹茹 10g，	麦门冬 10g。

口服，7 剂。

二诊：2022 年 6 月 22 日，患者诉服药后，整体症状缓解一半以上，现头昏、目眩次数减少，仍汗出，纳食较差，大小便正常。原方加入浮小麦 20g，麻黄根 20g。口服 7 剂，水煎服后无头晕症状再发生。后继续口服健脾丸巩固。

辨证思路：朱丹溪在《丹溪心法·头眩》云："无痰不作眩。"《素问·阴阳应象大论》："头重不举，眼下坠，耳鸣闷，心中懊恼，下焦弦急不舒，是为水逆，五脏皆受之。"询问下，得知患者平素嗜好饮酒，长期饮酒则脾胃虚损，导致中焦升降失常，湿阻气机，瘀阻，精微运化失常，逐步生湿生痰，痰湿中阻，浊阴上扰，蒙蔽清窍。风痰阻遏清阳，蒙蔽清窍，导致脑髓失养，引发眩晕。因此，治疗眩晕应从祛风化痰、健脾和胃入手。选用半夏白术天麻汤加减，半夏白术天麻汤中的天麻具有平肝熄风、祛风止痛、止眩晕的作用，白术具有健脾燥湿、益气生血的作用，半夏具有燥湿化痰、降逆止呕的作用，而陈皮具有理气健脾、燥湿化痰的作用。现代药理认为天麻和白术成分可以扩张血管，改善血液循环，对于高血压、动脉硬化等疾病有一定的预防和治疗效果。这些药物的组合可以调理脾胃、祛风化痰，从而有效治疗眩晕。天麻白术半夏汤可以提高机体的免疫力，增强机体抵抗力，有效预防疾病。李东垣在《脾胃论》中说："足太阴痰厥头痛，非半夏不能疗；眼黑头眩，风虚内作，非天麻不能除。"天麻及半夏为治风痰眩晕头痛之要药。方中白术、茯苓健脾祛湿，治生痰之源。甘草和中调药。方中菊花疏风、平肝。枳实具有破气除痞、泻痰、消积的功效。口服 7 剂后二诊时患者头晕改善，效不更方，仍有汗出，麻黄根中的生物碱部分能抑制低热和烟碱所致的发汗，具有止汗的作用。浮小麦来源于禾本科植物小麦的未成熟颖果，其味甘、性凉，归心经，具有益气、除热、止汗等功效。浮小麦能够益气除热、止汗，对于自汗、盗汗等症状有较好的治疗效果。其作用机制主要与其收敛止汗、养心安神等功效有关。加入浮小麦、麻黄根以止汗之品。口服 7 剂后眩晕未犯。

金海珍整理

15. 泽泻汤合半夏白术天麻汤加减治疗眩晕

徐某，女，51 岁，2020 年 4 月 17 日初诊。

主诉：患者头晕反复发作 1 年余。曾于当地医院检查头 CT 提示腔隙性脑梗死，经住院系统治疗后症状缓解一般，平素血压 130/80mmHg 左右，头晕头痛，视物昏蒙，头脑昏沉，无恶心呕吐，无视物旋转，平素神疲，乏力，夜寐尚可，纳呆，便溏。舌淡胖，边有齿痕，苔白，脉沉细。

辨证：脾虚湿盛，风痰上扰。

治则：益气化痰，熄风止眩。

处方：

泽泻 30g，	白术 20g，	半夏 15g，	天麻 15g，
钩藤 15g，	茯苓 20g，	陈皮 15g，	太子参 20g，
炙甘草 10g。			

7 剂，水煎，日 3 次，口服。

二诊：服上方后，患者头晕、头痛明显改善，仍觉疲乏无力，舌淡胖，苔白，脉沉细。仍用上方加减。

处方：泽泻 30g，　　白术 20g，　　半夏 15g，　　太子参 20g，

钩藤 15g，　　茯苓 20g，　　陈皮 15g，　　炙甘草 10g，

当归 15g，　　天麻 15g，　　黄芪 30g。

7 剂。

三诊：服药后患者病情缓解，无明显不适，舌淡胖，苔薄白，脉沉细，继服上方 7 剂以巩固治疗。后期随诊未再复发。

辨证思路：眩晕是以目眩头晕为主要表现的病症。有关眩晕的论述始见于《黄帝内经》，对眩晕的病因病机有较多描述，认为眩晕属肝所主，与髓海不足、血虚、邪中、气郁等多种因素有关。如《灵枢·海论》曰："髓海不足，则脑转耳鸣，胫酸眩冒。"《素问·至真要大论》云："诸风掉眩，皆属于肝。"东汉时期张仲景认为，痰饮是眩晕的重要致病因素之一，并设专方论治；金元时期刘完素则主张眩晕应从风火立论；朱丹溪在《丹溪心法·头眩》中力倡"无痰则不作眩"之说，提出当"治痰为先"；明代张介宾在《景岳全书·眩运》强调"无虚不作眩"，治疗上"当以治虚"为主。

眩晕病位在脑，病变与肝、脾、肾三脏密切相关，其病性有虚、实两端，临床也可见本虚标实之证。总之，眩晕多反复发作，病程较长。其病因病机较为复杂，多彼此影响，互为转化。

患者初诊时头晕头痛，视物昏蒙，头脑昏沉，为风痰上扰清窍所致，乏力、神疲，纳呆为脾气不足，脾失健运所致，大便溏为脾虚湿盛之征象，舌淡边有齿痕，苔白，则为脾气虚之征象，考虑为脾气虚弱，脾失健运，痰湿内生，上扰清窍所致眩晕，宜用益气化痰、熄风止眩之法治疗，故应用泽泻汤合半夏白术天麻汤加减治疗，二诊患者症状改善明显，仍乏力不减，气血不足之象，故加黄芪当归，二药相伍，阳生阴长，气旺血生，改善疲乏症状。三诊症状基本缓解，无明显不适，故继服原方，以巩固治疗。

泽泻汤出自《金匮要略》一书，《金匮要略·痰饮咳嗽病脉证并治》云："心下有支饮，其人苦冒眩，泽泻汤主之。"具有利水除饮、健脾制水之功效。主治饮停心下，头目眩晕，胸中痞满，咳逆水肿。泽泻汤方仅二味，但功专利猛，方中泽泻利水消饮，能补能泻，导浊阴下行而合脾；白术为健脾要药，能健脾益气燥湿，培土以断饮邪之源。二者相和一升一降，攻补兼施，二者伍用则湿无所聚，痰无由生。本方不仅治疗眩晕之证，凡有水饮内停、清阳不升、清窍失养者，皆可用之。

半夏白术天麻汤出自《医学心悟》，具有熄风化痰、健脾祛湿的作用，主治眩晕头痛、胸闷呕恶、舌苔白腻、脉弦滑等风痰上扰之证。方中主药半夏燥湿化痰，和胃消痞，天麻平肝熄风，止眩晕，二者合用为风痰眩晕头痛之要药。李杲在《脾胃论》中说："足太阴痰厥头痛，非半夏不能疗，眼黑头眩，风虚内作，非天麻不能除。"因脾为生痰之源，故又用白术健脾燥湿，茯苓健脾利湿，使脾旺健运，湿去痰消，佐以陈皮理气化痰，与半夏相伍，可降逆和胃，使痰消浊降。炙甘草健脾和胃，调和诸药，使风息痰消，诸症自已。

本方中白术、茯苓、甘草加以太子参合为四君子汤，为补气基础方，具有益气健脾之功效。

佟 晶整理

16. 柴胡疏肝散治疗头痛病

程某，女，28岁，职员。2020年12月2日，因"头痛时有发作2年，加重3天"前来就诊。患者2年前因情绪变化出现头痛，时发时止，遇天气变化及生气、心烦时加重，未进行系统诊治，自行服用止痛类药物（具体用药及用量不详）治疗，效果不佳，病情时有反复，近3天头痛加重。头痛以颞侧为主，胀痛、跳痛，严重时常伴有头晕、恶心、呕吐、畏声，口干口苦，胁肋胀痛，食少纳呆，寐少梦多，小便黄，大便时干。舌质暗红，苔黄，脉弦。患者平素性格内向。

查体：神经系统检查未见明显异常。头部CT未见明显异常。

中医诊断：头痛（肝气郁结，瘀血阻络）。

西医诊断：紧张型头痛。

治则治法：疏肝解郁，祛瘀止痛。

处方：

柴胡10g，	川芎10g，	香附10g，	炒僵蚕10g，
陈皮10g，	枳壳10g，	赤芍10g，	炒酸枣仁20g，
全蝎5g，	地龙10g，	丹参20g，	炙甘草10g，
天麻10g，	栀子20g，	当归20g。	

上方7剂，水煎服。

二诊：患者来诊，述近期头痛发作2次，程度、时间较前好转，持续时间变短，胁肋胀痛，食少纳呆，口干寐少梦多，小便黄，大便时干。舌质暗红，苔黄，脉弦。上方加麦门冬10g、神曲10g、石菖蒲10g、川楝子10g，上方7剂，水煎服。

三诊：患者述近期有 1 次轻微头痛，食欲稍有好转，时有情绪激动、心烦，舌质红，苔黄，脉弦。上方去地龙、僵蚕、丹参、当归、栀子，加牡丹皮 20g、合欢 20g、郁金 10g，上方 7 剂，水煎服。后随诊，患者述近期未头痛，饮食、睡眠尚可，舌质暗，苔白，脉微弦滑。守三诊方续用 7 剂。患者头痛未再发作，饮食、睡眠基本正常。

辨证思路：头痛一证首载于《内经》，在《素问·风论》中指出外感与内伤是导致头痛发生的主要病因。《丹溪心法》中有痰厥头痛和气滞头痛的记载，并提出头痛"如不愈可加引经药，太阳川芎，阳明白芷，少阳柴胡，太阴细辛，厥阴吴茱萸"。《医林改错》倡导瘀血头痛之说。

头痛的基本病机可以归纳为不通则痛和不荣则痛。外感头痛为外邪上扰清空，壅滞经络，络脉不通。内伤头痛与肝、脾、肾三脏的功能失调有关。因脑为髓之海，依赖于肝肾精血充养及脾胃运化水谷精微，输布气血上充于脑。外感头痛属表属实；内伤头痛中气血亏虚、肾精不足之头痛属虚证，肝阳、痰浊、瘀血所致之头痛多以实为主。外感头痛一般病程较短，预后较好；内伤头痛大多起病较缓，病程较长，病机较为复杂。虚实在一定条件下可以相互转化，例如痰浊中阻日久，脾胃受损，气血生化不足，头窍失荣，可转为气血亏虚之头痛。肝阳上亢、肝火炽盛日久，阳热伤阴，肾虚阴亏，可转为肾精亏虚的头痛，或阴虚阳亢、虚实夹杂之头痛。各种头痛迁延不愈，病久入络，又可转变为瘀血头痛。

本病案方选柴胡疏肝散，疏肝行气、和血止痛。方中柴胡、香附疏肝理气解郁，川芎具有升散之性，能上行头目，为治头痛之要药，故加川芎以祛风止痛；赤芍、丹参、当归相配活血祛瘀止痛，另外当归补血和血，使方中有补有行；肝阳易动而化风，故配合天麻、炒僵蚕、地龙、全蝎平抑肝阳，且可搜风通络而止痛；炒栀子清心除烦，导邪热于小便而下，炒酸枣仁养心安神；炙甘草调和诸药。诸药配伍，使肝气条达，血脉通畅，以达止痛之效。

久痛应重视虫类药的应用：部分慢性头痛，反复发作，经年难愈，治疗可在辨证论治的基础上，选加全蝎、蜈蚣、僵蚕、地龙等虫类药以提高疗效。僵蚕、地龙多入煎剂。全蝎、蜈蚣可入汤剂煎服，亦可研细末冲服，因其有毒，故应合理掌握用量，不可过用。

紧张型头痛以往称紧张性头痛或肌收缩性头痛，是双侧枕部或全头部紧缩性或压迫性头痛。约占头痛患者的 40%，是临床最常见的慢性头痛。病理生理学机制尚不清楚，目前认为"周围性疼痛机制"和"中枢性疼痛机制"与紧张型头痛的发病有关。前者在发作性紧张型头痛的发病中起重要作用，是由于颅周肌肉或肌筋膜结构收缩或缺血、细胞内外钾离子转运异常、炎症介质释放增多等导致痛觉敏感度明显增加，引起颅周肌肉或肌筋膜结构的紧张和疼痛。"中枢性疼痛机制"可能是引起慢性紧张型头痛的重要机制。慢性紧张型头痛患者由于脊髓后角、三叉神经核、丘脑、皮质等功能和（或）结构异常，对触觉、电和热刺激的痛觉阈明显下降，易产生痛觉过敏。中枢神经系统功能异常可有中枢神经系统单胺能递质慢性或间断性功能障碍。神经影像学研究证实慢性紧张型头痛患者存在灰质结构容积减少，提示紧张型头痛患者存在中枢神经系统结构的改变。另外，应激、紧张、抑郁等也与持续性颈部及头皮肌肉收缩有关，也能加重紧张型头痛。

秦小然整理

17. 吴茱萸汤合小柴胡汤治疗头痛病

张某，女，65 岁，退休。2020 年 10 月 22 日，因"发作性头痛 20 余年，加重 2 个月"前来就诊。患者 20 年前无明显诱因出现头痛，曾自行服用止痛类药物，未予系统诊治，病情时有反复。近 2 个月患者自觉头痛加重，自行服用止痛片，无明显效果。现症见：头顶及后头部疼痛，为钝痛，麻胀感，头颈部昏沉，伴头晕，时有恶心，呕吐清水痰涎，面白少华，畏寒肢冷，食少纳呆，无耳鸣，睡眠差，睡眠后略有缓解。舌质瘀暗，苔白腻，脉沉弦。

查体：BP：141/68mmHg，头部 CT 示腔隙性脑梗死。颈椎 CT 示：颈椎间盘突出症。

中医诊断：头痛（痰瘀互结）。

西医诊断：腔隙性脑梗死。

治则治法：温化痰饮，利水祛瘀。

处方：

吴茱萸 20g，	党参 10g，	茯苓 10g，	桂枝 10g，
威灵仙 10g，	葛根 20g，	竹茹 10g，	栝楼 20g，
鸡血藤 15g，	白芍 10g，	红花 10g，	桃仁 10g，
炙甘草 10g，	肉桂 6g，	土鳖虫 5g。	

7 剂，水煎服。

二诊：患者来诊，诉头痛好转，头晕减轻，恶心、呕吐消失，手足温暖，食纳好转，睡眠差。舌体胖大，质暗，苔白而干，脉沉弦。前方白芍改为 20g，加全蝎 5g，上方 7 剂，水煎服。

三诊：患者头痛较前减轻，心烦，口干，时有叹息，食纳明显好转，睡眠尚可。舌质暗红，苔白腻，脉弦。辨证为肝胆郁滞，改以小柴胡汤为主方调畅气机。处方如下：

柴胡 20g，	清半夏 10g，	黄芩 15g，	党参 10g，
牡蛎 20g，	炙甘草 10g，	当归 20g，	全蝎 5g，
生龙骨 10g，	土鳖虫 5g。		

上方 7 剂，水煎服。后随诊，患者头痛基本消失，无头晕、恶心、呕吐，四肢温暖，食纳好，睡眠良好。

辨证思路：本病案患者以头部疼痛为主要临床表现。头痛可发生在前额、两颞、颠顶、枕项或全头部。疼痛性质可为跳痛、刺痛、胀痛、灼痛、重痛、空痛、昏痛、隐痛等。头痛发作形式可为突然发作，或缓慢起病，或反复发作，时痛时止。疼痛的持续时间可长可短，可数分钟、数小时或数天、数周，甚则长期疼痛不已。

《兰室秘藏·头痛门》："故太阳头痛，恶风脉浮紧，川芎、羌活、独活、麻黄之类为主；少阳经头痛，脉弦细，往来寒热，柴胡为主；阳明头痛，自汗、发热，恶寒，脉浮缓长实者，升麻、葛根、石膏、白芷为主；太阴头痛，必有痰、体重，或腹痛，为痰癖，其脉沉缓，苍术、半夏、南星为主；少阴经头痛，三阴三阳经不流行，而足寒气逆，为寒厥，其脉沉细，麻黄、附子、细辛为主；厥阴头顶痛，或吐痰沫厥冷，其脉浮缓，吴茱萸汤主之。"

吴茱萸汤原治三种证候：一为阳明寒呕，二为厥阴头痛，三为少阴吐利。其中以阳明寒呕与厥阴头痛为主。究其病因，为外寒内犯厥阴，肝寒犯胃，或寒气内客肠胃所致。由于肝脉挟胃上行，上入颠顶，其气主升，故肝寒犯胃，胃气上逆则食谷欲呕；肝胃寒滞，经脉收引，则胃脘疼痛；厥阴肝寒，浊阴循经上逆则颠顶作痛，挟胃气上逆则干呕吐涎；如寒甚日久，损伤中阳，温摄无能，可见肢冷吐利。综合本证病机要点为肝胃寒甚气逆。但寒甚伤阳，吐利伤津，故气津受损为其潜在病机。治宜温肝暖胃，降逆止呕，兼顾气津。

本病案患者年老素体阳虚，肝胃虚寒，痰饮内生，寒滞肝脉，从肝脉上至颠顶，扰乱清空而致头顶及后头部钝痛，麻胀，头晕，脾虚不运，痰饮内停，胃气不降，则恶心，呕吐黏液，阳虚不能温煦，则面白少华，畏寒肢冷，脾虚则运化失常，故食少纳呆，阳虚日久，则脉道失于温通而滞涩，故可见舌质瘀暗，脉沉弦，苔白腻为痰浊之象。方中吴茱萸辛热，归肝、脾、胃、肾经，温中散寒，降浊阴，止呕吐，党参益气健脾，养气生津，既扶中气之虚，又顾津液之伤，茯苓健脾利水，渗湿化饮。二者合用，温中降浊，健脾利水。桂枝温中化气，降逆平冲，鸡血藤、土鳖虫活血祛瘀，行血中之瘀滞，葛根升发清阳，鼓舞脾胃清阳之气上升，栝楼可消痰水，为治痰饮、积聚要药，竹茹善开胃郁，降胃中上逆之气使之下行，白芍敛阴养血，炙甘草调和诸药，益气和中。诸药合用，共奏温化痰饮、利水祛瘀之效。

秦小然整理

18. 九味羌活汤加四物汤加半夏白术天麻汤加减治疗头痛

2019 年 4 月 5 日来诊，患者张某，女，67 岁。

患者头痛反复发作 10 年，头痛、头晕每日下午 2—3 时加重，大风天症状加重，头痛以胀痛为主，时觉沉重不适，偶有跳动，头顶及后枕部疼痛为主。患者头痛反复发作，故为求中医治疗而就诊于我处。来诊时症见：头痛、头晕反复发作，颠顶及后枕部疼痛为主，呈胀痛，沉重不适，伴双眼干涩，伴眉棱骨疼痛不适，恶风，周身乏力，纳可，大便溏，小便正常，夜寐差，梦多。舌淡苔白，有齿痕，脉涩无力。

诊断：头痛。

辨证：气血亏虚，太阳合并厥阴头痛。

方剂：九味羌活汤加四物汤加半夏白术天麻汤加减。

一诊：2019 年 4 月 5 日。

处方：

熟地黄 20g，	当归 20g，	川芎 10g，	白芍 15g，
陈皮 15g，	半夏 10g，	茯苓 20g，	炙甘草 10g，
藁本 15g，	防风 10g，	细辛 3g，	白芷 10g，
羌活 15g，	黄芩 10g，	葛根 30g，	白术 20g，
党参 15g，	天麻 10g，	苍术 10g。	

7 服，口服。

二诊：2019 年 4 月 15 日。

患者自觉，头痛改善不明显，周身乏力改善。但仍时有跳痛不适。

故加入黄芪 30g、钩藤 15g、桃仁 10g、全蝎 2g，口服 7 剂。

三诊：2019 年 4 月 25 日。

7 服口服后患者自觉头痛明显好转。

上方加入枸杞子 10g、菟丝子 10g、淫羊藿 10g，继续口服 14 剂，后无明显头痛症状。

辨证思路：患者头痛以颠顶及后枕部疼痛不适，胀痛，沉重，时跳痛，舌淡乏力，脉无力，考虑为气血亏虚，双眼干涩为肝血不足所致，该患头顶疼痛为厥阴头痛，后枕部疼痛属太阳头痛，便溏，考虑存在脾肾阳虚，头胀痛考虑风邪所致，综上考虑为厥阴合并太阳合并少阴为病，故予九味羌活汤加四物汤加半夏白术天麻汤加减治疗。九味羌活汤出自金代张元素《此事难知》，具有辛温解表、发汗祛湿、兼清里热的功效。治疗以发汗祛湿为主，兼清里热。方中羌活辛苦性温，散表寒，祛风湿，利关节，止痹痛，为治太阳风寒湿邪在表之要药，故为君药。防风辛甘性温，为风药中之润剂，祛风除湿，散寒止痛；苍术辛苦而温，功可发汗祛湿，为祛太阴寒湿的主要药物。九味配伍，既能统治风寒湿邪，又能兼顾协调表里。方中细辛、白芷、川芎祛风散寒，宣痹止痛，其中细辛善治少阴头痛，白芷擅解阳明头痛，川芎长于止少阳厥阴头痛，此三味与羌活、苍术合用，为本方"分经论治"的基本结构。黄芩清泄里热。甘草调和诸药为使。因有"治风先治血，血行风自灭"之说，故加入四物汤以补血，方中当归以补血和血，熟地黄以滋肾补血，川芎理血中之气，白芍以敛阴养血。患者头部时觉沉重不适，伴午后疼痛加重，便溏，考虑脾肾阳虚，故加入半夏白术天麻汤，加入补肾药物加减治疗。半夏白术天麻汤方中半夏燥湿化痰，降逆止呕；天麻平肝熄风，而止头眩，两者合用，为治风痰眩晕头痛之要药。李东垣在《脾胃论》中说："足太阴痰厥头痛，非半夏不能疗；眼黑头眩，风虚内作，非天麻不能除。"以白术、茯苓健脾祛湿，能治生痰之源。以陈皮理气化痰，使气顺则痰消。使以甘草和中调药。头痛偶有跳痛，考虑有可能存在血管痉挛，钩藤具有清血平肝、息风定惊之功效，常用于治疗风热头痛、感冒夹惊、惊痫抽搐等症状。钩藤所含的钩藤碱具有降血压的作用。全蝎的药理作用主要包括息风止痉、攻毒散结、通络止痛等。全蝎有良好的止痉作用，可以治疗各种原因的惊风、身体痉挛抽搐。故加入钩藤，全蝎以解痉止痛治疗，脉涩考虑存在血瘀，故加桃仁活血治疗，并加黄芪以益气。三诊时患者自觉头痛明显好转，该患素有便溏，故考虑患者肾阳虚，故原方加入枸杞子10g、菟丝子10g、淫羊藿10g以补肾治疗，经治疗后，患者无明显头痛。

金海珍整理

19. 益气聪明汤合升陷汤治疗头痛

李某，女，37，职员。

初诊：2020 年 11 月 25 日。

主诉：阵发性头痛 10 余年。

现病史：患者 10 年前头痛，未系统诊疗，常服索米痛片，初起时头痛发作频率低，疼痛程度尚能耐受，或痛甚服索米痛片可快速缓解症状，3～5 年后疼痛逐渐加重，每次疼痛会持续 2～3 天，每周犯 1～3 次，严重时刚好又犯，且多数都突发，疼痛剧烈，严重影响工作和生活，以至于患者一旦觉得要发病就服用索米痛片，否则头痛发作后再服用索米痛片，头痛仅稍微减轻，曾于市某医院就诊，系统检查，如脑 CT、脑彩超、脑地形图、血液相关化验等，检查结果均未发现明显病灶，用过多种药物治疗均效果不佳，抱着试试的态度来就诊，现症见：疲乏无力，情绪略急，尤其感冒后疲劳感强，自述头痛以整个头部都有不适，平素大便溏时黏，睡眠欠佳，月经规律，量少，少量血块，略恶寒，食欲一般。舌淡暗，苔薄白，脉沉细，寸尤甚。

辨证：气虚下陷，清阳不升，脑络失养。

治则：补气升阳，养血活血，通络止痛。

方剂：益气聪明汤合升陷汤。

处方：
党参 15g，	黄芪 25g，	升麻 4g，	炙甘草 9g，
葛根 20g，	白芍 12g，	知母 12g，	蔓荆子 12g，
桔梗 6g，	柴胡 6g，	升麻 4g，	藁本 9g，
白芷 20g，	延胡索 12g，	防风 10g。	

7 剂，水煎服，日 2 次。

辨证思路：头痛是临床上最常见的症状之一，发病率较高，有些较难治愈。以头痛部位而言，头痛常分为正头痛、偏头痛、前头痛、颠顶痛、后头痛等。头痛之因很多，以表里分，有外感、内伤之别；以虚实论，有虚、实夹杂之异。

因"头乃诸阳之会"，居位最高，风邪最易袭之，又因"伤于风者，上先受之"，故治外感头痛以祛风药居多。此患者初起考虑外感头痛可能性更大，随着年龄变化，后期根据头痛不适，伴疲劳，大便溏，睡眠欠佳，月经量少等症，舌淡暗，苔薄白，脉沉细，寸沉无力尤甚，考虑系患者脾胃虚弱，气血生化乏源，导致胸中阳气下陷，清阳不升，脑络失养所致。故选用益气聪明汤合升陷汤加减：升陷汤出自《医学衷中参西录》，由生黄芪、知母、柴胡、桔梗、升麻组成，具有升阳举陷、升提胸中下陷的阳气，方中以黄芪为主，因黄芪既善补气，又善升气，且其质轻松，中含氧气，与胸中大气有同气相求之妙用，唯其性稍热，故以知母之凉润者济之；柴胡为少阳之药，能引大气之陷者自左上升；升麻为阳明之药，能引大气之陷者自右上升；桔梗为药中之舟楫，能载诸药之力上达胸中，故用之为向导也。

益气聪明汤，出自《东垣试效方》：参、芪甘温以补脾胃；甘草甘缓以和脾胃；干葛、升麻、蔓荆轻扬升发，能入阳明，鼓舞胃气，上行头目，中气既足，清阳上升，则九窍通利，耳聪而目明矣；白芍敛阴和血，黄柏补肾生水。盖目为肝窍，耳为肾窍，故又用二者平肝滋肾也。

两方结合补益升提上焦阳气至胸中、至脑脉，并酌加藁本，藁本祛风散寒、除湿止痛，对于外感头痛疗效颇佳，白芷具有祛风、燥湿、消肿、止痛，而且白芷相对来说止痛效果特好，能止诸痛。防风能固护肌表，祛风散邪，少加延胡索以行气活血、解痉止痛、镇静催眠，多药组合可以从解表散寒、固表祛风、活血行气、益气升阳等诸多方面改善头痛。

二诊时，患者用药半个月后复诊，自述近期无服用止痛药，头痛也有发作但能耐受，未影响工作和生活，想进一步调整改善大便溏、睡眠欠佳情况，故加炒白术 20g、首乌藤 30g、龙眼肉 10g。因炒白术补脾，益胃，燥湿，和中可以缓解大便溏，但是临床用量应 20g 左右才可达到效果；首乌藤和龙眼肉养血安神、祛风通络。以改善睡眠，余方不变。

三诊时，患者面带笑容，家属也非常感激，觉得中医疗效很神奇，现在患者情绪好了，体力增强，头痛的痛苦缓解，生活更规律了，守方逐渐减量服用 1 个月，半年后电话随诊，头痛症状无发作。

肖　君整理

20. 六味地黄丸合柴胡加龙骨牡蛎汤化裁治疗不寐

患者于某某，女，54 岁，2020 年 8 月 11 日来诊。入睡困难 2 年有余，本次加重 3 个月来诊。

平素手足心热，入睡困难，夜里睡眠时手足心热加重，常觉四肢无处安放，严重时要半夜起床将手足浸泡冷水中方可缓解。心烦，口苦，盗汗，饮食尚可，渴喜冷饮，腹胀，小便黄，大便干稀不调，舌红，苔薄白，脉细数。

辨证：水不涵木。

治则：滋水涵木，疏肝健脾养血。

处方：
山萸肉 15g，	生地黄 20g，	山药 15g，	茯苓 10g，
小茴香 10g，	柴胡 10g，	黄芩 15g，	半夏 5g，
夏枯草 30g，	石斛 10g，	佛手 10g，	川芎 10g，

炙甘草 10g，　　牡蛎 20g，　　　当归 20g，　　　牡丹皮 15g，

熟地黄 20g，　　白芍 20g，　　　龙骨 20g。

水煎，日 3 次，口服。

辨证思路：失眠症作为睡眠量不足的一种睡眠障碍，严重影响患者的生活质量。中国睡眠研究会 2017 年制定的《中国失眠症诊断和治疗指南》推荐失眠症的治疗在睡眠限制等心理疗法的基础上，酌情给予催眠药物如艾司唑仑、劳拉西泮和佐匹克隆等，然催眠药物多会引起头痛、口干和便秘等不良反应。对此中医药在治疗失眠症方面具有明显的优势，强调个体化治疗、辨证论治。

从该患者来看，其主要失眠的病因并非是单纯的睡眠障碍，综合其所表现的心烦、手足心热、盗汗以及年龄来看，其失眠与更年期关系密切。因此，该患者失眠应为更年期，阴虚所致，在西医又称之为围绝经期睡眠障碍。围绝经期睡眠障碍的发生机制较为复杂，主要是由于雌激素水平下降，影响神经递质释放所致。睡眠障碍以持续睡眠时间过短、入睡困难和早醒为最主要的症状，包括睡眠深度不足、睡眠时间不足或恢复体力不足。睡眠障碍属中医不寐范畴，现代医家多认为围绝经期失眠的核心病机是肾虚，肝肾不足是其发病基础，病位在肝，与脾肾密切相关。中医治疗围绝经期睡眠障碍疗效确切。首先，以六味地黄丸滋补肾阴。六味地黄丸始见于宋代钱乙所著的《小儿药证直诀》，其原名"地黄丸"，被后世誉为"补阴方药之祖"。名六味地黄丸，其一是因该方由熟地黄、山茱萸、山药、泽泻、牡丹皮、茯苓六味药组成；其二是因方中酸、苦、甘、辛、咸、淡六味俱备。本方以滋补肾之阴精为主，兼以清降虚火。方中重用熟地黄为君药，填精益髓，滋补阴精。山茱萸补养肝肾，并能涩精，取"肝肾同源"之意；山药脾肾双补，既补肾固精，又补脾以助后天生化之源。二药均为臣药，与君药相伍，补肝、脾、肾，即所谓"三阴并补"。凡补肾精之法，必当泄其"浊"，方可存其"清"，使阴精得补。肾为水火之宅，肾虚则水泛，阴虚而火动，故佐以泽泻利湿泄浊，防熟地黄之滋腻；牡丹皮清泻相火，并制山茱萸之温涩；茯苓健脾渗湿；山药补脾而助健运。此三药合用，即所谓"三泻"，泄湿浊而降相火。全方六药合用，补泻兼施，泄浊有利于生精，降火有利于养阴，诸药滋补肾之阴精而降相火。

本案例中，患者不仅阴液不足，且有存在肝郁脾虚症状。在六味地黄汤的基础上，以六味地黄汤联合逍遥散加减合成，以改善患者更年期症状，进而对症治疗失眠不寐。在滋补肝肾阴同时联合逍遥散疏肝健脾和血。柴胡疏肝解郁使肝气条达，当归养血和血，白芍养血敛阴柔肝缓急，血和则肝和，血充则肝柔。佐以

白术、茯苓、甘草健脾益气。六味地黄汤联合逍遥散共奏滋补肝肾、疏肝解郁之效，肾阴充足使得肝阴得到滋养，肝气条达肝血充足，则肝能敛魂，魂能入舍；肾阴充足，心肾相交，水火既济，则睡眠如常。

龙骨、牡蛎作为镇静安神之品，可缓解患者焦虑，使其心静，且一味滋养肾水，恐伤及人体之阳，故再入小茴香，暖肾，固护肾中阳气，最后以炙甘草来调和用药，方能达到滋水涵木、疏肝养血健脾之功效。

王孟龙整理

21. 温胆汤加减治疗不寐

患者李某，女，55岁，失眠6年来诊。患者素有咳喘史，不经常发作。夜里入睡困难，有声响即醒，醒后不能入睡，时有头晕心慌，纳呆嗳气，善太息，形体消瘦，双目干涩，眼眶发黑，双目无神，肌肤干燥，二便尚调，舌体瘦，苔薄白，脉沉弦。

辨证：胆郁痰扰。

治则：理气化痰，和胃利胆。

方剂：温胆汤加减。

处方：竹茹15g，　　姜半夏9g，　　山药20g，　　茯苓12g，
　　　　　谷芽20g，　　炒白术20g，　　麦芽20g，　　陈皮20g，
　　　　　丹参20g，　　炙甘草10g，　　枳壳15g。

辨证思路：失眠亦称"不寐"，《黄帝内经》中称为"目不瞑""不得卧"。不寐是以经常不能获得正常睡眠为特征的一类病证，主要表现为睡眠时间、深度的不足，轻者入睡困难，或寐而不酣，时醒时寐，或醒后不能再寐，重者则彻夜不寐。《灵枢·营卫生会》记载："壮者之气血盛，其肌肉滑，气道通，营卫之行，不失其常，故昼精而夜瞑；老者之气血衰，其肌肉枯，气道涩，五脏之气相搏，其营气衰少而卫气内伐，故昼不精，夜不瞑。"究其病因错综复杂，临床中痰火扰心型病例较多，从"痰""火"论治老年性失眠，予温胆汤对症治疗，可取得较好的疗效。

脾胃位居中州，为气机升降之枢纽。若饮食不节，损伤脾胃，则聚湿成饮，酿热生痰，或宿食停滞，壅遏于中，浊气不降，上扰胸膈，而心神不安导致失眠。此为《素问·逆调论》所谓："阳明者，胃脉也，胃者六腑之海，其气亦下行；阳明逆不得从其道，故不能卧也。"《张氏医通·不得卧》指出："脉滑数有

力不得眠者，中有宿食痰火。此即'胃不和则卧不安也'。"

方中半夏辛温，燥湿化痰，和胃止呕，为君药。臣以竹茹，取其甘而微寒，清热化痰，除烦止呕。半夏、竹茹相配伍，一温一凉，化痰和胃，止呕除烦之功备；陈皮辛苦温，理气行滞，燥湿化痰；陈皮和白术，化痰健脾利湿，以防痰化湿生，痰继渐生，陈皮、枳实相合，亦为一温一凉，而理气化痰之力增。佐以茯苓，健脾渗湿，以杜生痰之源，患者肌肤干燥，双眶黑，为瘀血之征，入丹参以活血除烦，谷芽、麦芽均有升发之性，能辅助肝阳之升发，甘草为使，调和诸药。

患者服药后，痞满减轻，睡眠好转，两目干涩亦见缓解，肝胃得和，再入太子参 20g、黄精 20g、麦门冬 20g，以益气养血，连服 14 剂后，诸症基本消失，再以上方增损，调理半个月而告愈。

王孟龙整理

22 小柴胡汤合半夏厚朴汤加减治疗不寐

刘某，女，62 岁，退休。2020 年 10 月 5 日来诊，因"入睡困难 20 年，加重 6 天前来就诊。患者于 20 年前因情绪变化、压力过大，逐渐出现入睡困难，睡后易醒，梦多，醒后难以入睡，甚至彻夜不睡，未系统诊治。曾间断口服地西泮片，每次 2.5mg，夜间不能入睡时服用。6 天前，因患者情绪变化，上述症状再次加重。现症见：入睡困难，睡后易醒，梦多，醒后难以入睡，时有整夜不眠，胸闷胁痛，心烦，口干渴喜饮，眼干，不思饮食，小便黄赤，大便秘结。舌质红，有瘀斑，苔黄腻，脉弦数。

既往史：糖尿病病史 8 年，现应用诺和灵 30R，早 20U，晚 12U，餐前 30 分钟皮下注射，血糖控制尚可。

中医诊断：不寐（肝郁气滞）。

西医诊断：失眠症。

治则治法：清肝泻火，理气安神。

方剂：小柴胡汤合半夏厚朴汤加减。

处方：

柴胡 10g，	黄芩 15g，	清半夏 10g，	党参 10g，
生姜 10g，	大枣 15g，	炙甘草 10g，	厚朴 10g，
茯苓 10g，	栀子 10g，	夏枯草 20g，	白术 10g，
白芍 10g，	当归 20g，	枳壳 10g，	川芎 10g，

生龙骨 10g（先煎），　　　　　　生牡蛎 20g（先煎）。

上方 10 剂，水煎服。

二诊：患者自述服药后有困意，能够入睡，睡眠中易醒，每天睡眠 4～5 小时，口渴喜饮，眼干，胸闷减轻，食欲好转，小便色淡黄，大便秘结。舌质红，有瘀斑，苔黄厚腻，脉弦。在原方的基础上去白术。予患者上方 10 剂，水煎服。

三诊：患者每夜睡眠约 6 小时，手足热消失，偶有夜间醒，每夜 1～2 次，多梦、胸闷、心烦明显减轻，饮食、二便正常。舌质淡，苔白，脉弦。在上方基础上减白芍、当归、枳壳、川芎，加入活血通络之品，桃仁 10g、红花 10g。10 剂，水煎服。后续随访，患者可以正常入睡，每夜睡眠 7～8 小时，偶有睡眠中断，但醒后能够继续入睡，晨起精力充沛，无疲劳感，手足热消失，饮食、二便正常。舌质红润，苔白，脉弦。

辨证思路：不寐病名首见于《难经·四十六难》，《内经》中称此病为"目不瞑"等。汉代张仲景对"不寐"的临床症候和治法方药有详细论述。如"少阴病，得之二三日以上，心中烦，不得卧，黄连阿胶汤主之""虚劳虚烦不得眠，酸枣仁汤主之"。在治疗方面，《灵枢·邪客》提出了具体治法："补其不足，泻其有余，调其虚实，以通其道而去其邪，饮以半夏汤一剂，阴阳已通，其卧立至。"

小柴胡汤系和解少阳之主方。邪在少阳，经气不利，郁而化热，胆火循经上炎，而致胸胁苦满、心烦、口苦、咽干、目眩。

方中柴胡，主疏解少阳之郁，黄芩清热燥湿，泻火解毒，可使少阳胆腑邪热内消，使心经浮越之邪借少阳枢转出于太阳。柴芩合用，外透内泄，可以疏解少阳半表半里之邪。清半夏启少阳三焦之枢机，温中化痰，降逆止呕，镇静安神；夏枯草引阳入阴，可清肝明目。清代陆以湉《冷庐医话》谓："盖半夏得阴而生，夏枯草得阳而长，是阴阳配合之妙也。"半夏、夏枯草合用，散结之效益彰，且以夏枯草之苦寒制半夏之温燥，寒温并用，相辅相成，此外半夏得至阴之气而生，夏枯草得至阳之气而长，二药伍用，调和肝胆，平衡阴阳，交通心肾。龙骨、牡蛎入阴摄魂，重镇安神；党参、炙甘草、大枣配伍益气和中，扶正祛邪，使中土健旺，不受木乘之害。炙甘草又可益气和中，调和诸药。生姜、大枣调和营卫，健运中焦。诸药合用，有疏利三焦，调达上下，宣通内外，和畅气机，而宁心安神的疗效。

目前国际上对失眠症诊断有三个标准，即美国睡眠医学学会（AASM）制定的睡眠障碍国际分类、美国精神病学会（APA）制定的《精神障碍诊断和统计手册》第 4 版及世界卫生组织（WHO）制定的疾病的国际分类。根据国际标准，国内制定了中国精神障碍的分类与诊断标准。各个诊断标准不尽相同，但有以下共同点。①患者主诉有失眠：包括入睡困难（卧床 30 分钟没有入睡）、易醒、频繁觉醒（每夜超过 2 次）、多梦、早醒或醒后再次入睡超过 30 分钟，总睡眠时间不足 6 小时。有上述情况 1 项以上，同时伴有多梦，醒后有头昏、乏力等不适症状。②社会功能受损：白天有头昏、乏力、精力不足、疲劳、昏昏欲睡及注意力不集中等症状，严重者出现认知能力下降，从而影响工作和学习。③上述情况每周至少 3 次，持续至少 1 个月。④排除各种神经、精神和躯体疾病导致的继发性失眠。⑤ PSG 作为失眠的客观指标，睡眠潜伏期超过 30 分钟；实际睡眠时间每夜少于 6 小时；夜间觉醒时间超过 30 分钟。

秦小然整理

23. 龙胆泻肝汤加减治疗不寐

李某，女，43 岁。2012 年 5 月 18 日，因"失眠 2 年，加重 5 天"就诊。患者 2 年前因突然情绪变化后，出现入睡困难，多梦易醒，醒后难以入睡，当时未系统治疗。半年后于当地医院就诊，诊断为"失眠"，并予相关药物（具体用药及用量不详）治疗后，效果不理想。5 天前患者再次生气后自觉上述症状加重，夜间睡眠不足 2 小时，醒后无法入睡，周身乏力。现症见：患者入睡困难，醒后难以入睡，急躁易怒，伴有头痛头胀，耳鸣，口苦，咽干，两胁肋疼痛，纳差，小便黄，大便秘结，舌质红，苔黄，脉弦数。患者曾系统检查，各项常规检查未见明显异常。

中医诊断：不寐（肝郁化火）。

西医诊断：失眠症。

治则：清肝泻火，镇心安神。

处方：龙胆草 10g，　黄芩 20g，　　栀子 20g，　　泽泻 10g，
　　　　首乌藤 10g，　生地黄 20g，　柴胡 10g，　　甘草 10g，
　　　　当归 20g，　　香附 10g，　　郁金 15g，　　白芍 10g。

上方 7 剂，水煎服。

二诊：患者入睡困难稍有减轻，睡后易醒，食纳好转，头痛、头胀略有好转，仍情绪急躁易怒，时有耳鸣，口苦，两胁肋疼痛，二便明显好转，舌质淡红，苔薄黄，脉弦数。续用前方，去甘草，加川楝子 10g、龙骨 10g、牡蛎 20g，上方 7 剂，水煎服。

三诊：患者入睡困难及睡后易醒症状明显好转，周身乏力明显好转，食纳好转，头痛、头胀好转，情绪易怒较前明显好转，偶有耳鸣，无口苦及两胁肋疼痛，二便调，舌质淡红，苔薄黄，脉弦数。上方基础上减苦寒之品，改龙胆草为10g，生地黄20g，加炒酸枣仁20g。上方7剂，水煎服。

治疗效果：患者入睡困难症状明显改善，虽偶有睡后易醒，但醒后无疲惫感，食纳好转，头痛头胀好转，情绪较前明显好转，易怒，耳鸣基本消失，无口苦及两胁肋疼痛，二便调。

辨证思路：不寐在《内经》称为"不得卧""目不瞑"，认为是邪气客于脏腑，卫气行于阳而不入阴所得。《素问·逆调论》记载有"胃不和则卧不安"，后世医家引申为凡脾胃不和，痰湿食滞内扰，以致寐寝不安者均属于此。根据病性的不同，采用祛邪或扶正的治疗原则。

本方所治之证，皆由肝胆实火循经上炎或肝经湿热下注而致，故本案方选龙胆泻肝汤加减。肝胆实火上炎，则可见头痛目赤，耳鸣失聪或耳肿，口苦；火灼经脉则为胁痛，治当清热除湿，尤宜清利。方中龙胆草大苦大寒，上泻肝胆实火，下清下焦湿热，泻火除湿，两擅其功，为君药。黄芩、栀子皆苦寒，入肝胆三焦经，泻火解毒，燥湿清热，助君药加强清热除湿之力，为臣药。肝经有热，本易耗伤阴血，方用苦寒燥湿，能再耗其阴，故用生地黄、当归滋阴养血以顾肝体，使邪祛而不伤正；肝性喜条达而恶抑郁，火邪或湿热内郁则肝气不舒，且方用苦寒渗利，也能抑其条达，故又用柴胡疏畅肝胆气机以顾肝用，并引诸药归于肝胆，以上为佐药。甘草调和诸药，并有防苦寒败胃之用，为佐使药。诸药配伍，共奏泻肝胆火、清下焦湿热之功。

二诊、三诊症状明显好转，故减苦寒之品，避免苦寒燥湿过于耗伤肝阴。加大龙骨、牡蛎、酸枣仁用量，以加强镇静安神作用。本案选方，泻中有补，祛邪兼有扶正，诸药合用，共奏清肝泻火、镇心安神之效。

根据失眠持续时间将失眠分为短暂性失眠（1周内）、急性失眠（1周至1个月）、亚急性失眠（1~6个月）和慢性失眠（持续6个月以上）。一般短暂性失眠多由于各种原因引起，如短暂性精神因素、环境因素及时差等原因，这些原因的失眠症经过一段时间的调整可以完全恢复。长期失眠多由于心理因素、长期从事夜班、生活不规律及长期饮酒等因素导致。

秦小然整理

24. 龙胆泻肝汤治疗不寐

孙某，男，65岁，2022年6月18日就诊。既往失眠病史3个月，近1个月加重。现症见：患者每晚睡眠时间2~3小时，需口服地西泮片5mg助眠，睡眠时间3~4小时，白天精神尚可，时有心悸、胸闷气短，情绪急躁，时有头痛，口干口苦，渴喜冷饮，纳食可，大便调，舌淡胖大，苔白略腻，脉细。查体：心率92次/分，血压136/90mmHg。

中医诊断：不寐（肝郁化火）。

西医诊断：失眠症。

治则：疏肝泻火，镇心安神。

方剂：龙胆泻肝汤加减。

处方：
龙胆草 10g,	黄芩 15g,	栀子 20g,	泽泻 10g,
生地黄 20g,	当归 20g,	柴胡 10g,	甘草 10g,
首乌藤 10g,	茯神 15g,	白芍 10g,	黄连 10g,
酸枣仁 20g,	合欢 15g,	黄柏 20g,	郁金 10g,
川芎 10g。			

上方10服，水煎服。

二诊：患者述服药后睡眠时间较前增加，睡眠时间5~6小时，入睡较前容易，精神状态较前好转，后半夜常感口干，汗多，恶寒，偶有心前区憋闷不适，胁肋闷胀不舒，饮食尚可，大便日行2~3次，成形。舌淡胖大，苔薄白，脉细略数。上方加浮小麦10g、桂枝5g、丹参20g、龙骨10g、牡蛎20g、香附10g。

三诊：患者服药后睡眠较前明显改善，血压平稳，偶有早醒，醒后能再次入睡，心前区憋闷不适较前好转，汗出明显减少，口不渴，纳食可，大便2~3次/日。舌淡胖，苔薄白，脉弦。效不更方，续服上方。

辨证思路：不寐，是以经常不能获得正常睡眠为特征的一类病证。多为情志所伤、饮食不节、劳逸失调、久病体虚等因素引起脏腑机能紊乱，气血失和，阴阳失调，阳不入阴而发病。基本病机为阳盛阴衰，阴阳失交。一为阴虚不能纳阳，一为阳盛不得入于阴。病位主要在心，涉及肝、胆、脾、胃、肾，病性有虚有实，且虚多实少。治疗以补虚泻实、调整脏腑阴阳为原则。

本病为肝郁化火所致不寐，治以疏肝泻火，镇心安神。本病例之不寐，患者病情较重，服西药方可入睡，常伴头痛、心悸、情绪易烦躁，主要为心肝火盛，火热上攻，扰乱神明，遂至失眠不寐。

一诊：以龙胆草、黄芩、栀子清肝泻火；黄连、黄柏清热凉血以除烦安神；当归、生地黄、白芍养血滋阴柔肝；柴胡疏肝解郁；川芎清热平肝，活血止痛；合欢、郁金、酸枣仁解郁宁心安神；甘草和中。

二诊：睡眠转好，但有出汗多，恶寒，心前区隐痛，故加浮小麦以敛汗，桂枝止恶寒，丹参活血治心痛，龙骨、牡蛎镇静安神。胸闷胁胀，善太息，加香附以疏肝解郁。

三诊：睡眠质量已经得到缓解，依据舌脉及体征，患者主证未变，故续用原方。

本方用药多为苦寒之品，易伤脾胃，当中病即止，不宜多服久服；脾胃虚弱者应慎用。

治疗失眠症的药物包括第一代巴比妥类、第二代苯二氮䓬类及第三代非苯二氮䓬类。巴比妥类目前很少用于失眠症的治疗，仍有使用的是司可巴比妥。苯二氮䓬类药物是目前使用最广泛的催眠药，此类药物可缩短入睡时间、减少觉醒时间和次数、增加总睡眠时间，是安全性、耐受性较好的催眠药。缺点是比较容易形成药物依赖、停药反跳和记忆力下降等，但一般短期使用不会出现药物依赖。此类药根据半衰期长短分为3类：①短效类（半衰期＜6小时）：常用的有三唑仑、咪达唑仑、去羟西泮、溴替唑仑等，主要用于入睡困难和醒后难以入睡；②中效类（半衰期6～24小时）：常用的有替马西泮、劳拉西泮、艾司唑仑、阿普唑仑、氯氮平等，主要用于睡眠浅、易醒和晨起需要保持头脑清醒者；③长效类（半衰期24小时以上）：常用的有地西泮、氯硝西泮、硝基西泮、氟硝西泮、氟西泮等，主要用于早醒。长效类起效慢，有抑制呼吸和次日头昏、无力等不良反应。新型非苯二氮䓬类催眠药包括佐匹克隆（zopiclone）、唑吡坦（zolpidem）和扎来普隆（zaleplon）等。这类药物具有起效快、半衰期短、次晨没有宿醉症状、药物依赖和停药反跳少等优点，是目前推荐为治疗失眠的一线药物。其他药物如褪黑素、抗焦虑药物、抗抑郁药物等对失眠症也有一定的疗效。

秦小然整理

25. 归脾汤治疗不寐

刘某，女，65岁。2021年8月5日因"多梦易醒6月余，加重5天"为主诉前来就诊。患者6个月前因胃镜检查示慢性浅表性胃炎，心情焦虑，忧思过度，且近期工作压力较大，常出现多梦易醒，醒后难以入睡症状，口服右佐匹克隆3mg后，睡眠情况有所改善，但仍时有反复，5天前上述症状再次加重，彻夜不眠，今为求中医药治疗来我院门诊。现症见：多梦易醒，严重时彻夜不眠，心慌心悸，记忆力减退，神疲，周身乏力，脘腹痞闷，食纳差，面色少华，大便时干时稀，小便尚可，舌质淡，苔薄白，脉细弱。

查体：神经系统检查：意识清楚，语言流利，智能正常，双侧瞳孔等大正圆，直径3mm，对光反射灵敏，眼球各方向运动正常，无眼震，四肢肌力肌张力正常，双侧腱反射对称存在，病理反射未引出。脑彩超：未见明显异常。心电图示：大致正常心电图。

中医诊断：不寐（心脾两虚）。

西医诊断：失眠。

治则：补养心脾，养心安神。

处方：

白术 10g,	当归 20g,	茯苓 10g,	酸枣仁 20g,
黄芪 20g,	远志 10g,	知母 20g,	首乌藤 10g,
杜仲 10g,	郁金 20g,	合欢 15g,	太子参 10g,
木香 10g,	龙骨 10g,	牡蛎 20g,	龙眼肉 15g。

上方10服，水煎服。

二诊：患者来诊，述渐能自主入睡，做梦次数减少，仍有脘腹痞闷，纳差，舌质淡，苔薄白，脉细。患者主证较前改善，继续用前方，患者脘腹痞闷的症状改善不明显，增加白术用量为15g，同时加入陈皮15g、佛手10g、香橼10g。上方7剂，水煎服。

三诊：患者睡眠质量较二诊明显好转，情志改善，精神状态好转，面色转红润，脘腹不胀，舌质淡红，苔薄白，脉细，守二诊方续服10服。患者自服中药汤剂后一直未服右佐匹克隆，现能安睡，夜梦明显减少，每晚睡眠6小时左右。

辨证思路：汉代张仲景《伤寒论·辨少阴病脉证并治》云："少阴病，得之二三日以上，心中烦，不得卧，黄连阿胶汤主之。"指出少阴病热化伤阴后阴虚火旺之不寐证。《金匮要略·血痹虚劳病脉证并治》云："虚劳虚烦，不得眠，酸枣仁汤主之。"指出肝血不足虚热烦躁的不寐证。明代张景岳《景岳全书·杂证谟》指出："不寐证虽病有不一，然惟知邪正二字，则尽之矣。盖寐本乎阴，神其主也，神安则寐，神不安则不寐，其所以不安者，一由邪气之扰，一由营气之不足耳。有邪者多实证，无邪者皆虚证。"

本病例为心脾两虚不寐，方选归脾汤加减。方中以黄芪和龙眼肉补脾气，养心血安心神，将归脾汤中温燥之人参换为性平味甘之太子参，"健脾而不燥……养血而不偏滋腻"，太子参、白术重在补气，意在生血，气旺而血自生，血足则心有所养，当归为补血的要药，与黄芪同用以补气血；合欢、郁金解郁安神；黄芪温升补气，升全身之气，知母寒润滋阴，补下元之水，阳升阴应，阴阳不至偏亢，龙骨、牡蛎镇静安神；木香理气醒脾，使之补而不滞。诸药合用，阴阳平和，气血并补，养心安神。

二诊时，患者病情较前减轻，但仍有脘腹痞闷纳差的症状，故增加白术用量以加大补气健脾之功，加陈皮理气健脾，同时加入佛手、香橼，既可不失其理气之效，调和脾胃之功，又可避免木香温燥之性。三诊患者诸症明显减轻，续服前方，后患者诸症明显好转。

本病在辨证论治基础上，根据不寐虚实的不同，加用重镇安神或养血安神之品。重镇安神常用生龙骨、生牡蛎、朱砂、琥珀；养血安神常用酸枣仁、柏子仁、夜交藤、龙眼肉。心理治疗在不寐治疗中占有重要的地位。要使患者消除顾虑和紧张情绪，保持精神舒畅。必要时可请心理医生进行心理治疗。

失眠症的治疗包括非药物治疗和药物治疗。这里介绍一些非药物治疗。①睡眠卫生教育和心理治疗：首先让患者了解一些睡眠卫生知识，消除失眠带来的恐惧，养成良好的睡眠习惯，合理安排睡眠时间。②尽量不要饮酒，午后和晚间不要饮茶或含咖啡因的饮料。③多做一些体育活动。④对于比较严重的失眠患者可进行睡眠行为的控制：有睡意时方上床睡觉；不要在床上做与睡眠无关的事如看书、看电视等；白天尽量不要午睡；睡前2小时避免做剧烈的体育运动，如果上床后15~20分钟仍未入睡，则起床到另外房间做一些其他事情，有睡意时再回；无论在夜间睡眠多久，早晨应定时起床等。⑤此外睡前适当进食可以帮助入睡。其他还有一些物理疗法，如磁疗、超声波疗法、音乐疗法、推拿、按摩和针灸等疗法。

秦小然整理

26 六味地黄丸合酸枣仁汤加减治疗不寐

赵某，男，45岁，职员。2021年5月6日，因"失眠、入睡困难3年，加重5天"为主诉前来就诊。患者3年前因工作压力大、情绪变化，疲劳后出现难以入寐，寐而不实，多梦易醒，每日睡眠3~4小时，甚至有时彻夜难眠，口干口渴、咽干，神疲，周身乏力，腰膝酸软。曾就诊于当地医院，诊断为"失眠"，并经西药治疗（具体治疗不详），但见效甚微，今为求中医药治疗而来我院门诊。现症见：失眠，难以入寐，寐而不实，多梦易醒，头晕，耳鸣，口干口渴、咽干，神疲，周身乏力，心慌胸闷、心悸，五心烦热，盗汗，健忘，腰膝酸软，纳可，二便调。舌红少苔，脉细。

查体：血压120/68mmHg，心率70次/分，发育正常，营养良好，神志清楚，面色潮红，律齐，腹部检查未见明显异常。心电图示：大致正常心电图。肝、肾功能均未见明显异常。

中医诊断：不寐（肾阴亏虚，心神失养）。

西医诊断：神经衰弱。

治则：滋补肾阴，养心安神。

处方：

熟地黄 20g，	山萸肉 10g，	山药 15g，	酸枣仁 20g，
茯苓 10g，	首乌藤 10g，	远志 10g，	合欢 10g，
郁金 10g，	知母 20g，	黄连 10g，	肉桂 6g。

上方7剂，水煎服。

二诊：患者述睡眠转佳，每日睡眠可以达到4~5小时，神疲、周身乏力及头晕症状较前好转，仍有耳鸣，口干口渴、咽干，心慌胸闷、心悸，五心烦热，盗汗，健忘，腰膝酸软，纳可，二便调。舌红少苔，脉细。主症转佳，继续前方7剂。

三诊：患者述睡眠明显好转，每日睡眠可以达到6小时，入睡较前容易，自觉睡眠转深，体力较前转佳，头晕、心慌胸闷、心悸消失，耳鸣较前减轻，口干口渴、咽干，五心烦热，盗汗，健忘，腰膝酸软，纳可，二便调。舌红少苔，脉细数。主症渐好，上方加玄参20g，麦门冬20g，7剂，水煎服。后随诊，患者睡眠良好，精力充足，无耳鸣、口干口渴、咽干，及五心烦热减轻，无盗汗、健忘、腰膝酸软，纳可，二便调。舌脉尚可。

辨证思路：失眠症是以入睡和（或）睡眠维持困难所致的睡眠质量或数量达不到正常生理需求而影响白天社会功能的一种主观体验，是最常见的睡眠障碍性疾患。失眠症的患病率很高，欧美等国家患病率在20%~30%，在中国香港进行的一项研究发现，失眠的发病率在5.9%左右。

《金匮要略·血痹虚劳病脉证并治》云："虚劳虚烦，不得眠，酸枣仁汤主之。"指出肝血不足虚热烦躁的不寐证。明代张景岳《景岳全书·杂证谟》指出："不寐证虽病有不一，然惟知邪正二字，则尽之矣。盖寐本乎阴，神其主也，神安则寐，神不安则不寐，其所以不安者，一由邪气之扰，一由营气之不足耳。有邪者多实证，无邪者皆虚证。"明代李中梓结合自己的临床经验对不寐的病因及治提出了卓有见识的论述，《医宗必读·不得卧》云："不寐之故大约有五：一曰气虚，六君子汤加酸枣仁、黄芪。一曰阴虚，血少心烦，酸枣仁一两，生地黄五钱，米二合煮粥食之。一曰痰滞，温胆汤加南星、酸枣仁、雄黄末。一曰水停，轻者六君子汤，加菖蒲、远志、苍术；重者控涎丹。一曰胃不和，橘红、甘草、石斛、茯苓、半夏、神曲、山楂之类。"清代冯兆张《冯氏锦囊秘录·卷十二》云："是以壮年肾阴强盛，则睡沉熟而长，老年阴气衰弱，则睡轻而短。"说明不寐的病因与肾阴盛衰有关。

患者中年男性，不寐病史 3 年，久病及肾，导致肾阴亏虚，肾阴亏虚，阴精不足，使肾水不升，独潜于下，腰府失养，故耳鸣，五心烦热，盗汗，健忘，腰膝酸软，肾阴亏虚，肾水不足，不能上承于心，使心神失养，心阳不潜，独亢于上，故失眠难寐，头晕，神疲，周身乏力，心悸。舌红少苔，脉细，均为肾阴亏虚、心神失养、阴阳失调之证。

本病例不寐由肾阴亏虚、心神失养所致，故方选六味地黄丸合酸枣仁汤加减。方中熟地黄有补血滋阴、益精填髓的功效，配山萸肉、夜交藤、远志、合欢花以加强补肾安神的作用，酸枣仁能养心阴，益心、肝之血而有安神之功，熟地黄及酸枣仁共奏滋补肾阴，养心安神之效。知母性凉，可以防止滋补过而生热。黄连与肉桂同用名为交泰丸，是治疗不寐常用的药对。黄连苦寒，入少阴心经，降心火，而不使其炎上，肉桂辛热，入少阴肾经，暖水脏，而不使其润下。二药合用，使心肾相交，水火既济以达交通心肾，调和阴阳之效。

二诊患者睡眠转佳，每日睡眠可以达到 4 ~ 5 小时，辨证准确，主症好转，效不更方，续服前方。三诊主症明显好转，但口干咽燥等余症未除，故增加滋阴生津之品，加玄参、麦门冬。后续可继续使用滋养肾阴的六味地黄丸缓服以巩固疗效。

秦小然整理

27. 六味地黄丸合交泰丸加减治疗不寐病

赵某，男，48 岁。2020 年 5 月 10 日，因入睡困难半月余前来就诊。患者半月前因工作压力及惊吓后出现入睡困难，患者曾自服地西泮片 2.5mg，效果不佳。现症见：入睡困难，睡后易醒，多梦，心烦、心悸，时有耳鸣，五心烦热，神疲倦怠，周身乏力，舌质红，苔少，脉细。

查体：P：72 次 / 分；BP：135/65mmHg。神经系统查体未见阳性体征。心电图：窦性心律，T 波改变。

中医诊断：不寐（阴虚火旺）。

西医诊断：失眠。

治则：滋阴降火，养心除烦。

方剂：六味地黄丸合交泰丸加减。

处方：黄连 10g，　　肉桂 6g，　　　山萸肉 10g，　　莲子心 10g，

　　　　　黄芩 15g，　　栀子 20g，　　　牡丹皮 10g，　　淡竹叶 20g，

　　　　　生地黄 20g，　山药 20g，　　　首乌藤 10g，　　酸枣仁 20g，

　　　　　当归 20g。

上方 7 剂，水煎服。

二诊：患者入睡困难略有改善，多梦，心烦、心悸症状好转，仍时有入睡后易醒，五心烦热，耳鸣，二便正常，舌质淡，苔薄白，脉细。主证未变，续用原方加龙骨 10g、牡蛎 20g，牡丹皮改为 15g。上方 7 剂，水煎服。

三诊：患者夜间睡眠基本恢复正常，夜间睡眠时间 5~6 小时，无心悸，睡眠过程中未出现惊醒症状，五心烦热、耳鸣症状明显减轻，已恢复正常工作，饮食尚可，二便正常。续用上方 7 剂，水煎服。后随访患者诸症均已好转。

辨证思路：不寐的病因虽多，但其病理变化，总属阳盛阴衰，阴阳失交。一为阴虚不能纳阳，一为阳盛不得入于阴。病位主要在心，与肝、脾、肾密切相关。因血之来源，由水谷精微所化，上奉于心，则心得所养；受藏于肝，则肝体柔和；统摄于脾，则生化不息；识节有度，化而为精，内藏于肾，肾精上承于心，心气下交于肾，阴精内守，卫阳护于外，阴阳协调，则神志安宁。不寐失治误治可发生病机转化，如肝郁化火证病情加重，火热伤阴耗气，则由实转虚；心脾两虚者，饮食不当，更伤脾胃，使气血愈虚，食积内停，而见虚实夹杂；如温燥太过，易致阴虚火旺；属心肾不交者，可进一步发展为心火独亢、肾水更虚之证。

本病例患者无意识障碍发作，无眼前发黑等短暂先兆，无意识丧失而晕倒及血压下降，故可排除癫痫失神发作、晕厥等其他疾病。本病的病机关键为阳不能入阴。《本草新编》陈士铎有云："盖虚火宜补，而实火宜泻。以黄连泻火者，正治也；以肉桂治火者，从治也。故黄连肉桂寒热实相反，似乎不可并用，而实有并用而成功者，盖黄连入心，肉桂入肾也。凡人日夜之间，必心肾两交，而后水火始得既济，水火两分，而心肾不交矣。心不交于肾，则日不能寐，肾不交于心，则夜不能寐，黄连与肉桂同用，则心肾交于顷刻，又何梦之不安乎？"交泰丸中黄连、肉桂寒热并用，心为火脏，肾为水脏，肾水上济于心，心火才不偏

亢。肾失气化之常，肾水不能上济，阳无阴制，心火偏亢，而致怔忡不宁，夜寐不安，口舌生疮。本证水不济火，心火偏亢，心肾不交之病机，治宜助肾气化而使水津上升，清心泻火可使心阳不亢。方中黄连大苦大寒，主入心经，擅泻心火以挫热势，生用且用量独重，意在清心降火除烦，为君药；肉桂辛甘大热，主入肾经，性主下行，引火归元，化气升津，既制约黄连苦寒伤阳之性，又无助火之弊，为佐使之用。二药相伍，一清一温，以清为主，使寒而不遏，降心助肾，重在清心降火，相反相成，使心肾相交，水火既济，则心神得安，不寐自除。用黄芩、栀子清心降火除烦，当归、生地黄滋阴养血，以制亢阳，莲子心、淡竹叶清心泻火，首乌藤、酸枣仁养血安神而疗不寐。诸药合用以奏滋阴降火、养心除烦、交通心肾之功。

药理研究表明：黄连的主要成分小檗碱有镇静、镇痛、延长戊巴比妥睡眠时间等作用，大剂量可削弱小鼠皮层兴奋过程，加强大脑皮层的抑制过程。肉桂的主要有效成分桂皮醛，小量可引起小鼠运动抑制、眼睑下垂等。大剂量黄连与小剂量肉桂相伍能加强大脑皮层的抑制，为交泰丸方中重用黄连、用肉桂提供了实验依据。在对中枢神经系统的影响方面，交泰丸具有镇静、安定之功，作用优于单黄连或肉桂，且未见毒副作用；对心血管系统影响方面，交泰丸有明显的耐缺氧、降血压及增强心脏冠脉流量的作用。

失眠症的治疗包括非药物治疗和药物治疗。选用药物治疗时要注意：由于睡眠药物多数长期服用会有药物依赖及停药反弹，原则上使用最低有效剂量、间断给药（每周 2~4 次）、短期用药（常规用药不超过 3~4 周）、减药缓慢和逐渐停药（每天减掉原药的 25%）。

秦小然整理

28 安神定志丸加减治疗不寐

2020 年 6 月 12 日，张某，女，40 岁，患者失眠 2 年，加重 2 周。患者近两年反复失眠，主要症状为入睡困难，梦多，易醒。1 个月前因小产后，出现失眠加重，彻夜难眠，痛苦不堪，心情烦躁，易哭，怕声易惊，周身乏力，伴心慌，面色淡白，大便干，小便黄。舌淡苔黄，脉细弦。该患自行口服地西泮片，自觉不能长期靠安定入睡，故来诊。来诊时症见：入睡困难，彻夜难眠，痛苦不堪，心情烦躁，易哭，怕声易惊，周身乏力，伴心慌，面色淡白，大便干，小便黄。舌淡，苔白，脉细弱。

辨证：气血亏虚，心虚胆怯。

治则：补益气血，清热除烦，定志安神。

一诊：2020 年 6 月 12 日。

处方：

黄芪 30g，	太子参 30g，	当归 15g，	熟地黄 18g，
川芎 12g，	浮小麦 60g，	白芍 18g，	甘草 10g，
大枣 10g，	柏子仁 15g，	茯苓 10g，	远志 10g，
茯神 12g，	酸枣仁 24g，	菖蒲 10g，	龙齿 10g。

口服，14 剂。

二诊：2020 年 7 月 3 日。

上方加龙骨 30g、牡蛎 30g、黄柏 6g、砂仁 10g。

口服，14 剂。

三诊：2020 年 7 月 24 日患者睡眠时间明显增加，心情好转，继续口服 14 剂巩固治疗。

辨证思路：该患小产后出现失眠加重，周身乏力为气虚所致，面色淡白、舌淡、脉细弱为血虚所致。气血两虚故予圣愈汤，圣愈汤出自《兰宝秘藏》，具有补血益气之功，是临床治疗血虚证的著名方剂。当中熟地黄可补血滋阴，又能补肾填精，精充则能生血。当归辛甘性温，补血活血，白芍养血敛阴益营，二药相配助熟地黄补血养阴。太子参、黄芪补气，补气以生血。川芎活血行气，调畅气血，防止血虚所致血瘀。

该患心情烦躁，易哭，怕声易惊，周身乏力，心慌为心阴不足，心失所养，则精神恍惚，睡眠不安，心中烦乱；肝气失和，疏泄失常，则悲伤欲哭，不能自主，或言行妄为。治宜养心安神，和中缓急。予甘麦大枣汤，方中浮小麦为君药，养心阴，益心气，安心神，除烦热。甘草补益心气，和中缓急。大枣甘平质润，益气和中，润燥缓急，为佐使药。《金匮要略论注》："小麦能和肝阴之客热，而养心液，且有消烦利溲止汗之功。甘草泻心火而和胃。大枣调胃，而利其上壅之燥。该病本于血，心为血主，肝之子也，心火泻而土气和，则胃气下达。肺脏润，肝气调，躁止而病自除也。补脾气者，火为土之母，心得所养，则火能生土也。"

《医学心悟》中的安神定志丸，方中茯苓、茯神补心气、安心神，菖蒲有化痰、宁心安神的作用，龙齿有定心安神的作用，各种药物配合起来，能够起到补气养心、安神定志的功效。

二诊于 2020 年 7 月 3 日，患者述周身乏力改善，做梦较前减少，心慌改善，夜间可睡 3 小时左右，入睡困难仍存在，入睡困难考虑有火，该患小产后出现病情加重，考虑为气血亏虚，肾精亏虚之虚火所致，故二诊加龙骨 30g、牡蛎 30g 潜镇摄纳，使阳能固摄，阴能内守，而达阴平阳秘。并加封髓丹，黄柏 6g、砂仁 10g，该封髓丹出自清代医家郑钦安《医理真传》，黄柏味苦入心，禀天冬寒水之气而入肾，甘草调和上下，又能伏火，真火伏藏，黄柏之苦和甘草之甘，苦甘能化阴，砂仁之辛合甘草之甘，辛甘能化阳，阴阳化合，交会中宫，则水火既济，心肾相交。

三诊于 2020 年 7 月 24 日患者述入睡明显改善，夜间可睡 5~6 小时，易惊、易哭症状消失，患者心情明显好转。停服安定片。继续口服 14 剂巩固。

金海珍整理

29. 潜阳封髓丹加减治疗失眠

苏某，女，48 岁，职员。

初诊：2021 年 11 月 5 日。

主诉：睡眠不佳半年，加重 1 个月。

现病史：患者于孩子高考后睡眠差，开始偶有睡眠轻浅，时好时坏，自服柴胡疏肝丸有缓解，近 1 个月睡眠不良加重，服酸枣仁汤、解郁安神胶囊等无效，每天噩梦连连，严重时彻夜难眠，时有耳鸣，心烦，神疲乏力，手足凉，大便时溏，近 1 年月经不规律，2~3 个月偶行，血少色暗，舌尖红，苔薄白，脉沉细，寸略数。

辨证：肾阳亏虚，虚阳浮越。

治则：滋肾阳、降心火、潜阳安神。

方剂：封髓潜阳丹加减。

处方：附子 20g，　　龟板 9g，　　　细辛 3g，　　　黄柏 12g，
　　　　甘草 10g，　　砂仁 12g，　　　首乌藤 15g。

14 服，日 2 次，水煎服。

辨证思路：失眠是临床常见症、多发症，是指入睡困难、睡眠质量下降和睡眠时间减少。3 月 21 日是世界睡眠日，据中国睡眠研究会调查显示，截至 2021 年 3 月，中国成年人失眠发生率高达 38.2%、全中国超 3 亿人有睡眠障碍，那么如何找到既安全又有效的治疗失眠的方法呢？

西医治疗突出特点是见效快，吃上药很快就能入睡，部分患者睡眠很快就得

到改善，尤其对于病情轻、病程短的患者，疗效还是比较好的。但对于病程长、症状重的患者，往往觉得是睡着了，但是不解乏，身体特别疲乏，尤其对于使用抗抑郁、抗精神类药、褪黑素或者抗组胺药的患者，容易造成肝肾损伤、青光眼，或者因为过度抑制，导致血液循环减慢，出现心脑血管病变。

中医认为"阳入于阴则寐，阳出于阴则寤"，该患症见：神疲乏力，手足凉，大便时溏，甚则月经不调等系肾阳亏损，下焦阴寒内盛所致，而时有耳鸣、心烦，舌尖红，寸略数，是虚阳浮越之症。究其原因主要是阳虚阴寒内盛，逼阳外出，虚阳浮越，阳不入阴所致失眠，故选用潜阳封髓丹加减以补肾阳、清虚火、安心神。

潜阳封髓丹具有降心火、滋肾阳、纳气、潜阳、清热的作用，出自清代医家郑钦安《医理真传》，是封髓丹和潜阳丹的联合，潜阳丹由砂仁、附子、龟板、甘草组成，封髓丹由黄柏、砂仁、甘草组成。

方中砂仁辛温，能宣中宫一切阴邪，又能纳气归肾，附子辛热，能壮君火，龟板一物，坚硬，得水之精而生，有通阴助阳之力。《本草备要》中说："细辛之辛能行水气以润之（《内经》曰：肾苦燥，急食辛以润之）。虽手少阴引经，乃足少阴本药。"细辛善于温散太阳、少阴两经之寒。首乌藤具有养血安神之功，黄柏味苦入心，禀天冬寒水之气而入肾，甘草调和上下，又能伏火，真火伏藏，黄柏之苦和甘草之甘，苦甘能化阴，砂仁之辛合甘草之甘，辛甘能化阳，阴阳化合，交会中宫，则水火既济，心肾相交。

二诊时患者用药后心烦、耳鸣缓解，大便改善，失眠较前改善，入睡较快，仍有梦，但不似之前噩梦连连，往往梦境与跑步、爬楼梯有关，考虑与气虚有关，故在原方基础减黄柏加灵芝 12g、黄芪 15g，以增强补心血、益心气、安心神之功。

三诊时患者服药后睡眠明显改善，耳鸣、心烦等热象疾病消除，故减黄柏以防苦寒伤胃，余药减量服，巩固疗效。

半年后随诊，患者用药后睡眠症状改善，续服半个月后停药，至今无复发。

肖　君整理

第四章　泌尿系统疾病

1. 自拟方治疗遗尿

王某某，女，37 岁。2021 年 10 月 21 日来诊。

主诉：遗尿 1 月余，加重 1 周。

不仅在睡眠中遗尿，即使在白天欲尿时亦不能控摄尿液，在情绪激动时立即思尿，余无异常。舌淡红，苔薄白，脉弦细。

辨证：肾不固涩。

治疗：补肾固精，固涩止遗。

处方：熟地黄 10g，　怀山药 10g，　山茱萸 10g，　桑螵蛸 10g，
　　　　　煅牡蛎 15g，　金樱子 10g，　覆盆子 10g，　云茯苓 12g，
　　　　　煅龙骨 15g，　芡实 10g。

5 服水煎，日 3 次，口服。

并嘱咐平时饮食宜清淡，注意作息时间的安排。

二诊：待 5 剂药服用完后，患者继续前来就诊，望其神情，仍旧愁眉不展，自言药后遗尿依旧，且尿时更增不爽之感，并无疼痛。窃思用补肾固涩之剂丝毫未见效果，应非虚证，结合患者在情绪激动时欲尿且不能自控，或与肝病有关，以"肝苦急"，急则疏泄太过，故小便不能自控。因此，改拟柔肝缓急之剂，佐以固涩。

处方：生白芍 15g，　炙甘草 6g，　　制何首乌 12g，　芡实 10g，
　　　　　金樱子 10g，　桑螵蛸 10g。

5 剂。

特别嘱咐其调整心态，平时不要有太大的情绪波动，保持平和的心态，注意培养良好的生活习惯。

三诊： 服上方 5 剂后，患者再次前来诊察，所不同的是，患者此次遗尿已控制。

考虑到患者的身体情况，为防止疾病复发，嘱咐其加服杞菊地黄丸（六味地黄丸加枸杞、菊花，有滋养肝肾的功能）合水陆二仙丹（由芡实、金樱子组成，有补肾固涩的功能，主治肾虚遗尿、遗精等症）。

早服杞菊地黄丸 10g，淡盐汤送下，晚服水陆二仙丸，服法用量和杞菊地黄丸相同。后随访未复发。

辨证思路： 对于遗尿一症，西医并无特效治疗方法，多使用人工合成抗利尿激素、去氨加压素、中枢神经兴奋药、抗胆碱能受体等药物治疗该疾病，虽能缓解症状，但不良反应较多。现代医学治疗遗尿强调综合干预，包括行为干预、药物治疗、生物反馈治疗等。醋酸去氨加压素是最常用的治疗该病的一线药物，该药是人工合成的抗利尿激素，口服后可通过增加外源性 ADH，减少逼尿肌收缩而使小儿遗尿症状得到改善。但长期使用该药可能导致电解质紊乱、消化系统、神经系统、心血管系统等多系统损害甚至猝死。

遗尿一症的病机，一般责之于肾与膀胱是无可非议的，盖肾与膀胱相合，肾虚则膀胱不约也。《内经》中提到"肾司二便"（中医认为：尿液的形成是肾的气化作用的结果，其贮藏和排泄虽在膀胱，但有赖于肾的气化。大便的排泄虽属于大肠的传化功能，但其调控也与肾的气化作用密切相关。肾气充足，气化正常，二便方能通利；肾虚气化失常，则可出现尿频、遗尿、失禁、尿闭，以及大便不通或滑落不禁等症，故说肾司二便），肾与膀胱为相合之脏腑，膀胱司小便，故有"膀胱不利为癃，不约为遗尿"，这里的"约"，即约束也。也就是说不论是小便不利，还是小便失禁，其关键在于肾与膀胱。

在这个病案之中，重用了诸如熟地黄、怀山药、桑螵蛸等补肾固涩之剂，非但未见效果，反而使得患者小便更增不爽之感。因此，二诊抓住患者情绪激动时小便不能自控的症情，转而从肝论治。之所以这样思考，原因在于，中医论述到足厥阴肝经的经脉病候所生病中，包括遗尿和以小便排出不畅为主症的"癃闭"二证。

除此之外，考虑到患者的职业压力较大，情绪跟病情程度之间存在着一定的联系，而且女子以肝为先天，故而重用白芍和炙甘草柔肝缓急，再佐以制何首乌固精益肾，芡实、金樱子、桑螵蛸固精缩尿，标本兼顾，因而得以奏效。

王孟龙整理

② 八正散加减治疗淋证

2021 年 3 月 5 日来诊，韩某某，女，65 岁。

患者尿路感染反复发作 1 年，加重半个月，患者曾经接受过中西医结合治疗，未见效果，仍然反复发作，这次因感寒后再次出现尿路感染，故来诊，来诊时症见：排尿时尿道灼热疼痛不适，伴口苦，手足发凉，纳可，大便干，夜寐差。舌淡边有齿痕，脉弦滑。查尿常规：白细胞满视野，余正常。

诊断：淋症。

辨证：脾虚，湿热下注。

治则：清热利湿。

一诊：2021 年 3 月 5 日。

处方：

黄芩 10g,	柴胡 10g,	车前子 9g,	龙胆 6g,
滑石 10g,	瞿麦 10g,	灯芯草 10g,	萹蓄 10g,
甘草 6g,	远志 10g,	菖蒲 10g,	干姜 6g,
党参 10g,	茯神 10g,	白术 12g,	栀子 10g。

口服，7 剂。

二诊：2021 年 3 月 15 日。

患者自述尿路灼热感改善，排尿时仍有轻度疼痛，查尿常规，白细胞仍然很多，故加入土牛膝 10g、海金沙 10g、延胡索 10g、白芍 10g，口服 7 剂。

三诊：2021 年 3 月 25 日。

患者述无排尿疼痛不适，夜寐改善，无不适症状。复查尿常规：大致正常。

辨证思路：患者长年尿路灼热疼痛，根据舌淡，边有齿痕，苔白，考虑患者素体脾虚，湿热下注，蕴于膀胱，水道不利，故尿时涩痛。湿热郁遏，津液不布，则口苦。故予八正散治以清热利水通淋。滑石善能滑利窍道，清热渗湿，利水通淋，《药品化义》谓之"体滑主利窍，味淡主渗热"；扁蓄、瞿麦、车前子三者均为清热利水通淋之常用品。佐以山栀子清泄三焦，通利水道。甘草调和诸药，兼能清热、缓急止痛。灯芯草以增利水通淋之力。

二诊时尿常规仍然有白细胞，予土牛膝、海金沙，此药有抗炎、减少白细胞的作用。土牛膝具有活血祛瘀、清热解毒、利尿通淋等作用。它可用于治疗闭经、跌打损伤、风湿关节痛、痢疾、白喉、咽喉肿痛、疮痈、淋证等多种疾病。海金沙具有抗炎作用，对于炎症性疾病有一定的缓解作用。海金沙中含有一定的黄酮类化合物，具有抗肿瘤作用，对于癌症患者有一定的辅助治疗作用。加入延胡索以加强行气止痛作用，加入白芍，与甘草配合，形成芍药甘草汤以解痉止痛。芍药甘草汤具有镇静、抗痉挛、解痉止痛、抗溃疡等药理作用。芍药甘草汤能抑制运动性疲劳，增加痉挛阈值，增强机体非特异性抵抗力。能缓解肾上腺素所致的微动脉痉挛，也能改善因组胺引起的支气管平滑肌痉挛。芍药甘草汤可明显缓解由乙酰胆碱所致的肠痉挛，也可明显缓解由组胺引起的支气管平滑肌痉挛。延胡索具有活血散瘀、利气止痛的功效，延胡索的止痛作用较强，缓解各类疼痛症状。

三诊时患者述已无疼痛不适，尿常规也正常了。之后回访患者述再未复发。

由于老年女性的身体机能下降，免疫力减弱，容易受到细菌侵袭，病情容易出现反复。即使经过治疗，也可能无法完全治愈，需要长期用药控制病情。在老年女性反复尿路感染的治疗中，长期使用抗生素可能会导致菌群失调、耐药性增加以及副作用等问题。西医治疗往往只针对症状进行缓解，而无法彻底治愈尿路感染。中医治疗可以减少抗生素的使用，从而降低抗生素耐药菌株的产生，减少副作用。中医治疗可以改善机体免疫功能，降低复发率。中医治疗老年性顽固性尿路感染具有独特的优势，可以弥补西医治疗的不足，提高疗效。

金海珍整理

3. 温胆汤合四妙散加减治疗痛风

王某，男，53 岁，职员。

初诊：2019 年 10 月 3 日。

主诉：反复足趾关节肿痛 6 年，加重 2 天。

现病史：患者平素嗜食肥甘，6 年前患者出现足趾关节肿痛，经查诊断为"痛风"，予秋水仙碱、索米痛片、碳酸氢钠片等药口服，症状缓解，之后上述症状反复发作，疼痛部位从左脚第一跖趾关节疼痛，逐渐扩展到左踝关节，2 天前于饮酒后左脚第一跖趾关节疼痛又作，渐及左踝及膝关节，疼痛剧烈，难以成寐，伴心烦口渴，大便溏，睡眠欠佳。

查体：形体丰腴，关节局部红肿灼热，左脚第一跖趾关节处可见一约 0.2cm × 0.2cm 大的痛风结节，舌质暗淡，苔薄黄腻，脉弦细。血尿酸 649μmol/L，血沉 72mm/h。

辨证：湿热痹阻经脉。

治则：清利湿热，化瘀通络。

方剂：温胆汤合四妙散加减。

处方：竹茹 20g，　　　枳壳 10g，　　　陈皮 12g，　　　南星 9g，

茯苓 15g，　　　甘草 10g，　　　党参 12g，　　　穿山龙 15g，

薏米 30g，　　　地龙 10g，　　　半夏 9g，　　　苍术 10g，

黄柏 10g，　　　牛膝 10g。

5 剂，水煎服，日 2 次，口服。

辨证思路：痛风是一种由于嘌呤生物合成代谢增加，尿酸产生过多或因尿酸排泄不良而致血中尿酸升高，尿酸盐结晶沉积在关节滑膜、滑囊、软骨及其他组织中引起的反复发作性炎性疾病。用激素类、非甾类消炎止痛药能够很快控制症状，减轻痛苦，但也会带来副作用。

"痛风"一词始于李东垣，朱丹溪《丹溪心法·痛风》说："痛风而痛有常处，其痛处赤肿灼热，或浑身壮热。"又说"骨节疼痛，昼静夜剧，如虎啮之状"。这与现代医学痛风患者的临床症状颇为相似。《医学入门·痛风》云："形怯瘦者，多因内血虚有火，形肥勇者，多外因风湿生痰，以其循历遍身，曰历节风，甚如虎咬，曰白虎风，痛必夜甚者，血行于阴也。痛多兼肿或不肿。痛多痰火，肿多风湿。"

本证患者局部红肿赤痛，心烦口渴，大便溏，睡眠欠佳，舌质暗淡，苔薄黄腻，脉弦细，素食肥甘厚味，致脾胃运化失调，痰湿内蕴，郁而化热，痰湿热度郁结肌肉关节，阻滞经络、血脉，不通则痛，发为痛风，健脾化痰，清利湿热是治疗根本。温胆汤可祛痰清热，化湿和胃，故首选。

温胆汤出自唐代孙思邈的《备急千金要方》，原方由半夏、竹茹、枳实、陈皮、生姜、甘草组成。

又因患者以下肢疼痛为主故配以四妙散，四妙散是由朱丹溪二妙丸（苍术、黄柏）加牛膝、薏苡仁而成，出自清代张秉成的《成方便读》，具有清热燥湿、通络止痛之功效，主治下肢湿热。

方中党参、姜、枣、甘草益脾和胃，陈皮理气燥湿化痰，苍术苦温，燥湿健脾，茯苓健脾渗湿，半夏降逆和胃，燥湿化痰；竹茹清热化痰，枳壳行气消痰，南星燥湿化痰，祛风止痉，散结消肿，薏苡仁入阳明经，祛湿热而利筋络，黄柏苦寒入下焦而祛湿热毒邪；牛膝活血化瘀通络，补肝肾强筋骨；地龙是一种清热定惊、通络、平喘、利尿的中药，李时珍在《本草纲目》中称其具有通经活络、活血化瘀的功效；穿山龙具有活血、舒筋、祛风、止痛的作用。

总之以温胆汤健脾利湿，以四妙散清利下焦湿热，酌加南星散结消肿，穿山龙活血通经止痛，地龙定惊通络，活血化瘀止痛。

二诊时，患者自述用药后初期须配合止痛药，逐渐疼痛减轻，现肿大减小，疼痛减轻，但活动略有受限，继服上方。

三诊时，患者局部红肿热痛缓解，活动尚可，检查血尿酸仍高，予二陈汤合香砂六君子汤调和脾胃功能，服药 2 个月，嘱饮食规律，以低嘌呤为主，忌生冷食物。半年后电话随诊无复发。

肖　君整理

4. 五皮饮合栝楼薤白半夏汤加减治疗水肿

张某某，女，59 岁，2019 年 1 月 25 日就诊。

主诉：颜面双下肢浮肿 2 年。患者近 2 年出现颜面、双下肢浮肿，时重时轻，未系统治疗，曾多次查肝肾功能、尿常规均正常，平素怕冷，下肢尤甚，乏力，偶胸闷，气短，纳差，睡眠尚可，小便频。舌淡，苔白腻，脉细。

辨证：肾阳虚衰，湿邪内停。

治则：温通肾阳，利水消肿。

处方：

陈皮 10g，	大腹皮 10g，	生姜皮 6g，	桑白皮 20g，
栝楼 10g，	茯苓皮 20g，	巴戟天 6g，	薤白 10g，
半夏 10g，	肉桂 6g。		

7 剂水煎，日 3 次，口服。

二诊：服上方后，浮肿明显消退，怕冷、小便频明显减轻，效不更方，继服上方 7 剂。

三诊：服药后浮肿消失，其余症状明显好转，偶觉腰酸乏力，嘱患者继服金匮肾气丸巩固 1 个月，后复诊患者未再复发。

辨证思路：水肿是体内水液滞留，泛滥肌肤，以头面、眼睑、四肢、腹背，甚至全身浮肿为特征表现的一类病证。严重的还可能伴有胸腔积液、腹水等。西医学中的急慢性肾小球肾炎、肾病综合征、继发性肾小球疾病均属本病范畴。

早在《黄帝内经》对"水"的病因病机、症状、发病脏腑和主要类证鉴别都有所阐述，为后世认识本病奠定了理论基础。《素问·汤液醪醴论》提出："平治于权衡，去菀陈莝，……开鬼门，洁净府。"张仲景在《金匮要略·水气病脉证并治》中，把水气病分为风水、皮水、正水、石水四型，又对"五脏水"的辨证作了专条叙述。宋代严用和将水肿分为阴水、阳水两大类。《严氏济生方·水肿门》曰："饮水为病，脉来沉迟，色多青白，不烦不渴，小便涩少而清，大腑多泄……阳水为病，脉来沉数，色多黄赤，或烦或渴，小便赤涩，大腑多闭。"为其后的水肿病的临床辨证奠定了基础。明代李中梓《医宗必读》、明代张介宾《景岳全书》、清代喻昌《医门法律》所持三纲病机学说，论亦类似，都认为本病为肺、脾、肾相干之病。

水肿的病因有风邪袭表、疮毒内犯、外感水湿、饮食不节及禀赋不足、久病劳倦。病机为肺失通调、脾失转输、肾失开阖、三焦气化不利。病位在肺、脾、肾，而关键在肾。临床辨证以阴阳为纲，分清病因、病位，还须注意寒热虚实的错杂与转化。

本案患者颜面、双下肢浮肿，平素怕冷，下肢为甚，纳差，小便频，舌淡苔白腻，脉细，均为肾阳虚衰，水饮内停征象，患者胸闷，气短，西医检查虽无明显异常，但中医考虑为肾阳虚衰，湿邪内停，水湿停滞胸阳而发，故治以温通肾阳、利水消肿之法，应用五皮饮合栝楼薤白半夏汤加减治疗。二诊服上方后，浮肿明显消退，怕冷、小便频明显减轻，效不更方，继服上方7剂。三诊时患者服药后浮肿消失，其余症状明显好转，偶觉腰酸乏力，故改金匮肾气丸巩固1个月，后复诊患者未再复发。

五皮饮出自《华氏中藏经》："治男子妇人脾胃停滞，头面四肢悉肿，心腹胀满，上气促急，胸膈烦闷，痰涎上壅，饮食不下，步行气奔，状如水病。"功用利水消肿、理气健脾。主治皮水、一身悉肿、肢体沉重、心腹胀满、上气喘急、小便不利以及妊娠水肿等证。五皮饮，以茯苓皮为君，甘淡渗利，行水消肿，兼可健脾。臣以大腹皮、陈皮，前者辛温，行脾胃之气，疏小肠以复其泌清浊之功能，行气宽中除满，渗利水湿；后者辛苦温，理气和胃，醒脾化湿。以桑白皮为佐，肃降肺气、通调水道而利水消肿，使以生姜皮，健脾和胃、利水。五药合用，共奏利水消肿、理气祛湿健脾之功效。

栝楼薤白半夏汤，来源于《金匮要略》，"胸痹不得卧，心痛彻背者，栝蒌薤白半夏汤主之。"有行气解郁、通阳散结、祛痰宽胸的功效。原为治疗胸痹的方子，而临床应用中从痰湿痹阻胸阳、气机不利入手，根据"异病同治"的原则，用于治疗水饮内停心胸的各类疾病。方中栝蒌化痰，薤白散结，半夏燥湿，一清、一通、一燥，辛润相合，刚柔相济，化痰通络之力甚著，且无伤津耗液。

患者老年，伴尿频、怕冷。急则治其标，以五皮饮为主利水，兼以巴戟天、肉桂温补肾阳，水肿消退。

佟　晶整理

5. 导赤散治疗热淋

某女，60 岁，2022 年 8 月 28 日初诊。

小便短频 2 天，伴有尿道口不适，下腹部下坠感，大便难解，舌红，苔黄腻，脉沉数。今晨测体温：37.5℃。辅助检查：尿常规：红细胞（2+），白细胞（3+）。拟诊为：淋证。

辨证：郁热下注膀胱，心火下移小肠。

治则：清心泻火。

处方：木通 15g，　　生地黄 15g，　　甘草梢 10g，　　黄连 9g，
　　　　　栀子 9g，　　牡丹皮 6g。

3 剂。

二诊：8 月 31 日，药后热退。测体温：36.5℃。小便下坠感消失，尿量增多，色淡黄。辅助检查：尿液分析：红细胞 0~2，白细胞 3~5。黄苔退，舌红少津，唇干。

辨证：壮火已去，阴液略伤。

治法：养阴增液，续清余热。

处方：生地黄 15g，　　玄参 15g，　　麦门冬 10g，　　栀子 9g。

5 剂。

三诊：9 月 4 日，二便调，血、尿常规正常，苔薄白。停药。

辨证思路：急性膀胱炎是非特异性细菌感染引起的膀胱壁急性炎症性疾病，为泌尿系常见病。其特点为发病急，伴严重膀胱刺激征而全身反应轻微。

病因：多因细菌感染而引起。其致病菌多数为大肠杆菌。通常多发生于女性，因为女性的尿道比男性的尿道短，又接近肛门，大肠杆菌易侵入。膀胱炎有多种因素引起：①膀胱内在因素，如膀胱内有结石、异物、肿瘤和留置导尿管等，破坏了膀胱黏膜防御能力，有利于细菌的侵犯；②膀胱颈部以下的尿路梗阻，引起排尿障碍，失去了尿液冲洗作用，残余尿则成为细菌生长的良好培养基；③神经系统损害，如神经系统疾病或盆腔广泛手术（子宫或直肠切除术）后，损伤支配膀胱的神经，造成排尿困难而引起感染。

治疗：卧床休息，多饮水，避免刺激性食物，热水坐浴或耻骨上热敷可改善局部血液循环，减轻症状。口服碳酸氢钠或枸橼酸钾碱化尿液，减少对尿路的刺激。黄酮哌酯盐（泌尿灵）、颠茄、阿托品，可解除膀胱痉挛。

　　根据致病菌属，选用合适的抗菌药物。在药敏结果之前，可选用复方磺胺甲噁唑、头孢菌素类、喹诺酮类药物。经治疗后，病情一般可迅速好转，尿中脓细胞消失，细菌培养转阴。应尽量采用短程的 3 天疗法，避免不必要的长期用药，以免产生耐药性或增加副作用，但要加强预防复发的措施。若症状不消失，尿脓细胞继续存在，培养仍为阳性，应考虑细菌耐药和有感染诱因，要及时调整更合适的抗菌药物，延长应用时间以期达到彻底治愈。

　　生地黄凉而能补，直入下焦，培肾水之不足，肾水足，则心火自降；尤虑肝木妄行，能生火以助邪，能制土以盗正，佐以甘草梢，下行缓木之急，泻心火之实，且治茎中痛；更用木通导小肠之滞，通心火之郁，一治两得也。

周佳宁整理

第五章　内分泌疾病

1. 六味地黄丸加小柴胡汤加四君子汤加减治疗消渴病痹症（糖尿病周围神经病变）

邵某某，男，66 岁，退休。

初诊：2022 年 8 月 16 日 11 时 43 分

现病史：患者"2 型糖尿病"病史 16 年，9 年前患者出现双下肢麻木，经相关检查诊断为"2 型糖尿病周围神经病变"，近 1 周患者自觉口干渴及双下肢麻木疼痛加重，自测空腹血糖最高达 10mmol/L，餐后血糖最高达 16.8mmol/L，来诊。现症见：口干渴，多饮，多尿，口苦，双下肢麻木，时有刺痛，头晕目眩，乏力，气短懒言，左侧肢体沉重无力，走路不稳，腰膝酸痛、食纳及夜寐尚可，大便溏。舌红，边有瘀斑，苔少，脉弦细。

既往史：肺结核病史 30 余年，已钙化；高血压病史 15 年，血压最高达 160/100mmHg，间断应用降压药物（具体不详），未系统监测血压；脂肪肝病史 5 年；颈椎间盘突出症、腰椎间盘突出症病史 5 年；双眼白内障病史 5 年。

中医诊断：消渴病痹症，气阴两虚，瘀血阻络。

西医诊断：2 型糖尿病；

2 型糖尿病周围神经病变。

治则：滋阴补肾，和解少阳，益气健脾，活血通络。

方剂：六味地黄加小柴胡汤加四君子汤加减。

处方：

熟地黄 20g，	山药 10g，	山萸 10g，	茯苓 10g，
盐泽泻 10g，	牡丹皮 10g，	柴胡 10g，	黄芩 15g，
炒白术 20g，	党参 10g，	茯苓 10g，	半夏 9g，
北沙参 10g，	玄参 30g，	麦门冬 20g，	夏枯草 20g，
鸡血藤 10g，	赤芍 20g，	葛根 20g，	牛膝 10g，

首乌藤 10g，　　当归 20g，　　　地龙 10g。

14 剂口服。

二诊：2022 年 8 月 30 日。

患者口服 14 剂后复诊，自述上述症状明显减轻，尤其改善显著的是口干渴、多饮、多尿，口苦减轻，双下肢麻凉改善，头晕目眩好转，空腹血糖 8.2mmol/L，餐后血糖 13.4mmol/L，仍左侧肢体沉重无力，走路不稳，舌暗红，边有瘀斑，苔少，脉弦细。肝肾亏虚之证，原方中加杜仲 10g、桑寄生 15g 以补肝肾，强筋骨。

14 剂口服后患者未再复诊，电话随访，自述感觉良好，已停中药口服，西药降血糖、降血压对症治疗中。

辨证思路：消渴病痹症是糖尿病（消渴）常见慢性并发症之一，属糖尿病周围神经病变范畴。现代医学认为，糖尿病周围神经病变可能与氧化应激、血管性缺血缺氧、代谢紊乱和神经生长因子缺乏等相关。此外，自身免疫因素、维生素缺乏、遗传和环境因素等也可能与其发生有关。西医治疗上以营养神经为主，多予维生素 B 族、甲钴胺、a－硫辛酸、依帕司他等治疗，疗效并不尽如人意。

消渴病痹症属于消渴病的变证，是由于消渴病日久，疏于治疗所致。本病的基本病机多为消渴病日久，阴阳气血亏虚，气虚则血行无力，阴虚则无水行舟，脉道涩滞，从而导致脉络瘀阻。以气血亏虚为本，日久可导致阴阳两虚，因虚致瘀，瘀血阻络，筋脉肌肉失去温煦濡养而发为本病，乃本虚标实之证。

辨证：本患老年男性，久病肾阴亏虚，虚火内生，上燔心肺则烦渴多饮，肾失濡养，膀胱开阖固摄失权，故见多尿，阴虚日久，耗伤津液，气随津脱，气阴两虚，乏力；患者腰膝酸痛、口干、苔少等为肾阴虚内热之证，而"口苦，头晕目眩，脉弦"等为邪传少阳，枢机不利之少阳经证。脾主肌肉，脾胃气虚，四肢肌肉无所禀受，故四肢乏力；脾为肺之母，脾胃一虚，肺气先绝，故见气短懒言；同时兼见大便溏、下肢重滞等脾虚湿盛证。

治疗上，以滋阴补肾、和解少阳、益气健脾、活血通络为原则，首先，"六味地黄丸"为滋阴补肾之名方，"三阴并补"，凡补肾精之法，必当泻其"浊"，方可存。其"清"，即所谓"三泻"，泻湿浊而降相火。全方六药合用，补泻兼施，泻浊有利生精，降火有利于养阴，诸药滋补肾之阴精而降相火。

其次，本证病久，脾胃气虚，运化乏力正如《医方考》所说："夫面色萎白，则望之而知其气虚矣；言语轻微，则闻之而知其气虚矣；四肢无力，则问之而知其气虚矣；脉来虚弱，则切之而知其气虚矣。"方用四君子汤。方中党参为君，甘温益气，健脾养胃。臣以苦温之白术，健脾燥湿，加强益气助运之力；佐以甘淡茯苓，健脾渗湿，苓术相配，方用脾祛湿之功益著。共奏益气健脾之功。

其三，小柴胡汤中，柴胡苦平升散，黄芩降泄，半夏降逆止呕，三者配伍，为和解少阳的基本结构。

最后，患者消渴病日久，病久入络，血脉瘀滞。且消渴病多种并发症的发生也与血瘀密切有关，故予牛膝、当归、鸡血藤、首乌藤、广地龙配伍以活血化瘀通络。北沙参、玄参、麦门冬、葛根生津止渴。

患者口服 14 剂后复诊，自述上述症状明显减轻，尤其改善显著的是口干渴、多饮、多尿，口苦减轻，双下肢麻凉改善，头晕目眩好转，仍左侧肢体沉重无力，走路不稳，舌暗红，边有瘀斑，苔少，脉弦细，肝肾亏虚之证，原方中加杜仲、桑寄生以补肝肾，强筋骨。

张　丽整理

2. 肾气丸加当归四逆汤加减治疗消渴病痹症（糖尿病周围神经病变）

宁某，男，62 岁，2023 年 5 月 10 日初诊。患者口干渴、多饮、多尿 10 余年，曾经相关检查，明确诊断为"2 型糖尿病"，后逐渐出现四肢麻凉，曾诊断为"2 型糖尿病周围神经病""2 型糖尿病周围血管病"，近期加重来诊。现症见：口干渴，多饮，多尿，四肢末端麻凉、双下肢冷痛，得温痛减，入夜更甚，神疲倦怠，周身乏力，腰膝酸软，饮食尚可，寐差，常常夜眠时肢体麻木疼痛致夜不能寐，大便溏。舌质暗淡，瘀点，苔白滑，脉沉细涩。

中医诊断：消渴病痹症，阴阳两虚，瘀血阻络。

西医诊断：2 型糖尿病；

　　　　　　2 型糖尿病周围神经病；

　　　　　　2 型糖尿病周围血管病；

　　　　　　2 型糖尿病视网膜病变。

治则：温阳滋阴，温经通络，活血止痛。

方剂：肾气丸加当归四逆汤加减。

处方：熟地黄 20g，　　山药 15g，　　　山萸 10g，　　　茯苓 10g，

　　　　盐泽泻 10g，　　肉桂 5g，　　　当归 12g，　　　桂枝 9g，

　　　　牡丹皮 10g，　　赤芍 9g，　　　通草 6g，　　　　甘草 5g，

延胡索 10g，　　地龙 10g。

7 剂。

二诊：5 月 18 日，自述四肢末端麻木、疼痛明显减轻，神疲倦怠，周身乏力好转，但仍时感腰膝酸软，双下肢凉感，口干，舌质淡，苔白，脉沉细。方加入"肾四味"及葛根 10g、牛膝 10g，14 剂。

三诊：6 月 6 日，患者述诸证减轻，四肢末端麻凉、疼痛明显减轻，精力较前充沛，舌脉同前，继续服用上方 7 剂巩固治疗。

辨证思路：消渴病痹症是糖尿病（消渴）常见慢性并发症之一，属糖尿病周围神经病变范畴。现代医学认为，糖尿病周围神经病变可能与氧化应激、血管性缺血缺氧、代谢紊乱和神经生长因子缺乏等相关，此外，自身免疫因素、维生素缺乏、遗传和环境因素等也可能与其发生有关。西医治疗上以营养神经为主，多予维生素 B 族、甲钴胺、a- 硫辛酸、依帕司他等治疗，疗效并不尽如人意。

消渴病痹症属于消渴病的变证，是由于消渴病日久，疏于治疗所致。本病的基本病机是阴虚为本，燥热为标，消渴病日久，常常导致阴损及阳，而形成阴阳两虚，病久入络，血脉瘀滞，筋脉肌肉失去温煦濡养而发为本病，故治疗在温阳滋阴的基础上，宜温经通络、活血止痛。

本患老年男性，消渴病日久，导致阴损及阳，而形成阴阳两虚，以阳虚为主，并伴血脉瘀阻，筋脉肌肉失去温煦濡养而发为本病，乃本虚标实之证。患者病久肾阴亏虚，虚火内生，上燔心肺则烦渴多饮，肾失濡养，膀胱开阖固摄失权，故见多尿，阴虚日久，耗伤津液，气随津脱，气阴两虚则倦怠乏力；阴损及阳，肾阳虚，肢体失于温煦则四肢麻凉；阴阳两虚，瘀血阻络，双下肢冷痛、入夜更甚；舌质暗淡，瘀点，为血瘀之征，苔白滑为阳虚之征，脉沉细涩为肾阳虚，淤血阻络。

肾气丸中以六味地黄丸滋阴补肾，并用附子、肉桂以温补肾阳。本方以温阳药和滋阴药并用，正如《景岳全书·新方八略》所说："善补阳者，必于阴中求阳，则阳得阴助，而生化无穷。"而《医贯·消渴论》更对本方在消渴病中的应用做了较详细的阐述："盖因命门火衰，不能蒸腐水谷，水谷之气，不能熏蒸上润乎肺，如釜底无薪，锅盖干燥，故渴。至于肺亦无所禀，不能四布水津，并行五经，其所饮之水，未经火化，直入膀胱，正谓饮一升溲一升，饮一斗溲一斗，试尝其味，甘而不咸可知矣。故用附子、肉桂之辛热，壮其少火，灶底加薪，枯笼蒸溽，槁禾得雨，生意维新。"

当归四逆汤是治疗寒凝经脉的经典方剂。许宏《金镜内台方议》卷七："阴血内虚，则不能荣于脉；阳气外虚，则不能温于四末，故手足厥寒、脉细欲绝也。故用当归为君，以补血；以芍药为臣，辅之而养营气；以桂枝、细辛之苦，以散寒温气为佐；以大枣、甘草之甘为使，而益其中，补其不足；以通草之淡，而通行其脉道与厥也。"

患者肢体麻凉疼痛较重，在肾气丸温阳滋阴，加当归四逆汤温经通络的基础上，加虫类药地龙以加强通经活络，加延胡索以活血止痛。现代药理学研究表明，延胡索中主要含有近 20 种生物碱，具有抗血小板聚集和较强的镇痛作用。

二诊时患者症状减轻，仍时感乏力，腰膝酸软，口干，结合脉证，为肾虚津亏所致，上方加入"肾四味"及葛根、牛膝。"肾四味"是由枸杞子、菟丝子、补骨脂以及淫羊藿这四味中药组成。在《李可老中医急危重症疑难病经验专辑》中多处提到，四味药主要入肝肾，药性平和、温而不燥、润而不腻，益肾精，鼓肾气，具有补益肾之阴阳的作用，和肾气丸一起补肾填精、滋阴助阳。配伍葛根生津止渴，牛膝引药下行，共同补肝肾，强筋骨。

张　丽整理

3. 六味地黄丸加补阳还五汤加减治疗糖尿病周围神经病变

李某某，女，76 岁，退休，2023 年 5 月 16 日初诊，患者口干渴、多饮反复发作 20 年，伴肢体麻木 5 年，曾明确诊断为"2 型糖尿病""糖尿病周围神经病变"，近半个月自觉口干渴、多饮多尿加重，倦怠乏力，双下肢麻木重滞，五心烦热，腰膝酸软，倦怠乏力，头晕耳鸣；便秘，小便可，舌暗红，苔花剥少津，脉细数。

中医诊断：消渴病痹症，气阴两虚，瘀血阻络。

西医诊断：2 型糖尿病；

　　　　　　2 型糖尿病周围神经病。

治则：滋阴补肾，益气活血通络。

方剂：六味地黄丸加补阳还五汤加减。

处方：

熟地黄 20g，	山药 15g，	山萸肉 10g，	茯苓 10g，
牡丹皮 10g，	泽泻 10g，	当归尾 6g，	赤芍 10g，
生黄芪 40g，	川芎 10g，	地龙 10g，	牛膝 10g，
穿山龙 10g，	葛根 20g。		

7 剂。

二诊：2023 年 5 月 24 日，患者自觉口干渴、多饮多尿好转，倦怠乏力、双下肢麻木重滞有减轻，五心烦热、腰膝酸软、头晕耳鸣等症状有缓解，仍大便干，舌暗红，苔少而干，脉细数。原方加玄参 20g、麦门冬 20g、生地黄 15g、大黄 6g、芒硝 3g，14 剂。

三诊：2023 年 6 月 2 日，患者自觉口干渴、多饮多尿好转，倦怠乏力、双下肢麻凉重滞有减轻，五心烦热、腰膝酸软、头晕耳鸣等症状均缓解，大便每日 2 次，为成形软便，舌暗红，苔少而干，脉细数。原方减大黄、芒硝，继续口服14 剂，巩固疗效。

辨证思路：消渴病痹症是糖尿病（消渴）常见慢性并发症之一，属糖尿病周围神经病变范畴。

消渴病痹症属于消渴病的变证，本病的基本病机是阴虚为本，燥热为标，消渴病日久，常常导致阴损及阳，而形成阴阳两虚，病久入络，血脉瘀滞，发为本病。

本患老年女性，消渴病日久，气阴两虚，肾阴亏虚，虚火内生，上燔心肺则五心烦热、烦渴多饮，肾失濡养，膀胱开阖固摄失权，故见多尿，阴虚日久，耗伤津液，气随津脱，气阴两虚则倦怠乏力；气虚无以行血，阴虚则脉络不利，瘀血阻络，则双下肢麻凉重滞，腰膝酸软，头晕耳鸣；便秘，舌暗红，苔花剥少津，脉细数为肾阴虚，淤血阻络之。

"六味地黄丸"为滋阴补肾之名方，方中重用熟地黄，滋阴补肾，填精益髓，为君药。山萸肉补养肝肾，并能涩精；山药补益脾阴，亦能固精，共为臣药。三药相配，滋养肝脾肾，称为"三补"。但熟地黄的用量是山萸肉与山药两味之和，故以补肾阴为主，补其不足以治本。配伍泽泻利湿泄浊，并防熟地黄之滋腻恋邪断；牡丹皮清泄相火，并制山萸肉之温涩；茯苓淡渗脾湿，并助山药之健运。三药为"三泻"，渗湿浊，清虚热，平其偏胜以治标，均为佐药。六味合用，三补三泻，其中补药用量重于"泻药"，是以补为主；肝脾肾三阴并补，以补肾阴为主。

补阳还五汤出自《医林改错》，本方原是治疗卒中后遗症的常用方，也是益气活血法的代表方。本方证以气虚为本，血瘀为标，即王清任所谓"因虚致瘀"。与本患久病气阴两虚，因虚致瘀的病机一致。方中，重用补气药与活血药相伍，使气旺血行以治本，祛瘀通络以治标，标本兼顾；且补气而不壅滞，活血又不伤正。合而用之，则气旺、瘀消、络通、诸症向愈。方中重用生黄芪，补益元气，意在气旺则血行，瘀去络通，为君药。当归尾活血通络而不伤血，用为臣药。赤芍、川芎协同当归尾以活血祛瘀；地龙通经活络，力专善走，周行全身，以行药力，亦为佐药。

二诊时患者症状减轻，患者自觉口干渴、多饮多尿好转，双下肢麻凉重滞有减轻，五心烦热、腰膝酸软、头晕耳鸣等症状有缓解，仍便秘，舌暗红，苔少而干，脉细数。原方加玄参 20g、麦门冬 20g、生地黄 15g、大黄 6g、芒硝 3g，以增液承气汤滋阴增液，泻热通便。患者大便干结为热结津亏、燥屎不行，属虚实夹杂之证，《温病条辨》指出，阳明温病，如属津液枯竭，水不足以行舟而燥结不下者，间服增液汤以滋阴增液。

三诊时患者诸症改善，大便每日 2 次，为成形软便，原方减大黄、芒硝，以防苦寒，久用伤正，余继续口服 14 剂，巩固疗效。

张　丽整理

4. 柴胡桂枝干姜汤加四逆汤治疗消渴病痹症（糖尿病周围神经病变）

李某某，男，77 岁，退休。

初诊：2023 年 3 月 16 日 13 时 53 分。

现病史：患者"2 型糖尿病"20 余年，"糖尿病周围神经病变"5 年，对症予盐酸二甲双胍片 0.5g 日二次口服，联合门冬胰岛素 50 早 20U、晚 20U 餐时皮下注射以降糖，目前自测空腹血糖波动在 8~10mmol/L，餐后血糖波动在 13mmol/L 左右，血糖控制差，口干乏力，腰酸肢麻来诊。现症见：口干渴，口苦，乏力，眼睛模糊，腰酸，双下肢时有麻凉，头晕，倦怠乏力，纳可，夜寐尚可，大便溏，舌暗红，苔白腻，脉沉细。

中医诊断：消渴病痹症，脾肾阳虚，瘀血阻络。

西医诊断：2 型糖尿病伴血糖控制不佳；
　　　　　　糖尿病周围神经病变。

方剂：柴胡桂枝干姜汤加四逆汤加减。

处方：柴胡 15g，　　桂枝 10g，　　干姜 10g，　　炙甘草 6g，
　　　　牡蛎 10g，　　黄芩 10g，　　麦门冬 20g，　鸡血藤 10g，
　　　　赤芍 20g，　　葛根 20g，　　牛膝 10g，　　熟地黄 15g，
　　　　附子 5g（先煎）。

14 剂，口服。

二诊：2023 年 4 月 6 日 14 时 50 分。

患者口服 14 剂后复诊，自述上述症状明显减轻，血糖较前好转，测空腹血糖 7.2mmol/L，餐后血糖波动在 9.6mmol/L，尤其改善显著的是下肢凉，口苦减轻，乏力有改善，仍腰酸膝软，麻尚可，大便调，舌暗红，苔白，脉沉。原方去附子，加"肾四味"——枸杞子 15g、菟丝子 15g、补骨脂 10g、炙淫羊藿 10g，配伍杜仲 10g、续断 10g。

开方 14 服，患者未再复诊，电话随访，诸证改善，血糖控制良好，西医降糖治疗中。

辨证思路：消渴病日久，多致阴损及阳，阴阳两虚，因虚致瘀，瘀血阻络，筋脉肌肉失去温煦濡养而发为消渴痹症。临床辨证常常从三阴入手；大多是太阴少阴兼见，或在其发生发展过程中出现厥阴的证候。且因病程久，常出现寒热错杂及瘀血证候。本患老年男性，少阳太阴少阴合病，其口干渴、口苦、头晕，舌暗红，苔白腻，为上有少阳郁热的表现，而其乏力，腰酸，双下肢时有麻凉，大便溏，脉沉细为下有太少二阴虚寒，故以柴胡桂枝干姜汤清上热，补中虚，四逆汤温下寒。

柴胡桂枝干姜汤，功效——清上热、补中虚。刘渡舟教授在其《伤寒论十四讲》中云："用本方和解少阳兼治脾寒，与大柴胡汤和解少阳兼治胃实相互发明，可见少阳为病影响脾胃时，需分寒热虚实不同而治之。"刘老在其《伤寒论十四讲》中明确指出，本方"治胆热脾寒"。刘老应用本方，以口苦便溏为主证。其机理是少阳兼太阴之证，病在少阳，以口苦为准。便溏之证，是判断太阴病的主要依据。因此，刘老在《伤寒论十四讲》中写道："余在临床上用本方……若糖尿病见有少阳病证者，本方也极合拍。"本患口苦、便溏，胆热脾寒共见，故予柴胡桂枝干姜汤，清上热、补中虚、和解少阳，生津敛阴。

四逆汤，为治疗少阴心肾阳衰寒厥证之基础方。《伤寒论》中写道："少阴病，脉沉者，急温之，宜四逆汤。"以四肢厥逆，面色苍白，脉微细为辨证要点。本患下肢凉，腰酸，大便溏，脉沉细，肾脏寒而水旺也，脉沉者，此为在里，脏寒无阳，土虚而水侮之，法当急温，宜四逆汤，温燥脾肾之阳，以退虚寒之水湿。

患者同时兼见下肢疼痛，口渴，舌暗红等血瘀之征，加入鸡血藤、赤芍活血化瘀，葛根解肌生津，牛膝活血利水，引药下行。麦门冬、熟地黄滋阴益肾。

二诊中，患者下肢凉减轻，口干，去大热之附子，加"肾四味"——枸杞子 15g、菟丝子 15g、补骨脂 10g、炙淫羊藿 10g，入肝肾，益肾精，鼓肾气，平补益肾之阴阳，配伍杜仲 10g、续断 10g 共同补肝肾，强筋骨。

张　丽整理

5. 六味地黄丸加增液承气汤加小柴胡汤加减治疗糖尿病胃轻瘫

张某，男，68岁。

初诊：2022年11月3日。

现病史：患者"2型糖尿病"病史16年，目前口服阿卡波糖片、格列齐特片等药物，血糖控制可。自述近1个月来腹胀闷不欲食、体重减轻，口干渴加重，今为求中医治疗来诊。现症见：口苦咽干，渴欲饮水，多尿，伴有胸胁满而心烦、恶心、不欲食，食后腹胀，腰膝酸软，头晕目眩，双手无力，双手拘挛，握物不能，手足心热，大便干，小便频，舌质红，苔少，脉弦细。

既往史：冠心病、心律失常病史11年，曾于8年前患前间壁、下壁心梗，经内科保守治疗后好转，具体用药不详。心衰病史5年，半年前摔倒后导致颈椎损伤，出现双手拘挛。

中医诊断：消渴，下消，肾阴亏虚。

西医诊断：糖尿病胃轻瘫。

治则：滋阴补肾，和解少阳，增液通便，活血通络。

方剂：六味地黄丸加增液承气汤加小柴胡汤加减。

处方：
熟地黄20g，	山药10g，	山萸肉10g，	茯苓10g，
盐泽泻10g，	半夏9g，	牡丹皮10g，	柴胡15g，
姜厚朴10g，	玄参30g，	鸡血藤10g，	麦门冬20g，
首乌藤10g，	生地黄15g，	黄芩10g，	大黄9g，
广地龙10g，	芒硝3g，	青皮10g，	牛膝10g，
当归20g。			

14剂。

二诊：2022年11月17日。

患者口服14剂后复诊，自述上述症状明显减轻，尤其改善显著的是大便通调，日行1~2次软便，恶心、食后腹胀等症状明显改善，食欲有明显好转，但仍时感神疲乏力，腰膝酸软，畏寒，夜尿频，舌暗红，脉细，为肝肾亏虚之证，原方中加"肾四味"即枸杞子15g、菟丝子15g、补骨脂15g、淫羊藿15g，这四味药主要入肝肾，药性平和、温而不燥、润而不腻，益肾精，鼓肾气，具有补益肾之阴阳的作用，和六味地黄丸一起补肾填精、滋阴助阳。配伍杜仲10g、牛膝10g、桑寄生15g以补肝肾，强筋骨。

三诊：患者述恶心、不欲食、食后腹胀等症状明显改善，肢体较前有力，状态较前明显好转，大便调，夜尿由每晚 4～5 次减少为 2 次，继续口服 14 剂巩固。

辨证思路： "胃轻瘫"是糖尿病患者的常见并发症，发病机制尚不明确，受到多因素影响。自主神经病变、高血糖及胃肠激素分泌紊乱被认为是最主要原因。主要特征是胃动力紊乱和胃排空延迟。西医治疗疗效不满意。

糖尿病属中医"消渴"病范畴。消渴病的病机主要在于阴津亏损，燥热偏盛，而以阴虚为本、燥热为标，两者互为因果，阴愈虚则燥热愈盛，燥热愈盛则阴愈虚。其病变的脏腑主要在肺、胃、肾，尤以肾为关键。本患久病，肾阴亏虚，虚火内生，上燔心肺则烦渴多饮，肾失濡养，开阖固摄失权，则水谷精微直趋下泄，随小便而排出体外，故尿多，患者腰膝酸痛、头晕、耳鸣、手足心热、口干、苔少等为肾阴虚内热之证，而"口苦咽干，胸胁满而心烦，恶心、不欲食，食后腹胀，头晕目眩，脉弦"等为邪传少阳，枢机不利之少阳经证。同时兼见大便干结之阳明热结津亏证。

治疗原则：本病的基本病机是阴虚为本，燥热为标，故养阴生津、清热润燥为本病的治疗大法。兼滋阴增液，泻热通便，和解少阳。

《医学心悟·三消》说："治上消者，宜润其肺，兼清其胃""治中消者，宜清其胃，兼滋其肾""治下消者，宜滋其肾，兼补其肺"，可谓深得治疗消渴之要旨。

首先，"六味地黄丸"为滋阴补肾之名方，方中重用熟地黄为君药，填精益髓，滋补阴精。臣以山萸肉补养肝肾，并能涩精；山药双补脾肾，既补肾固精，又补脾以助后天生化之源。君臣相伍，补肝脾肾，即所谓"三阴并补"。凡补肾精之法，必当泻其"浊"，方可存其"清"，而使阴精得补。且肾为水火之宅，肾虚则水泛，阴虚而火动。故佐以泽泻利湿泄浊，并防熟地黄之滋腻；牡丹皮清泄相火，并制山萸肉之温涩；茯苓健脾渗湿，配山药补脾而助健运。此三药合用，即所谓"三泻"，泻湿浊而降相火。全方六药合用，补泻兼施，泻浊有利生精，降火有利于养阴，诸药滋补肾之阴精而降相火。

其二，以增液承气汤滋阴增液，泻热通便。患者大便干结为热结津亏、燥屎不行，属虚实夹杂之证，《温病条辨》指出，阳明温病，如属津液枯竭，水不足以行舟而燥结不下者，间服增液汤以滋阴增液。

其三，小柴胡汤中，柴胡苦平升散，黄芩降泄，半夏降逆止呕，三者配伍，为和解少阳的基本结构。

最后，患者消渴病日久，病久入络，血脉瘀滞。且消渴病多种并发症的发生也与血瘀密切有关，故予牛膝、当归、鸡血藤、首乌藤、广地龙配伍以活血化瘀通络。

患者二诊中诸症缓解，但仍时感神疲乏力，腰膝酸软、畏寒、夜尿频，舌暗红、脉细，为肝肾亏虚之证，原方中加"肾四味"即枸杞子、菟丝子、补骨脂、淫羊藿，这四味药主要入肝肾，药性平和、温而不燥、润而不腻，益肾精，鼓肾气，具有补益肾之阴阳的作用，和六味地黄丸一起补肾填精滋阴助阳。配伍杜仲、牛膝、桑寄生以补肝肾，强筋骨。

张　丽整理

6. 通瘀降浊方加减治疗糖耐量异常

许某，男，39岁，无职业，于2022年11月11日8时9分因"口渴多饮1个月"初诊。患者因平素暴饮暴食，饮食肥甘多年，体型肥胖，近1个月出现口干渴、多饮，自测空腹血糖6.9mmol/L，糖耐量实验，餐后2小时血糖10.6mmol/L，来我院门诊。症见：口干渴，多饮，时有头晕、乏力，困重，食纳可，夜寐可，大便溏，舌质淡，胖大，边有齿痕，脉濡。

中医诊断：消渴病，脾虚湿盛。

西医诊断：糖耐量异常。

方剂：通瘀降浊方。

处方：党参片10g，　茯苓15g，　　麸炒白术20g，　盐泽泻15g，

北沙参10g，　黄芪20g，　　鸡血藤20g，　　麦门冬20g，

生地黄10g，　赤芍20g，　　葛根20g，　　　牛膝10g。

14服。

二诊：2022年11月25日，患者自觉口干渴减轻，时有头晕、乏力有好转，困重，时腹胀闷，夜寐可，大便黏，小便黄，舌质淡，胖大，边有齿痕，便在原先的方子中加青皮15g、枳壳15g、猪苓10g，14剂。

三诊：2022年12月8日患者自述口干症状消失，口渴感也大大减轻，自述身体不适症状均明显减轻，体力较前明显改善。于是，原方继续巩固14剂，患者不适感完全消失，复查空腹血糖5.6mmol/L，体重减轻2.5kg，嘱继续糖尿病饮食，餐后适当运动，定期监测血糖。

辨证思路：糖耐量减低是糖尿病发展过程中的一个阶段，每年有1%～5%的糖耐量减低患者发展为2型糖尿病，此类患者以肥胖人群居多，多并发血脂代谢紊乱。若在糖耐量减低的早期使用理想药物给予治疗，可使其病理过程逆转、

病情减轻、病程延缓、预后改观。

糖尿病是代谢性疾病。而身体代谢的主要器官就是脾胃，所以糖尿病和脾胃脱不了关系。《素问·奇病论》说："此肥美之所发也，此人必数食甘美而多肥也，肥者令人内热，甘者令人中满，故其气上溢，转为消渴。"意思是，饮食失节长期过食肥甘，醇酒厚味，辛辣香燥，损伤脾胃，致脾胃运化失职，积热内蕴，化燥伤津，消谷耗液，发为消渴。

因此，对于肥胖的 2 型糖尿病或糖耐量异常的患者，健脾祛湿、通瘀降浊为其治疗原则。通瘀降浊方中以党参、黄芪、白术健脾益气，茯苓、泽泻利水祛湿，北沙参、麦门冬、生地黄滋阴润燥，鸡血藤、赤芍、牛膝活血通络，葛根生津止渴。二诊中，在原先的方子中加入青皮、枳壳以行气，防滋阴健脾药阻滞气机，加猪苓以加强利水渗湿之功效。诸药合用，以健脾祛湿降浊，活血通络。

通瘀降浊方中，现代药理研究证实，黄芪、党参、白术、茯苓、葛根、生地黄等中药具有增强免疫力、降低血糖的作用。

最后，告知患者，节饮食、畅情志，劳逸适度，坚持健康的生活方式是治疗消渴—糖尿病的基础。

张　丽整理

7. 通瘀降浊方加减治疗 2 型糖尿病

徐某，男，45 岁，无职业，于 2023 年 4 月 11 日因"口干渴反复发作 1 年，加重 1 周"为主诉来诊。患者"2 型糖尿病"病史 1 年，未重视，间断口服西药降血糖，近期自觉口干、乏力加重，自测空腹血糖 8.8mmol/L，餐后 2 小时血糖 13.6mmol/L，因既往口服降血糖西药致腹泻，寻求中医治疗。现症见：口干渴，口苦，倦怠乏力，食纳可，食后腹胀，夜寐可，大便溏，舌质淡暗，胖大，边有齿痕，苔白腻，脉弦。

中医诊断：消渴病，脾虚湿盛。

西医诊断：2 型糖尿病。

方剂：通瘀降浊方加减。

处方：党参 15g，　　　茯苓 15g，　　　麸炒白术 20g，　薏苡仁 20g，

黄芪 20g，　　　麦门冬 20g，　北沙参 10g，　　鸡血藤 20g，

生地黄 10g，　　赤芍 20g，　　　葛根 20g，　　　牛膝 10g，

厚朴 10g,　　　　槟榔 10g,　　　　泽泻 10g,　　　　藿香 10g。

14 剂。

二诊：2023 年 4 月 27 日，患者自觉口干渴减轻，时有头晕、乏力有好转，困重，腹胀明显缓解，夜寐可，大便成形，小便黄，舌质淡，苔白，脉弦。诉其阴囊潮湿，便在原先的方子中加苍术 10g、黄柏 10g，土茯苓 20g，14 剂。

三诊：2023 年 5 月 11 日，患者自述口干口渴感也明显减轻，自述身体不适症状均明显减轻，体力增加，阴囊潮湿缓解。于是，原方继续巩固 14 剂，患者不适感完全消失，复查空腹血糖 6.4mmol/L，体重减轻 2kg，嘱继续糖尿病饮食，餐后适当运动，定期监测血糖。

辨证思路：2 型糖尿病属于中医消渴范畴，其发病多为先天禀赋不足，复因情志失调、饮食不节等原因所导致，而现代人由于生活水平的提高，物质的丰富，饮食失节长期过食肥甘，醇酒厚味，辛辣香燥，损伤脾胃，致脾胃运化失职，积热内蕴，化燥伤津，消谷耗液，成为导致消渴病的重要致病因素。《素问·奇病论》说："此肥美之所发也，此人必数食甘美而多肥也，肥者令人内热，甘者令人中满，故其气上溢，转为消渴。"

因此，对于肥胖的 2 型糖尿病患者，健脾祛湿、通瘀降浊为其治疗原则。通瘀降浊方中以党参、黄芪、白术、健脾益气，薏苡仁、茯苓、泽泻利水祛湿，北沙参、麦门冬、生地黄滋阴润燥，鸡血藤、赤芍、牛膝活血通络，葛根生津止渴。患者时腹胀，加厚朴、槟榔以行气消积除胀，二诊中，述其阴囊潮湿，为湿热下注，便在原先的方子中加苍术、黄柏，和薏苡仁、牛膝一起，为四妙散，清利下焦湿热。加土茯苓解毒除湿。诸药配伍，共奏健脾祛湿、通瘀降浊之功效。

最后，告知患者，清淡饮食，劳逸适度，坚持健康的生活方式是治疗消渴—糖尿病的基础。

张　丽整理

8. 糖肾方加减治疗糖尿病肾病

范某某，男，65 岁，退休，于 2022 年 10 月 17 日初诊，患者"2 型糖尿病"病史 20 余年，间服降糖药物、皮下注射胰岛素控制血糖（具体不详），曾明确诊断为"2 型糖尿病周围神经病变""糖尿病肾病"，目前患者应用诺和锐 30，口服阿卡波糖片、二甲双胍片控制血糖，自测空腹血糖 9.2mmol/L，1 月前患者出现双下肢轻度水肿，休息及抬高下肢后略缓解，近 1 周劳累后症状加重，持续不解，伴有颜面部水肿，咽干口渴多饮，手足心热，乏力，纳差，大便干，夜尿频，夜寐不安，舌暗、有瘀点，少苔，脉弦细数。尿蛋白（2+）。

中医诊断：消渴病水肿（气阴两虚、络脉瘀阻）。

西医诊断：2 型糖尿病；

2 型糖尿病肾病。

方剂：糖肾方加减。

处方：

熟地黄 20g，	山药 15g，	茯苓 10g，	泽泻 10g，
山萸肉 10g，	党参 10g，	黄芪 30g，	白术 15g，
金樱子 10g，	赤芍 10g，	地龙 10g，	当归 10g，
桑螵蛸 10g，	牛膝 10g，	黄精 15g，	川芎 10g。

7 剂。

二诊：2022 年 10 月 24 日，口渴疲乏减轻，面部水肿消退，双下肢仍水肿，大便每日 1 次，舌淡红、有瘀点，苔薄黄而干，脉弦细，稍数。尿蛋白（+）。一诊方加猪苓 10g、车前子 10g、北沙参 10g、麦门冬 10g、玄参 10g 煎服法同前，14 剂。

三诊：2022 年 11 月 7 日口渴症状消失，水肿消退，时有叹息，胸闷，不思饮食，舌淡，苔白，脉弦细。尿蛋白（+），空腹血糖 7.2mmol/L。一诊方加砂仁 10g、香附 10g。煎服法如前，28 剂。

患者服药 28 剂后病情平稳，未再出现水肿，食纳可，夜寐安，舌淡红，苔薄白，脉细。尿蛋白弱阳性，嘱其继续守方治疗，注意控制血糖，畅情志，适寒温，劳逸结合，随访半年，病情稳定，未再发。

辨证思路：消渴病水肿是糖尿病（消渴）常见慢性并发症之一，属糖尿病肾病范畴。糖尿病肾病属于糖尿病常见的微血管病变，临床上主要表现为尿蛋白排泄量的逐渐增加，继而出现微量蛋白尿、大量蛋白尿，甚至肾衰竭，可伴有水肿、高血压。其发病与遗传因素、糖代谢异常、肾脏血流动力学改变、炎症因子作用等所致的肾损伤密切相关。有研究表明，糖尿病患者出现蛋白尿的概率为 10%～40%，而在此基础上出现肾功能不全的概率也达 15%～30%；其危害性仅次于心脑血管疾病，严重者可发展为终末期肾病，甚至死亡。因此，早期积极防治糖尿病肾病极其重要。目前中西医结合治疗本病取得良好疗效，而中药对于改善其临床症状效果更为显著。

消渴病水肿属于消渴病的变证，本病的基本病机为消渴病日久，阴损及阳，脾肾阳衰，水湿潴留，泛滥肌肤，则发为水肿。同时，病程日久，可导致阴损及阳，血行瘀滞，故常常伴见血脉瘀阻的症状。病变早期，燥热伤阴，肾阴亏损，久而气阴两伤，气虚及阳，阳虚则寒。脾阳亏虚，寒湿内停而不能得以温化，故畏寒肢冷、水湿泛溢而浮肿；肾阳亏虚，故见小便清冷频数、腰膝酸冷。因此，消渴病水肿病位主要在于脾肾，病久损伤气血阴阳，脾肾阳虚，故治疗上当以根据病变不同时期，以滋阴温阳、温补脾肾、化瘀泄浊之糖肾方加减为治疗糖尿病肾病基础方。

《备急千金要方》言："肾气虚冷，谷气下流。"针对肾阳不足、寒水中生之小便清冷、尿浊之证，以肾气丸为主方，主治肾阳不足之腰膝酸冷、小便不利或反多、水肿、尿浊等病症。《诸病源候论》云："水病无不由脾肾虚所为，脾肾虚，则水妄行，盈溢肌肤而令身肿满。"针对脾肾阳虚、水湿不化之水肿，采用真武汤方配合活血化瘀药诸如赤芍、地龙、当归、丹参等，以达温阳健脾、通阳利水之效。同时以党参、白术、薏苡仁等益气健脾化湿，杜仲、牛膝、枸杞子、女贞子、黄精等调补肝肾，黄芪、当归、肉桂益气补血。白花蛇舌草、泽泻、泽兰等利湿泄浊。对于肾虚不固，小便清长者，以金樱子肉、桑螵蛸等补肾固涩。

本患老年男性，消渴病日久，阴津亏损，燥热偏盛，证属气阴两虚夹瘀血、夹湿。故用糖肾方加减治疗。

患者阴津亏损，燥热偏盛，无明显阳虚症状，故方中以（肾气丸）减去桂枝、附子。重用熟地黄，填精益髓，滋补阴精。以山萸肉补养肝肾，并能涩精；山药脾肾双补，既补肾固精，又补脾以助后天生化之源。即所谓"三阴并补"。佐以泽泻利湿泄浊，并防熟地黄之滋腻；茯苓健脾渗湿，配山药补脾而助健运。补泻兼施，泻浊有利生精，降火有利于养阴，诸药滋补肾之阴精而降相火。以党参益气养阴之功，黄芪、白术益气健脾，现代药理学表明，黄芪具有增强利尿、减少蛋白尿和保护肾功能的生物学活性，对于降低蛋白尿有一定的效果；同时加入黄精、金樱子肉、牛膝、桑螵蛸、当归等补肝肾之阴，兼补脾肾之阳，加入川芎、赤芍、地龙、牛膝等活血通络，泽泻通腑利湿，泄肾浊。全方共奏益气养阴、化瘀泄浊之功。二诊患者症状虽有改善，但病机未变，加用麦门冬、北沙参补其阴液，猪苓、车前子利其水湿，兼清其燥热。三诊患者症状基本消失，仍有气虚气滞之象，加入砂仁、香附以理气，协原方补其气阴，补而不滞。四诊患者症状消失，且未曾反复，需注意针对其病机关键，调整阴阳，避免再发。

张　丽整理

9. 糖肾方加小柴胡汤加减治疗糖尿病肾病

赵某某，男，63 岁，退休，2023 年 2 月 22 初诊，患者"2 型糖尿病"病史 12 年，未系统诊治，目前应用诺和锐 30 早 20U 晚 18U 餐时皮下注射以控制血糖。3 天前患者出现尿中泡沫增多，双下肢水肿，乏力加重，于辽宁省人民医院测：糖化血红蛋白：9.6%；甘油三酯：2.01mmol/L；空腹血糖：11.3mmol/L；血肌酐：96μmol/L，尿蛋白（2+）。现症见：口干口苦，头晕，倦怠，周身乏力，腰膝酸软，双下肢水肿，时有心慌、汗出，纳可，夜寐可，大便溏，夜尿频，多泡沫，舌淡红，苔微黄，脉沉细，尺弱。血压 130/70mmHg。

中医诊断：消渴病水肿，脾肾气虚，湿浊瘀阻。

西医诊断：2 型糖尿病；

2 型糖尿病肾病。

方剂：糖肾方加小柴胡汤加减。

处方：

茯苓 10g，	山药 15g，	山萸肉 10g，	熟地黄 20g，
泽泻 10g，	牡丹皮 10g，	生黄芪 40g，	炒白术 15g，
丹参 20g，	半夏 9g，	菟丝子 10g，	淫羊藿 10g，
党参 10g，	白术 15g，	桑螵蛸 10g，	炙甘草 6g，
黄精 10g，	柴胡 10g，	黄芩 15g，	益母草 15g。

14 剂。

二诊：2023 年 3 月 8 日，乏力好转，口苦、腰膝酸软，较前有所改善，夜尿较前减少，现面色晦暗，双下肢仍有浮肿。舌淡红，苔微黄，脉沉细尺弱。复查尿蛋白（2+）。

方药：在原方基础上减去桑螵蛸，加猪苓 10g、车前子 10g，28 剂。

三诊：2023 年 3 月 30 日，此后规律复诊及随访，处方基本如前，肾功能稳定，复查肾功能：尿素氮 9.6mmol/L，血肌酐 92μmol/L。尿蛋白（+）；空腹血糖 7.1mmol/L。

辨证思路：消渴病水肿是糖尿病（消渴）常见慢性并发症之一，属糖尿病肾病范畴。

消渴病水肿属于消渴病的变证，本病的基本病机为消渴病日久，阴损及阳，脾肾阳衰，水湿潴留，泛滥肌肤，则发为水肿。既往多认为气阴两伤为本，燥热为标常见，但由于本病多病久难愈，其实变证繁多，最终多以肾元亏虚、气阴两伤为主的正气不足形成了发病基础上本虚的一面，以湿热、瘀血、湿浊等为其标实方面。这其中尤以气虚血瘀为核心病机。《素问·水热穴论篇》就指出，水肿"故其本在肾，其末在肺"。气虚则津液输布、生成不利，血行不畅，阴伤则脉道失于濡养，合则血瘀以成，久则肾络瘀滞。气虚主要责之于脾肾，脾肾不足，则精微不能固摄、封藏，湿热、瘀血等阻滞则脉络受损，共同导致精微外泄从尿而出，浊毒等邪气内生，临床可见蛋白尿、血肌酐升高等肾脏损伤表现。因此，临床中，治疗以健脾益肾、益气活血、化瘀泄浊之糖肾方为治疗糖尿病肾病基础方。

　　本患老年男性，消渴病日久，脾肾气虚，湿热瘀阻。肾气虚则见腰膝酸软、倦怠乏力；肾气虚则固摄失职，精微外泄，故见小便浑浊有泡沫。肾与脾胃为先后天之本，相滋则气血生化无穷。先天不足，后天失养。脾胃气虚，不能升清降浊，则大便溏薄。久病气虚及阳，脾阳亏虚，寒湿内停而不能得以温化，水湿泛溢而浮肿；肾阳亏虚，故见小便清冷频数。而"口苦，头晕目眩，脉弦"等为邪传少阳，枢机不利之少阳经证。故用糖肾方加小柴胡汤加减治疗。

　　《丹溪心法·水肿》有云："水肿因脾虚不能制水，水渍妄行，当以参术补脾，使脾气得实，则自健运，自能升降，运动其枢机，则水自行。"

　　黄芪、白术益气健脾，现代药理学表明，黄芪也具有增强利尿、减少蛋白尿和保护肾功能的生物学活性，对于降低蛋白尿有一定的效果；故重用黄芪健脾益气，熟地黄、山萸肉补肾填精，同时加入黄精、菟丝子、桑螵蛸等补肝肾之阴，兼补脾肾之阳，固摄精微，并选用丹参、桃仁活血化瘀，桃仁活血且润肠通便。同时佐以清热利湿，加入川芎、赤芍、地龙、牛膝等活血通络，泽泻通腑利湿、泄肾浊。加入小柴胡汤，柴胡苦平升散，黄芩降泄，半夏降逆止呕，三者配伍，为和解少阳的基本结构。全方共奏健脾益肾、益气活血、化瘀泄浊之功。二诊患者服用上述药物后症状改善，蛋白尿也明显减少，效果明显。此后患者仍有浮肿，舌苔黄，湿热较为明显，在原方基础上加用猪苓、车前子利其水湿，兼清其燥热。三诊患者症状基本消失，且未曾反复，需注意针对其病机关键，调整阴阳，避免再发。

张　丽整理

10. 糖心络宁合剂治疗糖尿病心脏自主神经病变

　　李某，女，77岁，初诊于2023年5月24日，患者"2型糖尿病"病史16年，"2型糖尿病周围神经病变"病史7年，目前应用二甲双胍片0.5g日3次口服，联合德谷门冬双胰岛素注射液12U早餐时皮下注射降血糖，近1个月患者自觉时心悸、乏力，休息后缓解不明显，来诊。现症见：心悸气短，时作时止，口干，乏力，双下肢麻凉，头晕，双眼干涩，腰膝酸软，手足心热，食纳一般，夜寐一般，大便干结，舌红，苔少。脉细数。

中医诊断：消渴并心悸，气阴两虚，瘀血阻络。

西医诊断：2 型糖尿病；

2 型糖尿病心脏自主神经病变；

2 型糖尿病周围神经病。

治则：益气养阴，活血化瘀。

方剂：糖心络宁合剂加减。

处方：党参 20g，　　黄芪 20g，　　　炙甘草 10g，　　麦门冬 20g，
知母 15g，　　赤芍 15g，　　　地龙 15g，　　　鸡血藤 15g，
龙骨 20g，　　牡蛎 20g，　　　磁石 15g，　　　玄参 25g，
大黄（后下）6g，　　　　　芒硝（单包）3g，
生地黄 20g。

7 剂。

二诊：2023 年 6 月 1 日，患者自觉心悸气短减轻，口干渴好转，倦怠乏力、双下肢麻木重滞有减轻，五心烦热、腰膝酸软等症状缓解不明显，大便每日 2 次，成形软便，舌红，苔少，脉细。原方去大黄、芒硝，加醋鳖甲（先煎）20g、地骨皮 10g、牡丹皮 10g、杜仲 10g、牛膝 10g，14 剂。

后患者未再来诊，电话随访，诸症改善，降糖药应用中，嘱病情变化随诊。

辨证思路：糖尿病心脏自主神经病变作为糖尿病慢性并发症之一，在患者出现症状前已有心血管及其他系统的自主神经功能异常，其发病隐匿，而潜在威胁大。笔者结合多年临床经验，应用糖心络宁合剂治疗本病，取得一定疗效。

糖尿病心脏自主神经病变患者由于心脏自主神经受损、心脏神经活动失衡、无症状性心肌缺血、心肌梗死、恶性心律失常、心源性猝死的发生率增加。心率变异性是指心率快慢随时间改变而发生变化的情况，主要反映支配人心脏的自主神经系统对心血管系统的调控及对该系统各种相关因素的影响和心血管效应，反映到心率上就表现为心动周期长短的变异程度，影响心血管系统，可出现对于血管功能调节的障碍，以及对心脏自主神经功能调节障碍。对于血管的影响是会出现收缩、舒张功能不全，临床表现比较常见的是有直立性低血压以及晕厥，而对于心脏的影响有可能是会导致心动过速或者心动过缓，在临床上比较常见的是心动过速。

糖尿病心脏自主神经病变属消渴病心病范畴。中医认为，消渴病心病为消渴

病进一步发展演变而成，消渴病迁延不愈，不断耗气伤阴，而致气阴两虚，心失所养，心神不宁发为本病。临床多年应用糖心络宁合剂加减治疗消渴病心病，临床观察结果表明糖心络宁合剂对于改善糖尿病心脏自主神经病变有明确疗效。糖心络宁合剂以党参、黄芪补中益气；炙甘草补益心气，益气复脉；麦门冬、知母养阴生津；赤芍、地龙、鸡血藤散瘀通络，龙骨、牡蛎、磁石镇惊安神。

本患老年女性，年老久病，患者大便干结为热结津亏、燥屎不行，属虚实夹杂之证，《温病条辨》指出，阳明温病，如属津液枯竭，水不足以行舟而燥结不下者，间服增液汤以滋阴增液。原方加玄参 25g、麦门冬 20g、生地黄 20g、大黄 6g、芒硝 3g 以增液承气汤滋阴增液，泻热通便。

患者二诊中，燥屎得下，减大黄、芒硝，避免攻伐太过伤正。患者五心烦热，加鳖甲、地骨皮、牡丹皮以滋阴潜阳清虚热，腰膝酸软，加杜仲、牛膝补肝肾、强筋骨。

张　丽整理

11. 糖心络宁合剂加小柴胡汤加减治疗糖尿病合并胸痹

王某某，男，64 岁，初诊于 2022 年 7 月 7 日。患者"2 型糖尿病"病史 27 年，"高血压"病史 15 年，"糖尿病周围神经病变"10 年，合并"冠心病、心绞痛、陈旧性心肌梗死、心脏支架置入术后"5 年，患目前应用地特胰岛素 20U 睡前皮下注射，联合磷酸西格列汀 100mg 日 1 次口服以降血糖。3 天前，患者生气后出现胸闷痛，气短乏力，时作时止，休息后缓解不明显来诊。现症见：口干口苦，时有胸闷痛，气短，动则加重，头晕，周身乏力，双下肢麻木重滞，心烦，睡眠不实，盗汗，小便频，大便尚可。舌暗红，边有瘀斑，苔薄黄。脉弦细数。血压160/90mmHg，心率 96 次 / 分，辅助检查：即时血糖 11.4mmol/L。新型冠状病毒核酸检测：阴性。胸部 CT 示：肺内结节待查、肺大泡、主动脉、冠状动脉硬化、肺动脉高压、肝内胆管结石、肾脏改变结合临床。心电图示：窦性心律，ST-T改变、室性早搏。心脏 + 心功能示：左房增大，主动脉硬化伴主动脉瓣退行性病变，二尖瓣后叶钙化，二尖瓣、主动脉瓣返流，左室舒张功能减低，左室收缩功能正常。左下肢血管彩超：左下肢动脉硬化样改变—斑块形成，左下肢深静脉未见明显异常。

中医诊断：消渴并胸痹，气阴两虚，瘀血阻络。

西医诊断：2 型糖尿病；

2 型糖尿病周围神经病；

冠状动脉粥样硬化性心脏病；

稳定性心绞痛；

心脏支架术后；

高血压 2 级。

治则：益气养阴，活血化瘀。

方剂：糖心络宁合剂加小柴胡汤加减。

处方：党参 20g，　　　黄芪 20g，　　　炙甘草 10g，　　麦门冬 20g，

　　　　知母 15g，　　　赤芍 15g，　　　地龙 10g，　　　鸡血藤 10g，

　　　　龙骨 10g，　　　牡蛎 20g，　　　磁石 15g，　　　玄参 20g，

　　　　柴胡 10g，　　　黄芩 15g，　　　栝楼 10g，　　　川芎 10g，

　　　　丹参 20g，　　　沙参 10g，　　　生地黄 15g，　　茯苓 10g。

7 剂。

二诊：2022 年 7 月 14 日，患者自觉胸闷气短减轻，口干口苦明显减轻，周身乏力、双下肢麻木重滞有缓解，仍心烦，夜眠多梦，时有头晕头胀，二便调，舌暗，边有瘀斑，苔薄黄。脉弦细。血压 155/90mmHg，心率 88 次/分。患者头晕，考虑为风阳上扰，加用珍珠母 20g、石决明 10g，以平肝潜阳、安神定悸；仍心烦，夜眠多梦，加酸枣仁 20g、首乌藤 10g 以养血安神，合欢 10g、百合 10g 清心安神，14 剂。

三诊：2022 年 7 月 29 日，患者自觉胸闷气短减轻，口干口苦明显减轻显，周身乏力、双下肢麻木重滞好转，夜眠改善，头晕头胀缓解，二便调，舌暗，苔薄白。脉弦细。前方继续口服 14 剂，其他降糖、降压、降血脂等西医继续维持治疗，随访，未再有心绞痛发作。嘱：清淡饮食，劳逸适度，调畅情志。

辨证思路：糖尿病合并有冠心病，是糖尿病患者致死的主要原因。当糖尿病伴有冠心病之后，其血管病变通常较为弥漫，且为多支病变，狭窄较为严重。部分糖尿病患者有冠心病时，狭窄虽并不严重，但依然可以导致缺血性心肌病。即使无较多心绞痛症状，却已出现心功能不全。糖尿病合并冠心病后会对神经造成损害，大部分都合并有心脏的自主神经病，对痛阈造成影响，故导致患者可能心绞痛症状并不重，但实则心脏缺血程度严重，常常表现为无痛性的心肌梗死，而且梗死的面积比较大，穿壁梗死是比较多见的，一旦发生心肌梗死，病情就会比较严重，预后比较差，病死率也是比较高的。因此，应高度重视，积极治疗。

糖尿病合并有冠心病属消渴病心病，中医认为，消渴病心病为消渴病进一步

发展演变而成，消渴病迁延不愈，不断耗气伤阴，而致气阴两虚，心失所养，或因虚致瘀，痹阻胸阳，阻滞心脉，发为本病。临床多年应用糖心络宁合剂加减治疗消渴之心悸的同时，发现糖心络宁合剂加减治疗消渴病心病属气阴两虚的患者，疗效同样显著。

本患老年男性，消渴病日久，气阴两虚，气虚则无力行血，阴虚则脉络不利，血瘀胸中，则胸闷痛，阴虚日久，耗伤津液，气随津脱，气阴两虚则倦怠乏力；气虚无以行血，阴虚则脉络不利，瘀血阻络，则双下肢重滞，腰膝酸软，舌暗红，边有瘀斑，苔薄黄。脉弦细数为气阴两虚，瘀血阻络之征。而"口干口苦，头晕耳鸣；心烦，脉弦"等为邪传少阳，枢机不利之少阳经证。

糖心络宁合剂以党参、黄芪补中益气；炙甘草补益心气，益气复脉；麦门冬、知母养阴生津；赤芍、地龙、鸡血藤散瘀通络龙骨、牡蛎、磁石镇惊安神。加入丹参活血祛瘀，《神农本草经》云："丹参，味苦，微寒。主心腹邪气……破癥除瘕，止烦满，益气养血。"而现代药理研究表明，丹参具有增加冠状动脉流量、扩血管、抗血小板聚集和抗血栓形成，改善微循环的作用，故用于血瘀胸中之胸痹。而小柴胡汤，出自《伤寒论》，为和解剂，具有和解少阳之功效。主治伤寒少阳证，症见往来寒热，胸胁苦满，默默不欲饮食，心烦喜呕，口苦，咽干，目眩，舌苔薄白，脉弦者。小柴胡汤是治疗伤寒少阳证的基础方，临床应用以往来寒热，胸胁苦满，默默不欲饮食，心烦喜呕，口苦，咽干，苔白，脉弦为辨证要点。临床上只要抓住前四者中的一、二主证，便可用本方治疗，不必待其证候悉具。正如《伤寒论》所说："伤寒中风，有柴胡证，但见一证便是，不必悉具。"小柴胡汤中，柴胡苦平升散，黄芩降泄，半夏降逆止呕，三者配伍，为和解少阳的基本结构。患者无呕，去半夏，加栝楼清热理气宽胸；该患心下悸，小便不利者，加茯苓利水宁心。

二诊时患者自觉胸闷气短减轻，仍头晕，为风阳上扰，加用珍珠母、石决明以平肝潜阳、安神定悸；仍心烦，夜眠多梦，加酸枣仁、首乌藤以养血安神。合欢、百合清心安神。三诊时患者诸症缓解，原方继续服用 14 剂巩固疗效。

张　丽整理

12. 小柴胡汤加桂枝葛根汤加减治疗糖尿病合并颈椎病

柏某某，女，61 岁，退休，2023 年 5 月 16 日初诊，患者既往"2 型糖尿病"病史 11 年，目前口服二甲双胍片 0.5g 日 3 次，近 1 周劳累后自觉乏力，颈项疼痛，口干口渴加重，自测空腹血糖 8.4mmol/L，来诊。现症见：口苦，口干口渴，心烦，乏力，颈项疼痛，时汗出，恶风，双下肢麻凉疼痛，活动后气短乏力，时头晕，纳可，夜寐可，大便可。舌暗红，苔薄，脉弦。既往史：颈椎病病史10年，腰椎间盘突出症8年，糖尿病周围神经病变4年。

中医诊断：消渴并项痹，肝郁气滞，瘀血阻络。

西医诊断：2型糖尿病；

颈椎病。

治则：疏肝解郁，解肌生津，舒筋活血。

方剂：小柴胡汤加桂枝葛根汤加减。

处方：

柴胡10g，	黄芩15g，	清半夏6g，	桂枝10g，
白芍10g，	干姜6g，	延胡索10g，	大枣10g，
牛膝10g，	葛根15g，	地龙10g，	黄芪15g。

7剂。

二诊：2023年5月25日，患者自觉口苦好转，晨起口干，颈项疼痛及汗出、恶风减轻，仍时头晕，舌暗红，苔少而干，脉弦，原方加沙参10g、生地黄15g、玄参20g、麦门冬15g、川芎10g，7剂。

三诊：2023年6月8日，患者自述口干口渴已缓解，无口苦，心情明显改善，乏力减轻，颈项疼痛痊愈，无明显汗出，双下肢麻凉减轻，时头晕好转，纳可，夜寐可，大便可。舌淡暗，苔薄，脉弦。空腹血糖6.8mmol/L。

继续服用上方10服巩固治疗。

辨证思路：

（1）肝与消渴关系的病机分析：消渴之发病，从病因而论，多与饮食不节、情志失调及阴液亏虚等有关，然而这些因素均与肝之疏泄失职有着密切关系。饮食不节，恣食肥甘，则易致痰湿内生而壅遏中土，土壅木郁，久则化火伤阴；长期精神刺激，情志失调，则易致肝失条达，肝郁化火，阴液为之消亡；阴虚水亏则肝无所制，相火妄动，进一步燔灼阴液，阴愈亏，火愈动，终成消证。

从脏腑而论，历代医家多从于肺、胃、肾而以上、中、下三消论断。然不论涉及何脏，而肝脏之病理变化总是斡旋其间。肺主气，肝主疏泄，肺气主降，肝气主升，肝和则升降协调，且肝之经脉上行贯膈入肺，肝气郁结则易从火化，火性炎上灼肺，肺阴耗伤，津液干涸则多饮而渴不止；胃主受纳，脾主运化，胃气以下降为顺，脾以升清为健，然必赖肝之疏泄以成升降之机，肝郁则木不能达，可致胃失和降，脾失健运，升降失常，气机不利，郁而化火，肆虐中宫，胃阴被灼，食入即化，则消谷善饥；肝肾同源，肝火亢盛则下劫肾阴，肾阴耗伤，下焦虚衰，肾气摄纳不固、约束无权而尿多，其消乃成。

由此可见，"肝失调畅，气机紊乱"才是导致糖尿病的基本病机，阴虚燥热只是气机紊乱的病理结果，是因肝失调畅，气机紊乱，气郁化火，火盛伤阴而致的阴虚燥热。所以，治病必求其本，治疗消渴自当重在调肝。

（2）患者口苦，口干，心烦，脉弦，头晕，乏力，为邪入少阳，肝气郁结之征，以小柴胡汤，和解少阳，疏肝解郁。小柴胡汤出自《伤寒论》，本方为治疗伤寒少阳证的基础方，又是和解少阳法的代表方。临床应用以"往来寒热，胸胁苦满，默默不欲饮食，心烦喜呕，口苦，咽干，苔白，脉弦"为辨证要点。临床上只要抓住前四者中的一、二主证，便可用本方治疗，不必待其证候悉具。正如《伤寒论》所说："伤寒中风，有柴胡证，但见一证便是，不必悉具。"

而其颈项疼痛，时汗出，恶风，为风寒客于太阳经腧，营卫不和所致，以桂枝葛根汤解肌驱风，调和营卫。本方出自《伤寒论》，系桂枝汤加葛根而成。方中桂枝汤解肌发表，调和营卫，以治汗出恶风之表虚，加君药，葛根解肌发表，鼓舞胃气上行而升津液以柔润筋脉，表解津和，诸证皆平。

患者疼痛较重，加延胡索 10g 以活血化瘀止痛，现代药理学表明，延胡索有较强的镇痛作用，可用于气血瘀滞所致各种疼痛。患者双下肢麻凉疼痛，为久病入络，络脉不通所致，予地龙以活血通络，虫类攻窜，擅能活血化瘀，加黄芪益气固表，健脾补中。

二诊时患者自觉口苦好转，晨起口干，颈项疼痛及汗出、恶风减轻，仍时头晕，舌暗红，苔少而干，脉弦，原方加沙参、生地黄、玄参、麦门冬，养阴生津，加川芎活血行气，现代药理表明，川芎有扩血管、抗血小板聚集和抗血栓形成，改善微循环的作用，能改善脑供血以治疗头晕。

张　丽整理

13. 小柴胡汤合白虎汤化裁治疗消渴

患者安某某，男患，2022 年 10 月 24 日来诊，平素饮食不节，嗜食肥甘，饮酒，2 年前出现口干渴，多饮多尿，症见：口干渴，渴喜冷饮，多饮多尿，平素怕热，易汗出，神疲倦怠，头晕，耳鸣，心烦，肢体麻凉，偶在饮啤酒及海鲜后出现关节肿痛，饮食及夜寐尚可，大便干。舌红，苔薄黄，脉弦细。

辨证：阴虚火旺。

治则：滋阴补肾降火。

处方：生石膏 30g，　　鸡血藤 15g，　　玉竹 20g，　　麦门冬 20g，

　　　　北沙参 20g，　　酒黄精 20g，　　炮姜 10g，　　柴胡 10g，

　　　　合欢皮 20g，　　清半夏 10g，　　黄芩 15g，　　百合 20g，

　　　　巴戟天 10g，　　菟丝子 10g，　　陈皮 20g，　　知母 20g，

　　　　玄参 20g，　　　女贞子 10g，　　生地黄 15g。

10 剂水煎，日 3 次，口服。

辨证思路：2 型糖尿病是糖尿病患者中发病率较高的一种类型，有 90% 以上的患者属于 2 型糖尿病。最明显的病症即为"三多一少"。此类患者常具备胰岛素抵抗现象，为了避免患者因疾病进展，而患上并发症，需要积极服用降糖药控制病情。西医治疗糖尿病主要采用二甲双胍、胰岛素等降糖药，以及代谢手术等方式，但常引起头晕、呕吐、腹泻、失眠等不良反应及术后并发症。中医对治疗糖尿病的优势在于不同的分型，进而采用不同的治疗方法。目前 2 型糖尿病分型较多，但根据临床观察及治疗经验，"痰饮""瘀血"为主的糖尿病及并发症患者不在少数。消渴病发展中期，长为火热主导，因此，治标上当清热。清法，即清热泻火、凉血解毒也，是八法中应用较广泛的一种治法。《素问·至真要大论篇》言及"治热以寒""热者寒之"，《伤寒杂病论》中可见诸多具有清热功效的方剂，如白虎汤、白虎加参汤、竹叶石膏汤、栀子豉汤等。后世医家也阐明了清法在临床的深意，程钟龄在《医学心悟》提及"清者，清其热也，脏腑有热，则清之"。现代医学将中医清法广泛用于内外妇儿科，具有消炎镇痛、促进人体血液流动，并扶助正气抵御邪气等显著功效。

中医学认为，消渴之人五脏本虚弱，而后食肥饮酒，又进一步损伤脾胃，最后导致中焦气机受阻，脾精不能四布，日久更会耗肾伤精。叶桂在《种福堂公选良方》一书中言，中焦脾胃湿热停聚，可与过食的谷气相因而合，化为浊邪。消渴之人，在内之脏腑不足而虚弱，在外之气有余而化火。故而可将糖尿病的病机归纳为阴虚热盛，且阴虚为本，燥热为标，故中医治疗本病多使用清热养阴的治疗法则。临床应用运脾气、养胃阴之法屡起沉疴。白虎加人参汤载于张仲景《伤寒杂病论》中，其主证为"口燥渴""大烦渴不解""大渴，舌上干燥而烦，欲饮水数升"等。故该配伍先以石膏，知母入药，关于石膏的药性，文献记载主要有两种，其一认为药性为微寒，《本草崇原》云"气味辛，微寒，无毒""石膏质坚色白，气辛味淡"。国医大师张志远认为大剂量的石膏、知母合用有"苦寒直折"的功效，"石膏—知母"是其常用药对。张老临床应用石膏时，常用剂量为 20～100g，仝小林教授使用经方治疗糖尿病时，则使用 15～30g 石膏与 30g 知母相配伍，上清肺热、中清胃热、下泻相火，直折热势，防止疾病的下一步转

化。消渴病阴虚为本，阴虚而内热生火，故治疗上，多入滋阴药，故以沙参、麦门冬、玉竹、黄精以滋阴清热，又恐石膏、知母性寒伤阳，故在方中加入炮姜10g以使药性不至过于寒凉，热郁入体，虚调畅气机，故入小柴胡汤加减，对症和解少阳，调达肝气，肝气得通，而气机方能畅达，再以生地黄、玄参以滋养肾阴，菟丝子、巴戟天、女贞子补溢肾中之精气，以使肾阴源源不断化出，恐滋补之药滋腻有碍胃气，以陈皮健脾行气，关节肿痛为痛风，入土茯苓以解毒除湿，以清利，诸药合用，共凑20g以滋阴清热之功。

王孟龙整理

14. 黄芪桂枝五物汤化裁治疗消渴并痹症

患者姜某某，男，59岁，2020年7月14日来诊。

患者既往糖尿病病史20余年，双目干涩、口干、口渴、口苦，上肢为重5年有余，近3个月以来加重。本次来诊以四肢关节疼痛，且伴随肢体麻木，如蚁行感为主症。发病来未出现发热，关节无红肿热痛感，腰膝酸软，疼痛不适，自行服用布洛芬，服药后出现周身有皮疹，瘙痒，来求诊。舌淡红，苔薄白，脉沉细。

辨证：外寒内热。

治则：祛风通络泻火。

处方：

黄芪30g，	当归30g，	黄柏15g，	白鲜皮15g，
独活10g，	桂枝10g，	牛膝10g，	青风藤20g，
防风15g，	细辛3g，	红花10g，	槲寄生15g，
白芍20g，	生姜20g，	大枣20g，	地骨皮20g，
羌活10g，	苍术10g，	知母20g。	

10剂水煎，日3次，口服。

辨证思路：关于痹症病因病机，《黄帝内经》提出了著名的"风寒湿三气杂至，合而为痹也。其风气胜者为行痹，寒气胜者为痛痹，湿气胜者为着痹也"。汉代张仲景《伤寒杂病论》继承了《内经》中关于痹症病因病机的认识，在此基础上，创立了治疗痹症的经典方剂，如甘草附子汤、木防己汤、桂枝芍药知母汤、麻黄加术汤等，其中大多从外感立法，故后世医家多遥承经旨诊治痹疾，多选用麻、桂、辛、防等辛散温燥药，以祛风除湿散寒为宗旨间以清热。

消渴病痹症即是糖尿病周围血管病变、周围神经病变，为糖尿病慢性并发症，严重者可出现糖尿病足。患此病症者以四肢远端感觉与运动障碍为主要特征，可表现四肢麻木与肌肉萎缩及局部疼痛等。中医学中消渴病痹症与消渴病程长、气阴亏虚相关，气虚则无法推动血液运行，阴虚可致脉络干涸而血液瘀滞。常规西药治疗期间虽然可抑制病情进展，对于以上多种症状也具有改善效果。如常用药甲钴胺主要作用在于修复神经与营养神经，更多作为辅助用药存在，可治疗多种周围神经病变，作为 B 族维生素内一种，可参与到神经髓鞘修复与神经轴索再生中，加快神经功能恢复，以此改善相关症状。对于消渴病痹症可用多种中药进行治疗，如既往有关学者的研究中所提出的黄芪桂枝五物汤对其有较好的疗效。

骨关节炎是一种老年人常见的退行性关节疾病，临床以关节酸痛、僵硬、肿胀、活动或久坐后疼痛加重为主要表现，其中疼痛是导致患者步行障碍的重要原因，严重影响到患者的正常生活。目前以药物关节内注射、口服西药、关节置换术为主的西医疗法存在成本较高及疗效欠佳的不足，难以于疼痛缓解方面取得确切的疗效。中医认为，骨关节炎属于"骨痹"，与寒湿侵袭人体经脉关节，阻滞气机，影响血行，不通则痛关系密切。黄芪桂枝五物汤是《金匮要略》中治疗"痹症"的经典方剂，在临床上对骨关节炎痹症疼痛的治疗有很好的疗效。

四诊合参，患者证属风寒湿痹之证（骨关节炎），且内有郁热（消渴病痹症）。即是在原有糖尿病的基础上，合并糖尿病神经病变而肢体经络受阻滞，且又因风寒之邪气夹湿侵袭人体，寒邪凝滞，湿邪重浊，寒湿之邪痹阻经络，不通则痛，故见关节疼痛，寒湿为阴邪，故关节疼痛夜内较重。气机不畅，水液运行障碍，津不上承，故偶见双目干涩。湿邪阻于上焦及中焦，故可见颈部及腰部疼痛不适。寒为阴邪，得热气血运行较为流畅。

黄芪桂枝五物汤出自《金匮要略》，是百首古代经典名方之一。黄芪桂枝五物汤主要由黄芪、桂枝、芍药、生姜、大枣组成。其中黄芪为君药，甘温补气，补在表之气；桂枝、芍药为臣药，桂枝散风寒而温经通痹，芍药清热凉血、缓急止痛、和血通经；生姜为佐药，辛温，疏散风邪，以助桂枝之力；大枣为使药，甘温，益气养血，以助黄芪芍药之力，具有邪正兼顾的特点。各药合用，可固本培元，祛除风寒，使患者的气血运行流畅、筋骨疏通，进而达到改善患者病情的目的。黄芪桂枝五物汤首见于东汉医家张仲景所著《金匮要略》，为治疗"血痹"所创，《金匮要略·血痹虚劳病脉证治》载："血痹，阴阳俱微，寸口关上微，尺中小紧，外证身体不仁，如风痹状，黄芪桂枝五物汤主之。黄芪三两，桂枝三两，芍药三两，生姜六两，大枣十二枚，上五味，水六升，煮取二升，温服七合，日三服。"随后晋朝《脉经》记载了黄芪桂枝五物汤方名、主治，与原方一致，未对其组成、煎服法进行记载。"黄芪五物汤"方名首见于宋代《三因极一病证方论》，用于治疗"血痹"及"妇人血痹"。

且现代药理研究中，黄芪、桂枝均具有抗炎、镇痛、抗血小板聚集的作用，配合黄柏，能除阴虚火旺之湿热，加入苍术、白鲜皮、地骨皮，退热止痒燥湿，配合羌活、独活、青风藤、防风，祛风通络止痛，而槲寄生具有补肝肾、祛风湿、止痹痛的作用，可治疗风寒湿痹、腰膝冷痛、屈伸不利、腰肌劳损等症状。

二诊患者仍有关节疼痛，但明显减轻，以酸痛为主，考虑仍有寒湿之邪残留，应单刀直入，加强药效，故在原方基础上，加黑顺片 9g、木瓜 20g。

黄芪桂枝五物汤临证辨证加减主要集中在清朝、民国时期。最早见于《张氏医通·痹》："人卧血归于肝，汗出而风吹之，血凝于肤者为痹是也，黄芪桂枝五物汤，昼轻夜重加当归。"《医宗金鉴·黄芪五物汤》记载："若左半身不遂，加当归以补血；右半身不遂，则倍黄芪以补气；手软，倍桂枝；足软，加牛膝；筋软，加木瓜；骨软，加虎骨；元气虚，加人参；阳气虚，加附子。"黑顺片即为炮制过的附子，附子是我国传统中药材，具有"回阳救逆、补火助阳、逐风寒湿邪"等功效。现代药理研究中，附子含有多种化合物，包括生物碱、多糖、黄酮、芳香酸等，主要具有强心、抗心律失常、抗炎镇痛、提高免疫力、抗肿瘤和抗衰老等作用。配合木瓜，加强除湿之性，使药力更加迅猛。

王孟龙整理

15. 自拟小柴胡汤化裁治疗消渴并痛风

患者鄢某某，男，47 岁，2023 年 2 月 3 日来诊，6 年前无明显诱因出现口干渴，多饮多尿，现症见：口干渴，多饮，多尿，自觉双下肢略有疼痛，左腿较明显，饮食肥甘及饮酒后加重，双下肢沉重，神疲倦怠，周身乏力，头晕，左耳耳鸣，大便可，夜寐尚可。舌质黯，有瘀斑，苔薄白，脉涩。

辨证：肝脾不调兼瘀血阻滞。

治则：疏肝健脾，通瘀降浊。

处方：
葛根 30g，	牛膝 10g，	薏苡仁 30g，	苏木 15g，
羌活 15g，	白芷 10g，	绞股蓝 20g，	栀子 15g，
黄芩 15g，	柴胡 10g，	车前子 10g，	生地黄 20g，
泽泻 10g，	地龙 20g，	藿香 10g，	白术 15g，
川芎 10g，	泽兰 10g，	佩兰 10g，	丹参 20g，

龙胆 15g。

10 剂水煎，日 3 次，口服。

辨证思路：现代医学中的糖尿病在中医辨证里属于消渴病的范畴，是一种代谢性疾病，起病原因主要是胰岛素抵抗和胰岛素分泌不足，近年来在我国发病率较高。《灵枢·五变》中提道："五脏皆柔弱者，善病消瘅……此人薄皮肤而目坚固以深者，长冲直扬，其心刚，刚则多怒，怒则气上逆，胸中蓄积，血气逆流，髋皮充肌，血脉不行，转而为热，热则消肌肤，故为消瘅。"杨上善在《太素·卷第十五》中注解"消瘅"即消渴病："瘅，热也，内热消瘦，故曰消瘅。"先天禀赋薄弱，加之肝郁气结，怒气上逆是消渴发病的主要原因，化"热"是其核心病机。《素问·奇病论》也有言："帝曰：'有病口甘者，病名为何？何以得之？'岐伯曰：'此五气之溢也，名曰脾瘅。夫五味入口，藏于胃，脾为之行其精气，津液在脾，故令人口甘也。此肥美之所发也，此人必数食甘美而多肥也。肥者令人内热，甘者令人中满，故其气上溢，转为消渴。'"火热持续，伤及阴津，致火热阴伤，阴虚火旺，夜间卫气内合于阴，蒸迫津液，可致汗出烘热、口干渴等阴虚津伤之象。阴由热伤，故以泻火为治本，如若阴津持续亏耗，终致阴分损伤，故兼以养阴治标。

《伤寒杂病论》最早提出"痰饮""瘀血"病名，如《金匮要略》载有"病痰饮者，当以温药和之""病患胸满，唇痿舌青，口燥……为有瘀血"，宋金元时期，痰瘀学说迅速发展，如《三因极一病证方论》认为"津液流润，营血之常，失常则为痰涩，咳嗽吐痰，气血已乱矣"，不仅指出了津液与营血的内在关系，还认为气血运行失常可导致咳嗽吐痰，提出了欲治痰瘀必先调气的治法。朱丹溪认为"痰夹瘀血，遂成窠囊"，提出痰瘀同病和痰瘀同治，为痰瘀理论的发展奠定了基础。目前，痰瘀理论已广泛应用于高血压病、高脂血症、高尿酸血症等代谢综合征的治疗。

痛风同为代谢性疾病，医学中没有高尿酸血症对应的病名，对于以此为基础发展出的痛风则有很多经典医籍的论述，称之为"痹症""历节"等，有现代医家称 2 型糖尿病合并高尿酸血症为"消渴痛风"。因此，对于该病的治疗，则是在治疗消渴的基础上，兼清热利湿气化痰，即通瘀降浊。该方为通瘀降浊典型配伍，首先以小柴胡汤和解少阳以疏肝，配合龙胆草以泄肝火，防治肝病传脾，脾以伤，运化不足，水湿痰饮内停，则入泽泻、地龙、藿香、佩兰、泽兰对症利湿，给脾运以通路，痰饮而日久，瘀血内结，继而以丹参活血化瘀通络，配合羌活、川芎、苏木对症疏通经络及关节，郁而化热，则以栀子对症以泻火除烦，清三焦热，最后合葛根、牛膝，一升一降，交通上下，形成气机循环。

另入绞股蓝20g，绞股蓝性味微甘，微寒，具有清热解毒、补气生津、止咳化痰等功效，现代研究中，其内含有绞股蓝皂苷、绞股蓝多糖等多种有效成分。研究表明，绞股蓝是通过抑制糖苷酶活性、改善胰岛素抵抗、提高糖原合成和抑制糖异生等方面来发挥降糖作用的，同时，绞股蓝皂苷可以通过抑制尿酸生成、增加尿酸在尿液中的溶解度、缓解高尿酸血症患者肾脏损害等方面促进尿酸排泄，降低血尿酸水平。

王孟龙整理

16. 小柴胡汤化裁治疗消渴并心悸

患者刘某某，男，58岁，2021年4月8日来诊，常年饮酒，喜冷饮。17年前出现口干渴，多饮多尿，平素口服盐酸二甲双胍片控制血糖，血糖控制不理想。现症见：口干渴，口苦，口中异味，多饮多尿，活动后心慌气短，双下肢麻凉，疼痛，倦怠乏力，偶有头晕，视物模糊，夜寐差，大便溏。舌体胖大，苔白腻，左脉弦，右脉较弱，寸口脉弦，关脉相对偏弱。

辨证：脾胃虚寒，运化不利，痰瘀阻滞。

治则：调和肝脾，健脾利湿，通瘀降浊。

处方：
柴胡10g，	黄芩15g，	夏枯草30g，	陈皮20g，
青皮20g，	沙参10g，	鸡血藤20g，	玉竹20g，
生地黄15g，	佩兰15g，	菟丝子10g，	土茯苓20g，
牛膝10g，	地龙20g，	巴戟天10g，	黄连6g，
泽兰15g，	肉桂6g，	淫羊藿10g，	麦门冬10g，
黄柏9g，	炮姜10g，	小茴香10g。	

10剂水煎，日3次，口服。

辨证思路：西医认为糖尿病患者是胰岛素抵抗或胰岛素分泌不足而引起的内分泌疾病，糖尿病也在中医治疗的范畴之内，中医称糖尿病为消渴。中国历代医家依据古书典籍，对消渴患者进行三消辨证：口渴而多饮，则为上消；多食而消瘦，则为中消；口渴而多尿，则为下消。中医传统的观点认为引起消渴的主要原因为阴虚燥热，而燥热为标、阴虚为本，阴虚则燥盛，燥盛则阴虚，二者互为因果、辩证相关。《素问·至真要大论》指出"以少阳之中，厥阴木也，木火同气，木从火化"，故2型糖尿病基本病机从局部及静态看是阴虚为本，燥热为标，但从整体及动态看，则是少阳枢机不利所致的升降失司，清浊逆乱，痰湿内生。因此，临床治疗 2 型糖尿病不仅要益气养阴、消除燥热，还要化痰祛湿、补气益中，消除气阴两虚的现象。

盐酸二甲双胍缓释片作为一种治疗糖尿病的有效药物，具有很好的降血糖及降血脂的作用，同时还能有效提高患者对胰岛素的敏感性，减弱胰岛素的抵抗作用，在临床上应用甚广，临床治疗效果十分理想。小柴胡汤出自东汉末年张仲景的《伤寒论》，而加减小柴胡汤则是由其演变而来，加减小柴胡汤中的柴胡具有疏散解郁之效，姜半夏具有燥湿化痰之效，而玄参、北沙参、甘草等药物联合用药，则起到活血化瘀、益气养阴、疏散退热等效果，可直接缓解气阴两虚型 2 型糖尿病患者的临床症状，调节患者血糖。部分患者服药后会出现恶心、呕吐、口苦等现象，若长时间使用还会干扰维生素 B_1 的吸收，也会加重肝脏的负担，而加减小柴胡汤则以调理为主，成分安全。据中国古书典籍《本草纲目》记载：柴胡味苦、性微寒，归肝胆经，具有升阳益气、疏肝解郁之效；半夏味辛、性微寒，归胆、胃、肺、大肠经，具有泻肺火、清湿热之效；生山药味甘、性平，具有补脾养胃、补肾摄精、生津益肺之效；牡丹皮味苦、性微寒，归肾、心、肝经，具有退虚热、活血化瘀、清热凉血之效；玄参味苦、咸、甘、性微寒，具有解毒散结、清热凉血、滋阴降火之效；北沙参味微苦、性微寒，具有养阴清肺、补气化痰、益胃生津之效；甘草味甘、性平，归脾、心、胃、肺经，具有清热解毒、祛痰、益气补中、调和药性之效。现代药理学研究也明确表明，柴胡具有很好的抗炎作用，甘草则有类似肾上腺皮质激素样等作用。纵观加减小柴胡汤全方，均以养阴、益气、生津以滋燥热之邪，从而达到有效缓解患者气阴亏虚、口干喜饮、多食易饥、小便频多、气短懒言等临床症状。

该患病程较长，病情重，已出现心慌、气短、胸闷等心血管病症状，二诊来诊时，患者自述右上腹不适，予查肝胆脾彩超后，提示患者脂肪肝，目前已有研究证明，代谢相关脂肪性肝病，即使少量饮酒，亦会加重肝纤维化风险，患者长年饮酒，故肝纤维化风险较高，如继续发展，则可能诱发肝癌等疾病，故二诊加半枝莲 10g、白花蛇蛇草 15g、龙胆草 10g。半枝莲和白花蛇舌草是治疗癌症的组成方剂，临床上半枝莲的作用主要是清热解毒、化瘀利尿，可以治疗消化道的癌症、肝癌、肺癌以及子宫颈癌、乳腺癌、绒毛膜上皮癌等。白花蛇舌草在中药的功用是清热解毒、利尿消肿、活血止痛，在临床上它可以治疗各种肿瘤，特别是对于消化道肿瘤以及淋巴系统的肿瘤效果很好。且在此基础上，加入龙胆草以清肝泻火，同时告诫患者不要饮酒。

三诊来时，患者自述胸闷气短消失，口干渴明显好转，仍睡眠不佳，方中去巴戟天、淫羊藿等热性药物，加入首乌藤 10g、厚朴 10g，以对症调整患者肝肾不足所致的失眠。

王孟龙整理

17. 小柴胡汤化裁治疗消渴并胁痛

　　患者侯某某，男，52 岁，2021 年 6 月 21 日来诊，10 余年前无诱因出现口干渴，多饮多尿，既往曾口服盐酸二甲双胍片，后因服用二甲双胍后出现恶心、胃痛、腹泻等症状，自行停药，血糖控制不理想。现症见：口干渴，口苦，晨起口苦加重，多饮多尿，头晕，颈部不适，急躁易怒，进食油腻后出现右上腹时有疼痛，腰痛，双下肢麻凉，夜寐差，入睡困难，大便可。舌红，苔黄腻，脉弦滑。

　　辨证：肝木克土，脾不运化。

　　治则：抑肝扶脾，利湿降浊。

　　处方：

柴胡 10g，	黄芩 15g，	半夏 10g，	夏枯草 15g，
沙参 10g，	麦门冬 20g，	生地黄 15g，	玄参 20g，
黄连 10g，	肉桂 6g，	葛根 20g，	牛膝 10g，
炒白术 20g，	茯苓 10g，	薏苡仁 10g，	炮姜 10g，
乌梅 10g，	黄连 10g，	瓦楞子 20g，	白花蛇舌草 10g。

10 剂水煎，日 3 次，口服。

　　辨证思路：该患者为消渴病多年，且合并右上腹疼痛不适，进食油腻后加重，有胃部不适、反酸等症状，此为肝郁而克脾土，肝郁日久，郁而化火，而引下焦之火亦随之上炎，而成上热下寒之势。上热伤津，日久成消渴。西医同时诊断为"慢性胆囊炎"，治疗方式多为胆囊切除术，但术后易出现消化不良、胆汁反流等后遗症。慢性胆囊炎属中医学"胆胀""胁痛"范畴，中医病机多为肝郁气滞，小柴胡汤和解少阳，前文已叙述，故此处不再赘述，可用于治疗胆囊炎、胆石症等。因此治疗上，依然首选小柴胡汤加减，对症和解少阳，以除肝郁，治其根本，然后在该方中加入乌梅 10g、黄连 10g、肉桂 6g、炮姜 10g、白花蛇舌草 10g、瓦楞子 20g 等药物，以成乌梅丸化裁。乌梅丸方亦出自张仲景《伤寒论》，原主治蛔厥和久利，且其有寒热并用、辛开苦降、攻补兼施、有散有收，为治疗寒热错杂、上热下寒厥阴病之主方。后世医家在此理论基础上，衍生出乌梅丸法，包括对乌梅丸的加减及化裁，临床应用于多种疾病，无论外感六淫或内伤七情，常收良效。由于寒热错杂，相互搏结，影响胃肠气血之正常运行，常可发生脘腹疼痛、胀满等症。许多慢性胃肠疾患，如慢性萎缩性胃炎、慢性溃疡性结肠炎、消化道肿瘤等在其病变过程中常出现胃肠本身寒热夹杂或胃肠局部与全身的寒热错杂证候。如《灵枢·师传》云："胃中热，则消谷，令人悬心善饥，脐以上皮热；肠中热，则出黄如糜，脐以下皮寒；胃中寒，则腹胀；肠中寒，则肠鸣飧泄。胃中寒，肠中热，则胀而且泄；胃中热、肠中寒，则疾饥，小腹胀痛。"

乌梅丸配伍独特，寒温并用，辛开苦降，刚柔共济，有收有发，邪正兼顾，攻补兼施，体用同调，和水火而顺阴阳，契合厥阴病的基本病机。厥阴病本就为阴阳混淆、寒热错杂之证。正如《医宗金鉴》云："厥阴者，阴尽阳生之脏，与少阳为表里者也。邪至其经，从阴化寒，从阳化热，故其为病阴阳错杂、寒热混淆也。"乌梅丸虽为治疗蛔厥和久利之主方，但纵观其方配伍特点，临床运用并无拘泥于此。本着异病同治、审证求因的指导思想，凡寒热夹杂，上（胃）热下（肠）寒之证，都可考虑施以乌梅丸法。人体由于火热灼烧，长此以往而伤阴液，故入沙参、生地黄、玄参以滋养阴液，辅助灭火，并以葛根、牛膝，交通上下，以成周流循环。

二诊来时，患者口干渴，口苦好转，性急易怒有所缓解，但时觉焦虑，睡眠欠佳，故在原方基础上，加入桂枝 10g、白芍 20g、浮小麦 15g、煅磁石 20g、龙骨 15g、牡蛎 30g，合原方小柴胡汤则为柴胡桂枝龙骨牡蛎汤，方中柴胡归肝、胆经，具有疏肝解郁的功效。桂枝辛、甘、温，可入心经，具有温通血脉及利肝作用。《本草备要》言其"桂能平肝"，提示桂枝能利肝气。桂枝归为肝经，可调肝平风。龙骨、牡蛎入肝、胆经，具有重镇安神的功效；白芍归肝、脾经，具有养血、柔肝、平阳的作用，再入浮小麦，对证止汗，以制约桂枝解肌发汗之药性。

三诊来时，患者症状均好转，唯觉心烦，时有燥热，考虑该患上热下寒之势以调整，但有虚火未清而作祟，故原方去桂枝，以减少通阳之药性，加入牡丹皮 15g、地骨皮 15g，以清虚热。

王孟龙整理

18. 小柴胡汤化裁治疗消渴并肾病

患者魏某某，男，53 岁，2021 年 12 月 9 日来诊，3 年前无明显诱因出现口干渴，多饮多尿，现症见：口干渴，多饮多尿，每日饮水量可达 3500mL，双眼不适，视物模糊，偶见胸闷气短，胃部不适，神疲乏力，双手麻木，大便不成形。舌暗，苔白腻，脉沉。双尺无力。

辨证：脾肾不足，脾虚湿盛。

治则：健脾补肾，通郁降浊。

处方：

柴胡 10g，	黄芩 15g，	山萸肉 10g，	夏枯草 30g，
佛手 10g，	砂仁 10g，	小茴香 10g，	炒槟榔 10g，
半夏 10g，	苏梗 20g，	炒薏苡仁 30g，	菟丝子 10g，
丹参 20g，	炮姜 10g，	巴戟天 10g，	浙贝母 20g，
牡蛎 20g，	姜黄 10g，	木香 10g。	

10 剂水煎，日 3 次，口服。

辨证思路：糖尿病肾脏病是由糖尿病引起的慢性肾脏病，临床上以持续白蛋白尿或（和）肾小球滤过率进行性下降为特征，可进展为终末期肾脏病，是糖尿病最常见的微血管并发症之一，目前，西医治疗以控制血糖、血压、血脂、减少蛋白尿为主，包括生活方式干预、纠正脂质代谢紊乱、治疗肾功能不全并发症、透析等，尚未发现能够阻断该疾病进展的有效措施，中医药在减少尿蛋白、改善症状、保护肾功能、延缓疾病进展方面具有一定优势，并形成了独特的理论和诊疗体系。富红梅教授师从国医大师吕仁和先生，吕老认为，消渴病肾病的病位在肾，病性本虚标实、虚实夹杂，以正虚定证型，以标实定证候，分早中晚三期：早期普遍存在肾气不足，分为阴虚、阳虚或阴阳两虚三型，而气阴两虚最多见，血瘀、气滞、痰湿、热结、郁热、湿热六候，共三型六候；中期与早期相类，增加了水湿证、饮停证，共三型八候；晚期肾元虚衰，气血阴阳俱虚，损及五脏，增加了湿浊内留证、肝风内动证、浊毒动血证、浊毒伤神证，共三型十二候。以益气活血、散结消症为基本治法，吕老创新性地提出了"肾络微型症瘕"病理假说，经过团队多年的临床实践及基础研究，最终形成"肾络微型症瘕"病机理论——即消渴病日久，热伤气阴，痰、湿、热、郁、瘀互相胶结，初为瘕聚，终成症积，聚于肾之血络，形成"肾络微型症瘕"，导致肾体受损，肾用失司，发为水肿、尿中泡沫增多、乏力等，进一步发展可累及他脏，导致五脏俱病，肾元衰败，水湿浊毒泛滥，气血出入升降失常，发为关格危证。

本病例中，以小柴胡汤为主，同时加入苏梗、佛手、槟榔、薏苡仁以加强行气、健脾利湿之药性，并入丹参、牡蛎、浙贝母以活血消症，软坚散结，对症改善痰湿瘀血，对于肾虚，以菟丝子、巴戟天、山萸肉补肾，滋水以涵木，以肾精化肝阴，增强肝木之气，又恐药物性寒，故加入炮姜 10g、小茴香 10g 以对症减轻寒凉。

结语：《伤寒论》一百零一条云："伤寒中风，有柴胡证，但见一证便是，不必悉具。"字面意思，在有柴胡证的情况下，只需要有主症之一或一部分，不一定要具备所有脉症，即可按少阳病论治，及时予小柴胡汤治疗。众多医家不仅将该条文作为指导小柴胡汤应用的原则，并进一步将其扩展引申到其他方证中去，临床证实许多方剂都可通过"但见一证便是"这一法则进行应用，并且大多都有不错的效果。由此可见，小柴胡汤在临床中有广泛的应用价值。

对于消渴及其并发症的治疗，富红梅主任以肝为中心进行辨证，注重从肝、脾、肾三脏进行论治，同时涉及心、肺以及六腑。在辨脏腑的同时，亦注重六经辨证，进而再去结合脏腑、气血，共同辨证，注重整体思维，多维辨证。用方尤其推崇仲景《伤寒论》中的小柴胡汤，擅长抓住主症，认为现代人情志失调、肝郁气滞、肝郁化火，进而可能出现肝郁脾虚、木火刑金、肝肾阴虚等，以小柴胡汤和解少阳，调达肝气。肝郁日久，疏泄失常，而体内瘀浊阻滞，故在调理肝脾的基础上，注重化瘀，泄浊，以使人体气机得通，阴阳平衡。治病求本是中医学治疗疾病的指导思想，通过辨证，找到疾病病理变化的本质，即疾病的主要矛盾。纵观《伤寒论》中的辨证论治思想，找出引发疾病的根本原因，分析病情演变过程，在把握病变机制的基础上，提出有针对性的治疗措施，"观其脉证，知犯何逆，随证治之"就高度概括成了此中精神。中医治病主要不是着眼于病的异同，而是证的异同，相同的证，其本质特点相同，可用相同治法；不同的证，就必须用不同的治疗方法，即"证同治亦同，证异治亦异"。所以当不同的疾病，在其发展过程中，出现了相同的证候，可以采用同一方法治疗，即"异病同治"。因此认识小柴胡汤证，把握方药适用的病理基础，可将小柴胡汤灵活运用到具有相同主要矛盾的疾病中，以期达到执简驭繁的目的。

以上列举部分病案加以说明，以期为读者提供一定的思路。

王孟龙整理

19. 六味地黄汤治疗 2 型糖尿病周围神经病变

王某，男，62 岁，退休人员，2022 年 5 月 16 日初诊。既往"2 型糖尿病"病史 3 年。

主证：口干渴、多饮多尿。

伴随症状：2022 年 5 月初，患者出现双下肢麻凉疼痛，逐渐加重，始发时用手按摩 10 分钟后疼痛减轻，后来按摩无效，需用拳头用力捶打方可减轻，伴有阴部瘙痒。

治疗经过：患者 3 年前自测空腹血糖波动于 8～9mmol/L，餐后血糖波动于 12～14mmol/L，现应用盐酸二甲双胍 0.5g 日 3 次口服、阿卡波糖片 50mg 日 3 次餐时嚼服以联合控制血糖，目前血糖控制尚可。

现症见：口干渴、多饮多尿，时有头晕、耳鸣，双下肢麻凉疼痛，阴部瘙痒，睡眠较差，难以入眠，饮食尚可，大便干。

查体：即时血糖 8.2mmol/L，舌暗红，苔黄腻，脉象滑。

中医诊断：消渴。

辨证：阴虚内热，湿阻经络。

治则：滋阴清热，祛湿解毒，活血通络。

方剂：六味地黄汤合四妙勇安汤加减。

处方：

生地黄 20g，	知母 20g，	茯苓 10g，	泽泻 10g，
牡丹皮 10g，	当归 20g，	玄参 20g，	甘草 10g，
金银花 30g，	栝楼 20g，	丹参 20g，	栀子 20g，
鸡血藤 15g。			

二诊：上方服用 6 剂后麻凉疼痛感减轻，舌红苔黄，脉象沉滑，于上方加黄柏 10g、知母 10g、地肤子 20g。

三诊：上方服 10 剂后，麻凉疼痛感消失，阴部瘙痒也随之消失，遂以知柏地黄汤加减：山药 20g、牡丹皮 10g、茯苓 10g、山茱萸肉 10g、泽泻 10g、黄柏 10g、熟地黄 20g、知母 10g。调理两周，麻凉疼痛感未再发生。

辨证思路：糖尿病周围神经病变，属于中医"消渴""痿躄"范畴，其病机虽然复杂，但五脏热盛伤津、精气不能正常布化是本病之因，这与消渴五脏亏损、燥热内生的病机是一致的。治疗上以滋阴清热为主。本病为阴虚兼有湿热内蕴，故治宜滋阴清热利湿。

方中重用生地黄，清热凉血，养阴生津，主入心肝肾经，为君药。肾为水脏，肾元虚馁每致水浊内停，故又以泽泻利湿泄浊，阴虚阳失所制，故以牡丹皮清泄相火，茯苓淡渗脾湿，助泽泻以泄肾浊。方中金银花甘寒气清，尤善清热解毒，玄参性味苦甘咸寒而质润，长于清热凉血，泻火解毒，并能滋养阴液，散结软坚，既能清气分之热，又能解血分之毒，则清解热毒之力尤著，当归养血活血，既可行气血之凝滞、化瘀通脉而止痛，又合玄参养血滋阴而生新，生甘草既助清热解毒，又调和诸药。

二诊、三诊：知母苦、甘、寒，归肺、胃、肾经，有清热泻火、生津润燥的作用。知母能泻肺火而滋肾，故不仅能清实热，且可清虚热。在临床上多与黄柏同用，配入滋阴药中，如知柏地黄丸。李杲云："知母，其用有四：泻无根之肾火，疗有汗之骨蒸，止虚劳之热，滋化源之阴。"黄柏苦、寒，归肾、膀胱经。功效为清热燥湿，泻火解毒，能清下焦湿热。两药相合能清泄肾与膀胱之热，用于治疗湿热淋证、阴虚火旺之证。正如《景岳全书·本草正·山草部》所云："古书言知母佐黄柏滋阴降火，有金水相生之义。盖谓黄柏能制膀胱、命门阴中之火，知母能消肺金，制肾水化源之火，去火可以保阴，是即所谓滋阴也。"清相火尚需要清君火，常可配合黄连，效果更佳。

神经系统并发症可累及经系统任何一部分。病因复杂，可能涉及大血管和微血管病变、代谢因素、自身免疫机制以及生长因子不足等。

（1）中枢神经系统并发症：①伴随严重 DKA、高渗高血糖状态或低血糖症出现的神志改变。②缺血性脑卒中。③脑老化加速及老年性痴呆等。

（2）周围神经病变：①远端对称性多发性神经病变是最常见的类型，以手足远端感觉运动神经受累最多见。通常为对称性，典型者呈手套或袜套式分布；下肢较上肢严重，先出现肢端感觉异常，可伴痛觉过敏、疼痛；后期感觉丧失，可伴运动神经受累，手足小肌群萎缩，出现感觉性共济失调及神经性关节病（Charcot 关节）。腱反射早期亢进、后期减弱或消失，音叉震动感减弱或消失。电生理检查可早其期发现感觉和运动神经传导速度减慢。②局灶性单神经病变：可累及任何颅神经或脊神经，但以动眼、正中及腘神经最常见，一般起病急，表现为病变神经分布区域疼痛，常是自限性。③非对称性的多发局灶性神经病变：指同时累及多个单神经的神经病变。④多发神经根病变（糖尿病性肌萎缩）：最常见为腰段多发神经根病变，典型表现为初起股、髋和臀部疼痛，后骨盆近端肌群软弱、萎缩。

秦小然整理

20. 真武汤加减治疗消渴肾病（肾功能异常）

李某，女，65 岁。2020 年 3 月 18 日因"口干渴、多饮多尿 20 年，下肢浮肿 2 年，加重伴尿少 1 月"前来就诊。患者"糖尿病"病史 20 年，间断双下肢浮肿 2 年。1 个月前在当地医院查血肌酐 132μmol/L，尿蛋白（2+），诊断为"2 型糖尿病肾病"，经相关治疗后（具体治疗方案不详），效果不佳，故来我院就诊。现症见：口干口渴，多饮，周身乏力，活动后汗出，面浮肢肿，畏寒肢冷，头晕，纳差，睡眠差，大便干，小便灼热量少，夜尿频。舌质暗红，苔黄腻，脉弦滑。

既往史：高血压病史 20 年，2 型糖尿病视网膜病变 5 年。

查体及辅助检查：BP：160/80mmHg，BMI=29.3kg/m^2。双下肢凹陷性水肿，指压（+）。空腹血糖 8.2mmol/L。肾功能：BUN：13.2mmol/L，CRE：145μmol/L。尿常规：白细胞 512/μL，尿蛋白（2+）。

中医诊断：消渴（气阴两虚夹瘀），消渴肾病（脾肾阳虚，湿热浊毒内蕴）。

西医诊断：2 型糖尿病，糖尿病肾病（慢性肾功能不全 CKD3 期）。

治则：清热利湿，化浊解毒保肾。

处方：
肉桂 6g，	土茯苓 10g，	白术 10g，	白芍 10g，
厚朴 10g，	白茅根 10g，	茯苓 10g，	黄芪 20g，
黄柏 20g，	白头翁 10g，	枳壳 10g，	泽泻 10g，
通草 10g，	马齿苋 10g，	栝楼 20g，	党参 10g，
大黄 6g，	车前子 10g，	炮姜 5g，	白花蛇舌草 10g。

上方 7 剂，水煎服。

二诊：患者来诊，述口干口渴较前好转，体力增加，面浮肢肿减轻，畏寒肢冷减轻，睡眠略有好转，头晕纳差，大便干，小便灼热感、夜尿频症状消失，尿量增加，舌质暗红，苔薄黄微腻，脉弦滑。复查尿常规：尿蛋白（2+）。上方加陈皮 10g、鸡内金 10g、当归 20g、肉苁蓉 10g、淫羊藿 10g、玄参 20g、金银花 20g、丹参 20g。上方 7 剂，水煎服。

三诊：患者述口干口渴基本消失，畏寒肢冷明显缓解，仍觉周身乏力，偶有头晕耳鸣，腰部隐隐酸痛，面浮薄白，脉弦滑。肢肿明显减轻，纳差，睡眠可，大便干，小便尚可，舌质淡，体胖大，边有齿痕，苔薄白，脉弦滑。上方加杜仲 10g、续断 10g、徐长卿 30g、牛膝 10g、熟地黄 20g。上方 7 剂，水煎服。

四诊：患者来诊，述体力明显增加，食欲转佳，畏寒肢冷、面浮肢肿基本消失，睡眠好转，大便干，夜尿次数明显减少。舌质暗红，苔薄白而干，脉弦细无力。复查尿常规：尿蛋白（+）。

处方：
黄芪 20g，	党参 10g，	白术 10g，	当归 20g，
玄参 20g，	赤芍 10g，	藿香 20g，	佩兰 20g，
大黄 6g，	厚朴 10g，	茯苓 10g，	牛膝 10g，
丹参 20g，	熟地黄 20g，	陈皮 10g，	甘草 10g，
金银花 10g。			

上方 7 剂，水煎服。

后续随诊，患者述口干好转，体力增加，食欲转佳，畏寒肢冷、面浮肢肿基本消失，睡眠好转，大便干，夜尿1次。舌质暗红，苔薄白而干，脉弦细无力。复查血 CRE98μmol/L，尿蛋白（+）。空腹血糖 6.1mmol/L，血压 130/70mmHg，双下肢水肿消失。随访1年后血 CRE 水平基本正常，尿蛋白（±）。

辨证思路： 消渴病机主要在于阴津亏损，燥热偏盛，阴虚为本，燥热为标。两者互为因果，阴愈虚则燥热愈盛，燥热愈盛则阴愈虚。肺、胃、肾为主要病变脏腑，尤以肾为关键。三脏之中，既互相影响又有所偏重。如《医学纲目·消瘅门》说："盖肺藏气，肺无病则气能管摄津液之精微，而津液之精微者收养筋骨血脉，余者为溲。肺病则津液无气管摄，而精微者亦随溲下，故饮一溲二。"肺为水之上源，敷布津液，燥热伤肺，则津液不能敷布而直趋下行，随小便排出体外，故小便频数量多；肺不布津则口渴多饮。胃主腐熟水谷，脾主运化，为胃行其津液。燥热伤脾胃，胃火炽盛，脾阴不足，则口渴多饮，多食善饥；脾气虚不能转输水谷精微，则水谷精微下流注入小便，则小便味甘；水谷精微不能濡养肌肉，则形体日渐消瘦。肾为先天之本，寓元阴元阳，主藏精。肾阴亏虚则虚火内生，上燔心肺则烦渴多饮，中灼脾胃则胃热消谷。肾失濡养，开阖固摄失权，则水谷精微直趋下泄，随小便而排出体外，故尿多味甜。病变脏腑常相互影响，如肺燥津伤，津液敷布失调，可导致脾胃失去濡养，肾精不得滋助；脾胃燥热偏盛，上可灼伤肺津，下可耗伤肾阴；肾阴不足则阴虚火旺，亦可上灼肺胃，终致肺燥胃热肾虚，故"三多"之症常可相互并见。

《证治准绳·消瘅》对三消的临床分类做了规范："渴而多饮为上消（经谓膈消），消谷善饥为中消（经谓消中），渴而便数有膏为下消（经谓肾消）。"消渴病日久，易发生以下病变：一是阴损及阳，导致阴阳俱虚。阴虚为本，燥热为标是消渴基本病机特点，由于阴阳互根，若病程日久，阴损及阳，可致阴阳俱虚，其中以肾阳虚及脾阳虚较为多见。严重者可因阴液极度耗损，虚阳浮越，而见烦躁、头痛、呕恶、呼吸深快等症，甚则出现昏迷、肢厥、脉细欲绝等阴竭阳亡危象。二是病久入络，血脉瘀滞。消渴病是一种病及多个脏腑的疾病，气血运行失常，阴虚内热，耗伤津液，又可导致血行不畅、血脉瘀滞。现代研究证明，消渴病多种并发症的发生与血瘀密切有关。

本病案患者，贯穿疾病发展的主线为脾肾阳虚。辨证要点为浮肿、尿浊、乏力、眩晕、腰酸、畏寒等症。治疗原则为驱毒外出、宿邪缓攻。具体治法为解毒通络，温阳补肾法，对于兼夹证如湿热、浊毒、血瘀等随症加减。应用方剂为真武汤加减。方中肉桂辛热，主入心肾，能温壮肾阳，散寒止痛，为君药。茯苓淡渗利水，协君药以温阳散寒，化气行水，为臣药。白术苦甘而温，健脾燥湿，白芍酸而微寒，敛阴缓急而舒筋止痛，并利小便，且监制附子之温燥，为佐药。党参、黄芪健脾益气解毒，茯苓、车前子、泽泻利水消肿解毒，丹参活血利水通络，大黄、厚朴、枳壳解毒通便。加土茯苓、白茅根、黄连、白花蛇舌草等以清热利湿、解毒通络。二诊由于病机的变化，辨证为脾肾阳虚，湿浊瘀互结，故加肉桂、陈皮、鸡内金、当归、肉苁蓉、玄参、双花、丹参、肉苁蓉、淫羊藿温补肾阳。三诊渐去标实，本虚渐显，辨证为脾肾阳虚，浊瘀内停，腰部隐隐作痛，故加杜仲、续断、徐长卿、牛膝、熟地黄。四诊正虚邪恋，结合症舌脉，辨证为气阴两虚，瘀毒未净，予益气养阴、化瘀解毒方药，获效显著。

真武汤适用于脾肾阳虚，水饮内停证。临床当以小便不利，肢体沉重或浮肿，苔白不渴，脉沉为用方依据。在现代运用中，常用于慢性肾炎、肾病综合征、尿毒症、肾积水、肾结石、心力衰竭、心律失常、梅尼埃病等证属阳虚水饮内停者。

糖尿病肾病是导致终末期肾衰的常见原因，是 T1DM 的主要死因；在 T2DM，其严重性仅次于心、脑血管疾病。常见于病史超过 10 年的患者。病理改变有 3 种类型：①结节性肾小球硬化型，有高度特异性；②弥漫性肾小球硬化型最常见，对肾功能影响最大，但特异性较低，类似病变也可见于系膜毛细血管性肾小球肾炎和系统性红斑狼疮等疾病；③渗出性病变，特异性不高，也可见于慢性肾小球肾炎。肾活检所见组织学改变与临床表现和肾功能损害程度缺乏恒定的相关性。

秦小然整理

21 小陷胸汤加减治疗初发 2 型糖尿病

李某，男，35 岁。因"口干渴，多饮、多尿 1 年，加重 1 个月"于 2020 年 6 月 20 日前来就诊。现症见：口干渴，多饮、多尿，周身乏力，腰膝酸软，手足心热，大便干，近 1 年体重下降 10kg，舌质暗红，中有裂纹，苔黄腻，脉滑数。

既往史：否认既往病史。

查体及辅助检查：患者形体肥胖，腹部膨隆。BMI=27.15kg/m^2，腰围：110cm，空腹血糖：10.5mmol/L，糖化血红蛋白：7.5%，尿糖（3+），肝功示：ALT65U/L，AST：52U/L，TG：2.9mmol/L。

中医诊断：消渴（痰瘀阻络）。

西医诊断：2 型糖尿病。

处方： 黄连 10g，　　半夏 10g，　　栝楼 20g，　　乌梅 10g，

当归 20g，　　桂枝 10g，　　黄连 10g，　　葛根 10g，

知母 20g，　　生地黄 20g，　　干姜 5g，　　山萸肉 10g，

牛膝 10g，　　丹参 20g，　　大黄 5g，　　生石膏 10g（先煎）。

7剂，水煎服。

嘱患者服药期间配合饮食运动疗法，饮食清淡，多食绿叶蔬菜，少食油腻食物，每天饭后适量运动1小时，以微微汗出为度。

二诊： 患者来诊，自述口干渴，多饮、多尿症状略有缓解，仍周身乏力，腰膝酸软，手足心热，大便干，舌质暗红，中有裂纹，苔黄腻，脉滑数。体重下降约2kg。空腹血糖9.5mmol/L，尿糖（2+）。续用前方7剂，水煎服。

三诊： 患者来诊，述口干、多饮、多尿有所缓解，大便正常，周身乏力略有好转，腰膝酸软，手足心热，舌质暗红，中有裂纹，苔薄黄微腻，脉滑数。空腹血糖8.8mmol/L，前方去生地黄、丹参、大黄，加枸杞子20g、女贞子10g、黄芪10g、黄芩15g。上方7剂，水煎服。后续随诊，患者无口干、多饮、多尿症状好转，体力正常，无手足心热，腰酸明显好转，舌淡红，苔薄白，脉缓。空腹血糖6.8mmol/L，糖化血红蛋白6.9%。BMI=23.6kg/m^2，腰围90cm。复查肝功能、血脂均正常。嘱其继续加强饮食运动疗法，微信随访半年，复查糖化血红蛋白6.2%。血糖始终维持在5～7mmol/L。

辨证思路：《素问·奇病论》首先提出消渴之名。根据病机及症状的不同，《内经》还有消瘅、肺消、膈消、消中等名称的记载，认为五脏虚弱、过食肥甘、情志失调是引起消渴的原因，而内热是其主要病机。基于古人对肥胖的认识提出了"苦酸通调"之法则治疗消渴。

本病案患者因过食肥甘厚味，损伤脾胃，脾胃运化失职，湿浊内停，积聚体内，瘀久成膏脂，肥胖由此而生。日久则脾气虚弱，有形之浊气不去，形体失养，导致形盛气衰，消渴乃生。方用乌梅丸合小陷胸汤加减。其中黄连为君，其性味苦寒，清泄实火，使火邪去而不消灼津液。乌梅其性味酸、涩，平，以黄连泻壮火，以乌梅之酸以生津，合黄连酸苦为阴，苦酸相伍以制甜。大黄其性味苦寒，大黄合乌梅之苦酸并用，泄热保阴。佐以半夏、栝楼、干姜。栝楼性味甘寒，为甘寒滑润之品，清热涤痰，宽胸散结，且具润燥滑肠之功，可开痰火下行之路而畅气机，黄连味苦性寒，泻热降火，清心除烦，助栝楼泄热降浊，半夏苦辛温燥，化痰降逆，开结消痞，助栝楼涤痰宽胸。半夏与黄连并用，辛开苦降，通畅气机，干姜性味辛热，以辛温之半夏辛通入络，合黄连辛开苦降，升降中焦气机，使清升浊降，阴阳枢机调畅，郁滞得除，脏腑气化功能恢复正常，消渴可止

也。干姜之辛热亦可反佐黄连、大黄之苦寒，配合半夏、栝楼共奏化痰之功。

此案证属脾气壅滞，痰瘀阻络。一诊时采用中药汤剂口服配合饮食运动疗法，小陷胸汤加减，以化痰祛瘀理气。方中重用黄连，配伍乌梅，两者一苦一酸，取其苦酸制甜。二诊、三诊时热象已有所缓解，且大便已正常，故去大黄、丹参。患者舌苔提示湿象仍明显，故去生地黄，加用枸杞子、女贞子以补肾，取金水相生之意。黄芪取其气行则津液得行，痰湿乃除，瘀血亦除。加用黄芩，能泻上焦肺火，使津液得以输布。

本病生活调摄具有十分重要的意义，节制饮食具有基础治疗的重要作用。在保证机体合理需要的情况下，应限制粮食、油脂的摄入，忌食糖类，养成定时定量进餐的习惯。戒烟酒、浓茶及咖啡等。保持情志平和，生活起居规律。现代研究认为瘀血是贯穿糖尿病发病始终的重要病机，因此，可以在原有消渴病机"阴虚为本，燥热为标"的基础上，补充"瘀血为患"。血管损害是糖尿病多种并发症的病理基础，如糖尿病眼底病变、糖尿病脑血管病变、糖尿病心血管病变、糖尿病肾病等，其中医病机以血脉涩滞，瘀血痹阻为核心，活血化瘀是防治糖尿病并发症的关键。对于消渴病的多种并发症，可以辨证施治为主，适当配伍活血化瘀药物或方剂，以提高疗效。

近年临床研究证实：使新诊断的糖尿病患者达到良好血糖控制可延缓糖尿病微血管病变的发生、发展；早期有效控制血糖可能对大血管有较长期的保护作用（代谢记忆乙效应）；全面控制 T2DM 的危险因素可明显降低大血管和微血管病变的发生风险和死亡风险。早期良好控制血糖尚可保护 β 细胞功能以及改善胰岛素敏感性。故糖尿病管理须遵循早期和长期、积极而理性、综合治疗和全面达标、治疗措施个体化等原则。糖尿病综合管理 5 个要点（有"五驾马车"之称）：糖尿病教育、医学营养治疗、运动治疗、血糖监测和药物治疗。

秦小然整理

 玉屏风散合当归六黄汤加减治疗 2 型糖尿病泌汗异常

王某，女，75 岁。2020 年 10 月 25 日因"口干渴、多饮多尿 5 年，汗多 2 个月"前来就诊。患者"2 型糖尿病"病史 5 年，3 年前开始应用胰岛素治疗，现应用门冬胰岛素注射液早 20U、午 10U、晚 10U 皮下注射，配合德谷胰岛素注射液 20U 睡前皮下注射。餐后血糖波动在 7 ~ 11mmol/L。2 个月前因情绪变化，出现汗出，汗出如珠，头面部明显，多在清晨 5—7 时出现。当时自测空腹血糖波动在 6～8mmol/L，无低血糖发生。多次服用西药未见明显好转，5 天前汗出症状加重，伴心烦不寐，情绪不宁，口干口苦咽干。现症见：口干口苦咽干，周身乏力，每日 5—7 时汗出，严重时汗出如珠，心烦易怒，纳差，睡眠差，难以入睡，大便干燥，小便黄，舌质暗红，苔白腻，舌根部黄，脉弦滑。

既往史： 冠心病病史 20 年，高血压病史 5 年，BP：160/80mmHg，BMI=28kg/m²。测空腹血糖：8.1mmol/L，糖化血红蛋白：7.8%。肝、肾功能未见明显异常。

中医诊断： 消渴（气阴两虚夹瘀），自汗（肺卫不固，邪入少阳）。

西医诊断： 2 型糖尿病，2 型糖尿病泌汗异常。

治则： 和解少阳，固表止汗。

处方： 黄芪 20g，　　当归 20g，　　生地黄 20g，　　黄连 10g，
　　　　　黄芩 15g，　　熟地黄 20g，　　白术 10g，　　防风 10g，
　　　　　桂枝 10g，　　白芍 20g，　　龙骨 10g，　　牡蛎 20g，
　　　　　山萸 10g，　　麦门冬 20g，　　玄参 20g。

7 剂，水煎服。

二诊： 患者来诊，述口干渴、周身乏力有所缓解，每日 5—7 时仍定时汗出，汗出恶风，周身乏力、酸楚，时寒时热，心烦，睡眠较前有所好转。考虑患者年老，且 2 型糖尿病日久，脏腑亏虚，肺脾肾不足，致腠理疏松，营卫不和，营阴外泄。治以调和营卫，固涩敛汗。

处方： 女贞子 10g，　　黄芪 20g，　　桂枝 10g，　　炙甘草 10g，
　　　　　麻黄根 10g，　　龙骨 10g，　　白芍 10g，　　浮小麦 10g，
　　　　　五味子 10g，　　沙参 10g，　　牡蛎 20g，　　枸杞子 10g，
　　　　　栀子 10g。

7 剂，水煎服。

三诊： 患者来诊，述汗出缓解较前明显，体力较前有所增加，心烦不寐好转，仔细询问患者，考虑为病程日久，肺卫不固，邪入少阳所致。续用前方，7 剂，水煎服。患者汗出明显减少，继服 7 剂症状基本好转。嘱其节饮食，畅情志，避风寒。后续随访，无汗出。

辨证思路：《内经》中，即对汗的生理及病理有相当认识，指出汗液为血液所化生，为心所主。《灵枢·五癃津液别》曰："天暑衣厚则腠理开，故汗出……天寒则腠理闭，湿不行，水下流于膀胱，则为溺与气。"《三因极一病证方论·自汗证治》对自汗、盗汗进行了鉴别，"无问昏醒，浸浸自出者，名曰自汗；或睡

着汗出，即名盗汗，或云寝汗。若其饮食劳役，负重涉远，登顿疾走，因动汗出，非自汗也"。虚证治以益气养阴、补血、调和营卫，实证当清肝泄热、化湿和营，虚实夹杂者，辨证施治。

本病案一诊时考虑患者肺卫不固，常规方选玉屏风散合当归六黄汤加减，治以益气养阴，固表止汗。二诊时考虑老年人糖尿病日久，脏腑亏虚，肺脾肾不足，致腠理疏松，营卫不和，营阴外泄，治以调和营卫，固涩敛汗，方选桂枝加龙骨牡蛎汤加减。方中重用黄芪，入肺经补肺气，固表止汗，为君药，5—7时属卯时，在脏腑中属于大肠经，大肠经旺于卯时，黄芩入大肠经，泻大肠之火，柴胡入肝胆经，透泄与清解少阳之邪，并能疏泄气机之有滞，使少阳之邪得以疏散，得黄芩清热，两者相配伍，而达到和解少阳的目的，白术、防风益气健脾，助黄芪培土生金，固表止汗，黄芪得防风，则固表而不留邪，防风得黄芪，则祛邪而不伤正。当归、生地黄、熟地黄同用，入肝肾以养血滋液，育阴制火，黄芩、黄连、黄柏合用以泻火除烦，坚阴止汗，育阴清热。黄芪与当归、熟地黄相合益气养血，使气血充足则腠理固密，汗不易泄，合三黄扶正泻火，使火不内扰，阴守而汗止，枸杞子、山萸肉益气敛阴，地骨皮清泻热，龙骨及牡蛎益阴潜阳，固涩止汗，卯时肾经最衰，卫阳根于肾阳，肾阳不足则卫阳不固，故加入当归取其血能养气之意，又有润肠通便之功，炙甘草调和诸药。全方共奏和解少阳，固表止汗之功。此患者汗证既有消渴日久之虚热，又有情志不畅，气郁化火之实热，致使津液外泄。汗证的病机关键是腠理不固，玄府开张。中医认为，汗液是由阳气蒸腾，阴液从玄府排出的津液。

玉屏风散与桂枝汤均可用治表虚自汗，然玉屏风散证之自汗，乃卫气虚弱，腠理不固而致；桂枝汤证之自汗，因外感风寒，营卫不和而致。故本方功专固表止汗，兼以祛风；而桂枝汤则以解肌发表，调和营卫取效。正如吴昆（《医方考》）所言："是自汗也，与伤风自汗不同，伤风自汗，责之邪气实；杂证自汗，责之正气虚。虚实不同，攻补亦异。"

当归六黄汤主要用于结核病、甲状腺功能亢进、干燥综合征、白塞综合征、更年期综合征、糖尿病等以发热、盗汗为主证属阴虚火扰者。阴虚火不甚者，或脾胃虚弱者，均不宜使用本方。

80%的糖尿病患者有不同程度的自主神经受损，可以发生在糖尿病的任何时期，但最易发生在病程较长及血糖控制不良的患者中。交感神经和副交感神经，有髓纤维和无髓纤维均可受累。影响到心脏、血管及汗腺自主神经时出现汗腺分泌异常、血管舒缩功能不稳定，表现为四肢发冷、多汗或少汗、皮肤干燥。

秦小然整理

23 右归饮加减治疗瘿病（桥本甲状腺炎甲减期）

余某，男，28岁，职员。2020年11月25日，因"间断颜面部浮肿、乏力1年，加重伴颈前肿大7天"前来就诊。患者1年前无明显诱因出现颜面部浮肿、乏力，于本地医院就诊，查甲功五项后诊断为"甲状腺功能减退症"，予左甲状腺素钠片口服，起始剂量为50μg，逐渐加量至100μg，症状好转，3个月前自行停药。7天前上述症状再次加重并伴有颈前肿大，就诊于本地医院，查甲功五项提示甲减，继续予左甲状腺素钠片50μg，日1次口服，症状缓解不明显，今为求系统治疗来我院门诊。现症见：周身乏力，畏寒肢冷，精神倦怠，胸闷气短，纳差，多寐，尿频，大便干，2~4日一行。舌质暗红，舌体胖大，边有齿痕，苔薄白，脉沉缓无力。

查体：浅表淋巴结无肿大，颜面部浮肿，眼睑浮肿，双眼突出，眼裂不增宽，甲状腺Ⅱ度肿大，质韧，活动度良好，无触痛，无颈静脉怒张，双手震颤（−），双下肢无水肿。P：60次/分，BP：100/70mmHg。甲状腺功能五项：TSH1：10mU/L，FT3：0.42pmol/L，FT4：0.32pmol/L，A−TG：808.1U/L，TMAb：610.0U/L。

中医诊断：瘿病（脾肾阳虚）。

西医诊断：桥本甲状腺炎（甲减期）。

治则治法：健脾温肾。

处方：

熟地黄20g，	山药10g，	山茱萸10g，	枸杞子10g，
菟丝子10g，	当归20g，	巴戟天10g，	肉苁蓉10g，
黄芪20g，	泽泻10g，	升麻10g，	肉桂5g，
干姜5g，	甘草10g。		

7剂，水煎服。

嘱患者继续左甲状腺素钠片100μg，日1次口服。患者低碘饮食，择日复查甲状腺彩超、甲功常规、心电图等。

二诊：患者颜面部浮肿、眼睑浮肿、乏力、畏寒较前减轻，颈前肿大，精神倦怠，胸闷气短，偶有心前区不适，纳差，多寐，尿频，大便干，2~3日一行。舌质暗红，舌体胖大，有齿痕，苔薄白，脉沉缓。患者症状好转，继服上方7剂，水煎服。心电图示：窦性心律过缓，T波改变。

三诊：患者颜面部浮肿、眼睑浮肿明显好转，颈前肿大、畏寒肢冷、精神倦怠明显好转，无胸闷气短、心前区不适症状，仍时有乏力，二便正常。患者仍觉周身乏力，停用汤药，嘱患者予黄芪20g、枸杞子10g、桑葚10g、鹿茸片

1片代茶饮，以益气养阴，佐以壮肾阳、益精血。改左甲状腺素钠片维持50μg，日1次口服。1个月后复查甲功。后续随诊，患者无颜面部浮肿、颈前肿大、畏寒肢冷、精神倦怠症状，无胸闷气短、心前区不适症状，仍时有周身乏力，饮食及睡眠尚可，二便正常。BP：125/70mmHg，心率65次/分。甲状腺功能正常。后微信随访5个月，患者后无颜面部浮肿、周身乏力、畏寒肢冷、胸闷气短等症状，饮食及睡眠可，二便正常。病情稳定。

　　辨证思路：瘿病是由于情志内伤、饮食及水土失宜，以致气滞、痰凝、血瘀壅结颈前所引起的以颈前喉结两旁结块肿大为主要临床特征的一类疾病。古籍中有瘿、瘿气、瘿瘤、瘿囊、影袋等名者。《圣济总录·瘿瘤门》根据病因的不同分为石瘿、泥瘿、劳瘿、忧瘿、气瘿。治以实则泻之，虚则补之。

　　瘿病的病机关键是长期营精不足，气、火、痰、瘀结。主要病变在肝脾，与心有关。患者起病较缓，主要表现为颜面部浮肿，乏力，颈前肿大的瘰疬类疾病，可诊断为"瘿痨"。患者气血凝滞颈前，故见颈前肿胀，脾阳亏虚，不能运化水谷，助长体力，故畏寒肢冷，周身乏力，精神倦怠，脾虚湿盛，故见胸闷气短、纳差、多寐，阳虚水泛，故见颜面部水肿，肾阳虚故见尿频，阳虚不化津故见大便干。舌质暗红，舌体胖大，有齿痕，苔薄白，脉沉缓无力均为脾肾阳虚之象。

　　方用右归饮加减，方中肉桂辛热入肾，温壮元阳，补命门之火，熟地黄、山茱萸、枸杞子、山药皆甘润滋补之品，可滋阴益肾，养肝补脾，填精补髓，与肉桂相伍有"阴中求阳"之功，菟丝子、巴戟天补肝肾，强腰膝，当归养血和血，以使精血互化，甘草调和诸药，为使药。配以泽泻，意在补中寓泻，以补而不腻，加黄芪补益元气，升麻升举阳气。诸药合用，补肾之中兼顾养肝益脾，使肾精得充而虚损易复，温阳之中参以滋阴填精，则阳得阴助而生化无穷。后续以黄芪、枸杞子、桑葚、鹿茸片代茶饮，以益气养阴，佐以壮肾阳、益精血，巩固疗效。

　　右归丸乃肾气丸去"三泻"（泽泻、牡丹皮、茯苓）之品，再加温肾益精之鹿角胶、菟丝子、杜仲、枸杞子、当归而成，由于聚补肾群药，纯补无泻，故益肾壮阳之力颇著，为填精温肾之峻剂，用于精气俱亏，命门火衰证。而肾气丸立意在于"少火生气"，且补中寓泻，补力平和，宜于肾中阳气不足而兼水湿、痰饮内停之证。本方补阳药中配伍补阴之品，以收"阴中求阳"之功；所用诸药纯补无泻，而成益肾壮阳之剂。本方立法在于"益火之原，以培右肾之元阳"（《景岳全书》），故以"右归丸"名之。本方与右归丸均为温补肾阳名方，右归饮尚有一味甘草，补脾和中之力略胜，右归丸则增鹿角胶、菟丝子、当归，温肾益精之功较著。二方虽同具温补肾阳，填精补血之功，但所治肾阳虚衰证候有轻重之别。

甲减在临床上多属于脾肾阳虚证，其发生发展过程通常是由轻到重动态变化，根据病情轻重，临床中温补脾肾之剂中可酌加益气养血之品。桥本甲状腺炎在某一阶段可表现为甲亢或甲减，预后较好，但患者需坚持用药，及时复查甲功，不可自行停药导致病情反复。

本病发展缓慢，病程较长，早期可无症状，当出现甲状腺肿时，病程平均达2～4年。常见全身乏力，许多患者没有咽喉部不适感，10%～20%患者有局部压迫感或甲状腺区的隐痛，偶尔有轻压痛。

甲状腺多为双侧对称性、弥漫性肿大，峡部及锥状叶常同时增大，也可单侧性肿大。甲状腺往往随病程发展而逐渐增大，但很少压迫颈部出现呼吸和吞咽困难。触诊时，甲状腺质地韧，表面光滑或细沙粒状，也可呈大小不等的结节状，一般与周围组织无粘连，吞咽运动时可上下移动。颈部淋巴结一般不肿大，少数病例也可伴颈部淋巴结肿大，但质软。

秦小然整理

24. 内消瘰疬丸加减治疗瘿病（甲状腺功能亢进）

徐某，女，30岁，职员。2020年11月6日，因"发现颈前双侧肿大伴心悸，烦躁6个月，加重3天"前来就诊。患者6个月前发现颈前双侧轻度肿大，伴心悸、烦躁等症状，未予重视及治疗。3天前因劳累后上述症状加重，今为求系统治疗来我院就诊。现症见：心悸，烦躁，五心烦热，自汗，眼球略突出，时有双手颤抖，急躁易怒，疲乏无力，多食易饥，睡眠不佳，小便尚可，大便稀，每日2～3次。舌质红，苔黄腻，脉弦数。

查体：P：99次/分，BP：141/92mmHg。双眼球轻度突出，甲状腺Ⅱ度肿大，双侧对称，质软。双手震颤。甲状腺功能五项示：TSH：0.13μU/mL，FT4：32.05pmol/L，FT3：10.51pmol/L，A-TPO：79.3U/mL，A-TG：248.6U/mL。血常规、肝功未见明显异常。

中医诊断：瘿病（肝火旺盛）。

西医诊断：甲状腺功能亢进。

治则治法：养阴清火，化痰散结。

处方：夏枯草 20g，　　玄参 20g，　　天花粉 10g，　　麦门冬 20g，
　　　　首乌藤 10g，　　天冬 10g，　　沙参 10g，　　生地黄 20g，

龙胆草 10g,	桔梗 10g,	连翘 10g,	龙骨 10g,
川贝母 10g,	知母 20g,	黄芩 20g,	牡蛎 20g,
酸枣仁 20g,	丹参 20g,	白芍 10g,	甘草 10g。

7 剂，水煎服。

二诊：患者来诊，述心悸、五心烦热明显缓解，自汗、急躁易怒、烦躁有所减轻，双手颤抖略有好转，仍自觉疲乏无力，眼球突出，多食易饥，睡眠好转，二便正常，舌质红，苔薄黄，脉弦。原方减酸枣仁、首乌藤，加石膏 10g、栀子 10g 以清热，加黄芪 20g、熟地黄 20g 以补气，滋养精血。上方 7 剂，水煎服。

三诊：患者诉心悸、五心烦热较前明显减轻，无自汗，急躁易怒明显好转，情绪可以控制，眼球突出，双手颤抖症状明显好转，疲乏无力缓解，多食易饥较前明显改善，睡眠尚可，二便正常，舌质淡红，苔薄脉和缓。二诊方减去石膏，改黄芩 10g，患者无明显多食易饥，减少清热药物用量，以防过用伤正，加鳖甲 30g，以增强活血消癥、软坚散结之功。上方 7 剂，水煎服。后续随访，患者眼球突出减轻，余症均缓解，舌质淡红，苔薄白，脉和缓。甲状腺Ⅰ度肿大，双侧对称，质软，无压痛。P：72 次 / 分。双眼球轻度突出，手指无震颤。

辨证思路：本病临床表现主要由循环中甲状腺激素过多引起，其症状和体征的严重程度与病史长短、激素升高的程度和患者年龄等因素相关。症状主要有：易激动、烦躁失眠、心悸、乏力、怕热、多汗、消瘦、食欲亢进、大便次数增多或腹泻、女性月经稀少。少数老年患者高代谢症状不典型，相反表现为乏力、心悸、厌食、抑郁、嗜睡、体重明显减少，称之为"淡漠型甲亢"。

《三因极一病证方论·瘿瘤证治》提出瘿病可分为石瘿、肉瘿、筋瘿、血瘿、气瘿。《外科正宗·瘿瘤论》指出瘿瘤主要由气、痰、瘀壅结而成，采用的主要治法是"行散气血""行痰顺气""活血散坚"。《杂病源流犀烛·颈项病源流》指出，瘿又称为瘿气、影袋，多因气血凝滞，日久渐结而成。根据瘿病的临床表现，西医学中的单纯性甲状腺肿、甲状腺功能亢进症、甲状腺炎、甲状腺腺瘤、甲状腺癌等均属于本病范围。忿郁恼怒或忧愁思虑日久，肝气失于条达，气机郁滞，则津液不得正常输布，易于凝聚成痰，气滞痰凝，壅结颈前，则形成瘿病。正如《诸病源候论·瘿候》说"瘿者，由忧恚气结所生""动气增患"。《重订严氏济生方·瘿瘤论治》说："夫瘿瘤者，多由喜怒不节，忧思过度，而成斯疾焉。大抵人之气血，循环一身，常欲无滞留之患，调摄失宜，气凝血滞，为瘿为瘤。"

气、痰、瘀壅结颈前是瘿病的病机关键。瘿气的主要病机是忧愤郁怒，情志内伤，痰气壅结，郁久化火，火旺伤阴。心火亢盛、心阴亏虚致烦热、心悸、失眠、多汗，肝火偏旺、风阳内盛则致急躁易怒、眼球突出、手指颤抖，胃热消谷则多食易饥，火热耗伤精血，日久精血亏虚，故见疲乏无力、消瘦，舌质红，苔黄腻，脉弦数皆为肝火旺盛之征。本病案方选内消瘰疬丸加减，配合大量滋阴药物，滋阴与散结并重。方中夏枯草、龙胆草疏肝清火，散结消瘰，枳壳、桔梗、川贝母理气化痰散结，配以玄参、生地黄、天花粉、麦门冬、天冬、沙参养阴生津、清热，当归活血，连翘、桔梗清热解毒散结，知母滋阴清热，牡蛎长于软坚散结，配合玄参、川贝母共同起到滋阴降火、化痰软坚的作用，黄芩清热泻火，丹参、酸枣仁、首乌藤、龙骨养心安神，白芍养血敛阴、平肝熄风，甘草调和诸药。诸药合用共奏软坚散结、化痰消肿、泻火解毒之功。对瘿瘤、瘰疬、痰核均能适用。

二诊患者心悸、五心烦热、自汗、急躁易怒等均明显好转，因睡眠改善明显，故去酸枣仁、首乌藤，多食易饥、疲乏无力症状缓解不明显，故加石膏清泻胃热，加黄芪以补益正气，滋养精血。三诊患者各主要症状缓解明显，继续前方。因无多食易饥症状，胃热已消，减去石膏，黄芩减量。二诊加石膏、栀子清胃热，黄芪补益正气，滋养精血，三诊加鳖甲活血消症。四诊患者诸症均除，舌脉如常，疗效显著，延用前方服用 7 剂，以巩固疗效。

本病的病理性质以实证居多，久病由实致虚，可见气虚、阴虚等虚候或虚实夹杂之候。在本病的病变过程中，常发生病机转化。如痰气郁结日久可化火，形成肝火亢盛证；火热内盛，耗伤阴津，导致阴虚火旺之候，其中以心肝阴虚最为常见；气滞或痰气郁结日久，则深入血分，血液运行不畅，形成痰结血瘀之候。重症患者则阴虚火旺的各种症状常随病程的延长而加重，当出现烦躁不安、谵妄神昏、高热、大汗、脉疾等症状时，为病情危重的表现。若肿块在短期内迅速增大，质地坚硬，结节高低不平者，可能恶变，预后不佳。

秦小然整理

 25. 健脾丸加柴胡舒肝丸加减治疗虚劳

白某，女性，36 岁，初诊于 2023 年 3 月 30 日。

患者近 1 个月，周身乏力不适，对任何事情不感兴趣，不爱活动，就诊省级某医院，查甲状腺功能：T3、T4 正常，TSH17.5mIU/L，甲状腺彩超：甲状腺结节。诊断为亚临床甲减，建议口服优甲乐，患者想寻求中医治疗，故来诊，症见：患者自觉周身乏力，四肢沉重不适，偶有头晕，心情不舒，咽干咽痒，口渴，反酸，纳差，大便溏稀，小便正常，夜寐差。舌淡白，边有齿痕，苔白厚。

诊断：虚劳。

辨证：脾虚湿盛。

方剂：健脾丸加柴胡舒肝丸加减。

一诊：2023 年 3 月 30 日。

处方：

白术 20g，	茯苓 20g，	陈皮 12g，	半夏 10g，
厚朴 10g，	苏叶 10g，	郁金 10g，	天花粉 20g，
甘草 6g，	柴胡 10g，	当归 10g，	北沙参 10g，
黄芩 10g，	三棱 2g，	桔梗 10g，	瓦楞子 10g，
山药 10g，	蝉蜕 10g，	白芍 10g，	木香 10g，
薄荷 10g。			

口服。14 剂。

二诊：2023 年 4 月 20 日。

患者自述周身乏力改善，四肢感觉轻松了，口干咽痒改善，心情好转仍然睡眠差，故加入远志 10g、石菖蒲 15g、龙骨 20g，14 剂，口服。

三诊：2023 年 5 月 10 日。

患者述无明显周身乏力，睡眠改善，复查甲功，均正常，患者特别开心。继续原方口服 14 剂巩固。

辨证思路：患者周身乏力，四肢沉重无力，舌淡边有齿痕，考虑为脾虚湿胜、运化失职所致，故予益气健脾祛湿治疗，方用健脾丸加减。李东垣在《脾胃论》中说："足太阴痰厥头痛，非半夏不能疗；眼黑头眩，风虚内作，非天麻不能除。"以白术、茯苓健脾祛湿，能治生痰之源。以陈皮理气化痰，使气顺则痰消。使以甘草和中调药。患者心情不舒，考虑脾虚湿胜、湿阻气机，肝失疏泄，气机不畅所致，加入柴胡疏肝散，柴胡疏肝散方剂出处为《准绳类方》卷四引《统旨》，柴胡疏肝散主治疏肝理气，可以调节气机，疏肝解郁治疗。患者存在夜寐差，湿邪阻滞，痰扰神明，故见寐差。故加入远志 10g、石菖蒲 15g、龙骨 20g 以养心安神。远志具有宁心安神、祛痰开窍的功效，适合有健忘惊悸、神志恍惚、咳痰不爽、乳房肿痛、心神不安、多梦等症状的失眠患者服用。石菖蒲对人体的中枢神经系统有抑制作用，能够帮助人镇静下来，对失眠的人有一定的催眠作用。其次，石菖蒲具有芳香的气味，可以去痰湿，对于痰热内扰引起的失眠症状有显著的功效。此外，石菖蒲还可以化湿开胃、宁神益智，对于思虑过度引起的失眠以及脾胃虚弱导致的食欲不振、腹胀等症状也有一定的治疗效果。

该患反酸，故加瓦楞子以抑酸。该患咽痒咽干，故予薄荷以清热利咽，蝉蜕以祛风止咽痒。口服天花粉生津止渴改善口干症状。三棱含有黄酮和黄酮苷、苯丙素苷、甾体及其苷、有机酸等化合物，有较强的活血破气、消散癥瘕的治疗作用，故用于甲状腺结节的治疗中。

目前临床发现亚临床甲减和冠心病、糖尿病、高血压、代谢综合征等多种疾病的关系越来越密切。国内外对亚临床甲减的研究越来越多，对于其的治疗标准更是存在着很大的分歧，其中已明确的是需要激素替代治疗，不过激素的长期替代治疗最常见的不良作用是医源性甲亢，主要副作用是骨质疏松和房颤。中医治疗亚临床甲状腺功能减退疗效不错。还没有达到临床甲状腺功能减退症时，尽早用中药治疗达到截断病情进展的作用。

金海珍整理

小建中汤加减治疗甲状腺功能减退

患者宋某，女性，44 岁，职员。

初诊：2022 年 10 月 21 日。

主诉：倦怠乏力半年，日益加重。

现病史：患者近半年经常感觉疲乏无力，于中国医科大学附属盛京医院就诊，诊断甲状腺功能减退，患者西药治疗后出现过敏反应，为求中医治疗来诊，现症见：倦怠乏力，情绪略低落，时胸闷、心悸、气短、恶风、口干渴、自汗、纳差，时恶心，睡眠佳，时烦躁，大便可，小便调，月经规律，量略少，色红，无血块。舌淡，苔薄白，脉沉细略弦。

辨证：中焦虚寒，肝脾失和。

治则：温中补虚。

方药：小建中汤加减。

处方：
桂枝 9g，	白芍 18g，	炙甘草 6g，	生姜 9g，
黄芪 30g，	当归 6g，	生麦芽 10g，	大枣 5 枚，
白术 9g，	陈皮 6g，	防风 10g，	山药 30g。

辨证思路：甲状腺功能减退（简称甲减），是由于甲状腺激素合成及分泌减少，或其生理效应不足所致机体代谢降低的一种疾病。当甲状腺激素分泌减少的时候，很有可能导致心跳过缓、心脏扩大等现象，影响心血管系统健康，严重的时候甚至有可能会危害到生命，还会影响消化功能、青少年的生长发育，造成皮肤水肿等。总的来说，甲减对人体危害较多，故而认识甲减的一些症状，做到早

发现、早治疗对于甲减的防治工作有着十分重要的意义。

西医治疗以优甲乐为主，虽然优甲乐疗效非常好，但是存在一些副作用，如：优甲乐可以增强抗凝药物的疗效引发出血；对肠胃产生一定的刺激，影响肠胃蠕动，从而造成肠胃紊乱；加重中老年及绝经后女性的骨质疏松；诱发内分泌紊乱，从而直接影响整体血液循环，导致心律失常；还会影响降糖药的疗效，导致血糖升高；影响肾脏的排泄功能导致高尿酸血症。

原发性甲减在中医里属于"虚劳""水肿""溢饮"等范畴，分为初期肝郁、中期脾虚、后期肾虚三期，该患倦怠乏力，情绪略低落，时胸闷，心悸，气短，恶风，口干渴，纳差，时恶心，睡眠佳，时烦躁，大便可，小便调，月经规律，量略少，色红，无血块。舌淡，苔薄白，脉沉细略弦，证属肝胃不和，气机不畅，脾胃运化失职。

小建中汤出自《金匮要略·血痹虚劳病》："虚劳里急，悸，衄，腹中痛，梦失精，四肢酸疼，手足烦热，咽干口燥，小建中汤主之。"《千金》谓其"补虚冷，益气力"，方中重用甘平质润之山药代替饴糖，温补中焦，健脾养胃，以辛温之桂枝温阳气，酸甘之白芍养营阴，以生姜温胃散寒，大枣补脾益气。炙甘草益气和中，调和诸药，因脾胃虚弱，气虚不固，出现自汗，予玉屏风散以益气固表，并佐以白术健脾和胃，止汗，生麦芽疏肝健脾和胃。

二诊时患者自觉下肢酸软较甚，加木瓜 12g、牛膝 10g，木瓜有舒筋活络和胃化湿的功效，牛膝据《神农本草经》记载，牛膝具有活血通经、补肝肾、强筋骨、利水通淋、引血下行等功效，故牛膝和木瓜相配可以化湿通络，活血通经，缓解下肢酸软无力等症，诸药配合疗效颇佳。

三诊时患者食欲佳，疲劳感改善，心慌胸闷缓解，时有口干，大便欠畅加玄参 10g，以养阴生津，润肠通便。

患者以小建中汤为基础调整 3 个月余，复查甲状腺功能正常。

肖　君整理

27. 归脾汤治疗甲亢

聂某，女，33 岁，职员。

初诊：2016 年 4 月 12 日。

主诉：疲乏，心悸 3 年，加重 3 个月。

现病史：患者于 3 年前因工作变动出现疲乏无力、心悸心慌、消瘦等症。

经检查诊断："甲亢"，予赛治口服治疗，经治疗化验指标正常，但经常感觉疲乏、心悸，近3个月因生育后复工再次出现上证，复查甲功T3、T4高，诊断"甲亢"，因服用赛治出现过敏反应寻求中医治疗，患者现症见：疲乏无力，稍有劳作便疲惫不堪，多汗，甚大汗淋漓，伴见胸闷、烦躁、口干、头痛、纳差、夜寐欠安、前额疼痛、两目不适、面目虚浮、手抖、头晕恶心、耳鸣，情绪稍有波动即心慌心跳。

舌淡红，苔薄白，脉沉细数。

辨证：气血亏虚。

治则：补养气血。

方剂：归脾汤加减。

处方：

生黄芪 25g，	当归 9g，	炒白芍 9g，	木香 9g，
生牡蛎 30g，	茯神 3g，	山萸肉 20g，	党参 12g，
酸枣仁 15g，	远志 9g，	五味子 6g，	白术 9g，
龙眼肉 9g，	半夏 9g，	八月札 6g，	柴胡 6g，
栝楼 12g。			

7服，水煎服，日2次。

辨证思路：甲状腺功能亢进一症，为现代西医病名，简称"甲亢"，是由于甲状腺合成释放过多的甲状腺激素，造成机体代谢亢进和交感神经兴奋，引起心悸、出汗、进食和便次增多和体重减少的病症。多数患者还常常同时有突眼、眼睑水肿、视力减退等症状。

目前现代医学有3种方法治疗甲亢：抗甲状腺药物治疗、放射碘治疗和手术治疗。药物治疗会有一些副作用，包括粒细胞减少、药物过敏、肝功能受损、关节疼痛和血管炎等；药物治疗最大的缺点是停药后复发率高。放射碘治疗和手术治疗都属于破坏性治疗，甲亢不容易复发。但甲减发生率逐年增加3%~5%。

中医的"瘿病"相当于现代医学的"甲亢"，其典型症状可见甲状腺肿大、突眼症、心律加速，有时可见心律失常，多食易饥，部分患者大便次数增多，但常挟不消化食物，易消瘦及营养不良。

中医对此症之认识，为多与气郁痰结有关。疾病初起，证多属实，可见心肝火旺症状。如头痛、眩晕、心烦易怒、目涩口干、失眠多梦。中期虚实夹杂，以阴虚内热症状为多见，如两颊潮红、心悸盗汗、五心烦热、健忘失眠、形体消瘦、舌红苔净、脉形细数等，后期证多属虚，以肝肾精血亏虚、脾肺气虚等气血亏虚为主，表现疲乏无力、心悸、心慌、自汗盗汗、气短、眼花等。

患者3年病史，又刚生育后，且临床症见疲乏无力，大汗淋漓，系气血亏虚表现，治以补益气血，首选归脾汤，又考虑患者因工作变动，压力过大，肝气不舒所致，故方中酌加疏肝之品。

归脾汤出自宋代严用和《济生方》，具有益气补血、健脾益心的功效，是治疗气血亏虚名方，方中党参、黄芪、白术健脾补气，黄芪、当归、龙眼肉补血养血，远志、茯神、酸枣仁、牡蛎、五味子养心安神，同时牡蛎、五味、山萸肉具有收敛固涩之功，可固涩敛汗，以防汗出过度损伤气血，木香化气和胃，以防补益气血等滋腻之品碍胃，柴胡、半夏、白芍调节少阳枢机不利，疏肝理气，且据现代药理学研究八月札对甲状腺结节、甲状腺瘤有很好的治疗作用，因瘿病主要病因病机是气痰互结所致，故予栝楼化痰散结。

二诊时患者用药后疲劳感减轻，睡眠改善，纳食可，心悸心慌稍缓解，前额胀痛时有，且遇风明显，耳鸣如前，前方加防风 10g、川芎 9g、菖蒲 12g，以加强益气固表、活血通络之功效。

三诊时患者症状减轻，出汗明显减少，心悸心慌缓解，睡眠、饮食可，二便正常，但自觉月经量减少，因益母草具有活血化瘀药，能活血调经、利尿消肿，擅治妇女月经疾病，故前方加益母草 30g，之后调方多次，用半年后患者甲状腺功能检查正常，予山药 30g、白术 30g、内金 12g、玄参 10g、合欢皮 9g 以健脾补气，理气散结，调节脏腑功能，巩固疗效，1 年后随诊甲亢无复发。

肖　君整理

第六章 抑郁症

1. 柴胡疏肝散治疗郁病

周某，女，32岁。因心情忧虑6个月，加重1个月，于2022年2月16日就诊。患者6个月前因生产后出现心情忧虑，烦躁不安，对事物失去兴趣，注意力不集中，体重减轻，当时未予重视及治疗。1个月前，患者上述症状加重，时有轻生想法。现症见：情绪低落，烦躁不安，注意力不集中，体重减轻，胸闷气短，善太息，时有轻生念头，记忆力减退，纳差，眠差，入睡困难，夜梦多，醒后难以入睡，小便尚可，大便干。舌质淡红，苔薄腻，脉弦数。

中医诊断：郁病（肝气郁滞）。

西医诊断：抑郁、焦虑状态。

治则治法：疏肝解郁，理气和中。

方剂：柴胡疏肝散加减。

处方：柴胡10g，　陈皮10g，　川芎20g，　香附10g，
　　　　白芍10g，　枳壳10g，　合欢20g，　郁金10g，
　　　　枣仁20g，　龙骨10g，　牡蛎20g，　柏子仁20g，
　　　　远志20g，　炙甘草10g。

上方7剂，水煎服。

二诊：患者心情忧虑略有减轻，胸闷气短稍有减轻，但仍善太息，时有胸胁胀痛，痛无定处，入睡时间较前略有缩短，仍多梦，易醒，纳差，小便尚可，大便干。舌淡，苔薄白，脉弦。上方增加郁金20g、佛手10g、香橼10g、首乌藤10g，上方7剂，水煎服。

三诊：患者心情忧虑明显改善，胸闷善太息较前好转，胸胁胀痛较前减轻，近日无轻生念头，睡眠良好，食欲尚可，时有食后腹胀，小便尚可，大便正常。

舌淡，苔薄白，脉弦。上方加神曲 20g、麦芽 20g。上方 7 剂，水煎服。后续患者后续症状基本好转，嘱咐患者尽量保持心情舒畅，多进行室外活动、适当运动，避免情绪刺激造成病情反复或波动。

辨证思路： 郁证是由于原本肝旺，或体质素弱，复加情志所伤引起气机郁滞、肝失疏泄、脾失健运、心失所养、脏腑阴阳气血失调而成，以心情抑郁、情绪不宁、胸部满闷、胁肋胀痛，或易怒易哭，或咽中如有异物梗死等为主要临床表现的一类病证。早在《素问·六元正纪大论》就有关于五气之郁的论述，如"木郁达之，火郁发之，土郁夺之，金郁泄之，水郁折之"。

在疾病初期一般以气滞为主，临床中常采用疏肝解郁、理气畅中之法。在治疗中还应分清以何脏为主，以及与六郁的关系。气郁、血郁、火郁主要关系于肝，食郁、痰郁主要关系于脾，虚证中与心的关系最为密切，如心神失养、心血不足、心阴亏虚均属心的病变，其次是肝、脾、肾的亏虚。

该患者生产后出现以上症状，主要为肝失疏泄，失条达之性。肝失调畅，肝气郁结，故胸闷善太息，时有轻生念头，心情忧虑，注意力不集中，记忆力减退，气郁化火，郁火扰心，心神不安，故烦闷不安，睡眠差，入睡困难，夜梦多，醒后难以入睡，肝郁化火生热，肝胜乘脾土，脾胃无力化生水谷精微荣养四肢，故纳差，体重下降，郁火阻滞于大肠，故大便干。舌质淡红，苔薄腻，脉弦数，均为肝气郁滞之象。

本病方选用柴胡疏肝散，柴胡疏肝散是在四逆散的基础上加陈皮、香附、川芎而成。其中柴胡疏肝解郁为君药，香附理气疏肝，助柴胡以解肝郁，川芎行气活血而止痛，助柴胡以解肝经之郁滞，二药相合，增其行气止痛之功，共为臣药。白芍、甘草养血柔肝、缓急止痛，陈皮、枳壳理气行滞，合欢、郁金舒肝解郁、理气安神，酸枣仁、柏子仁养心安神、润肠通便，龙骨、牡蛎镇惊安神，远志安神益智，共为佐使。诸药合用，共奏疏肝解郁、理气和中之功。

二诊时患者肝气疏泄、气机调达，遂诸症减轻，但仍时善太息、胸胁胀痛，夜梦多，故加佛手、香橼疏肝理气，首乌藤养心安神。三诊患者诸症均明显好转，睡眠实，夜梦少，仅遗留食后腹胀，故方中加神曲、麦芽消食化滞，并嘱咐患者尽量保持心情舒畅，避免情绪刺激造成病情反复或波动。

抗抑郁药物治疗对抑郁心境及伴随的焦虑、紧张和躯体症状均有治疗效果，有效率可达 60%~70%。因此，积极配合医生的治疗，严格遵医嘱用药，大多患者的症状可缓解，且能够恢复病前的状态。但抑郁症的康复与多种因素有关，部分患者可能会出现抑郁症反复发作，甚至是抑郁症病程慢性化，致使患者有残留的抑郁症相关症状，社交、职业技能等能力也可能受到不同程度的影响。

秦小然整理

2. 逍遥散加减治疗郁病

张某，男，45 岁。2021 年 9 月 15 日，因情绪低落 3 个月前来就诊。患者 3 个月前因家庭琐事及工作压力大出现情绪低落，未予重视及治疗。现症见：情绪低落，心绪不宁，忧思多虑，睡眠差，多梦，易醒，醒后难以入睡，腹胀食少，嗳气反酸，大便时干时稀，小便尚可，舌体大，舌质淡红，苔黄腻，脉弦。

查体：P：70 次 / 分，BP：135/65mmHg，心电图及血液常规检查未见明显异常。

中医诊断：郁病（肝郁脾虚）。

西医诊断：抑郁状态。

治则治法：疏肝健脾，清热化痰。

方剂：逍遥散加减。

处方：

柴胡 10g，	当归 20g，	白芍 10g，	龙胆草 10g，
白术 10g，	合欢 15g，	郁金 10g，	首乌藤 10g，
香附 10g，	麦门冬 20g，	玄参 20g，	炙甘草 15g，
竹茹 10g，	栝楼 20g，	远志 10g，	黄连 10g，
黄柏 20g，	百合 20g。		

上方 7 剂，水煎服。

二诊：患者述情绪低落、心绪不宁，忧思多虑症状好转，饮食尚可，大便溏，小便正常，舌质红，苔白腻，脉弦有力。前方加黄芪 20g、薏苡仁 10g，去黄连、黄柏。7 剂，水煎服。

三诊：患者述情绪稳定，正常工作，无情绪低落，饮食正常，二便尚可，舌红，苔白微腻，脉弦。嘱患者多与他人交流，配合运动等适当放松活动。

辨证思路：元代朱震亨《丹溪心法·六郁》强调郁在疾病发生中的作用，如"气血冲和，万病不生，一有怫郁，诸病生焉。故人生诸病，多生于郁"。并首倡"六郁"之说，创制了六郁汤、越鞠丸等治疗方剂。明代虞抟《医学正传·郁证》首先采用郁证这一病症名称。自明代之后，已逐渐把情志之郁作为郁证的主要内容。如明代徐春甫《古今医统大全·郁证门》云："郁为七情不舒，遂成郁结，既郁之久，变病多端。"

辨治郁病的重点在于：首先要辨别证候虚实，初起以实证居多，如气、血、痰、食、湿、火六郁均属实证。病久以虚为主，心、肝、脾的气血或阴精亏虚，即属此类。其次要辨病变脏腑与六郁的关系。郁病的各种证候之间存在一定的内在联系，可相互转化或同时并见，预后一般良好。配合精神治疗及解除致病原因，对郁病痊愈有重要意义。

该患者平素脾胃功能较弱，由于七情失调，脾气暴躁，郁怒伤肝，肝气郁结，情志不舒，故见情绪低落，情绪不宁，忧思多虑，肝木乘脾土，胃失和降则见腹胀食少、嗳气反酸，大便时干时稀，肝郁久则化火，煎津成痰更阻气机，阴阳气机不相顺接，则可见夜眠差、易醒、多梦、舌红、舌质淡红、苔黄腻、脉弦，皆为肝郁脾虚之象。

本病案方选逍遥散加减，木郁则达之，故治疗必先顺肝条达之性，其中柴胡、香附、郁金、合欢疏肝解郁，调理肝气；龙胆草、黄连、黄柏、竹茹、栝楼清肝热，清热化痰，同时用麦门冬、玄参、百合、远志、白术益气健脾，养阴和胃。诸药合用共奏疏肝健脾、清热化痰之效。

郁病治疗应以理气开郁、怡情易性为治疗原则，本病例患者发病多因思虑过度，肝气郁结兼克脾土，故在治疗上以疏肝健脾与清热化痰结合使用，效果较佳。

抑郁症是一种由多种原因引起的常见的心境障碍，临床以持久而显著的心境低落为主要特征，且心境低落与其处境不相称，变化跨度大，可以从轻微心境低落到伤心欲绝，甚至发生抑郁性木僵。幻觉、妄想等精神病性症状可在严重患者中出现。焦虑与运动性激越在某些病例很显著。若出现躁狂发作，应诊断为双相障碍。

西医症状诊断标准：①以持久的心境低落为主，主要表现情绪低落、思维迟缓、言语和动作减少；病程至少已持续 2 周。②部分病例可有生物学特征性症状，如食欲降低、体重下降、性欲减退、早醒，以及心境低落呈晨重夕轻的节律改变。③反复出现想死的念头或有自杀、自伤行为。④可存在某些精神病性症状，但不符合精神分裂症的诊断；若同时符合精神分裂症的症状标准，在精神病性症状缓解后，满足抑郁发作标准至少 2 周。⑤抑郁症的病程特点大多都具有发作性病程，而在发作间歇期精神状态可恢复病前水平；既往有类似的发作，或家族中有抑郁症遗传史，对诊断均有帮助。

秦小然整理

3. 半夏厚朴汤治疗抑郁症

于某，女，16 岁，学生。

初诊：2023 年 9 月 1 日。

主诉：焦虑、心烦、郁闷不舒 1 年。

现病史：患者近 1 年焦虑、心烦、郁闷不舒，曾系统检查无器质性病变，患者家属不想西医治疗而来诊，现症见：患者焦虑不安，神疲乏力，胃脘胀，口干，时时欲哭，厌学，注意力不集中，咽部异物感，脱发，头发出油，背部疼痛，夜间睡眠差，磨牙，多梦，情绪不佳。舌淡红，苔薄微黄，脉细无力。

辨证：肝郁气滞，气痰交阻，宗气不足。

治则：疏肝解郁，化痰散结，扶助正气。

方剂：半夏厚朴汤加减。

处方：

半夏 9g，	厚朴 20g，	苏梗 10g，	茯苓 20g，
生姜 9g，	黄芪 25g，	白术 15g，	柴胡 6g，
延胡索 15g，	白芷 20g，	蔓荆子 12g，	川芎 9g，
合欢 10g，	龙齿 20g。		

7 剂，水煎服，日 1 剂，早、晚分服。

辨证思路：据世界卫生组织最新数据显示，目前我国抑郁症发病率高达 5%～6%，而且发病率近年来呈逐年上升趋势。截至 2017 年底，全国已登记在册的严重精神障碍患者 581 万人。在中国，由于精神健康领域医疗资源不足，抑郁症等精神健康疾病识别率仅有 21%。有近八成抑郁症患者没有被"发现"，九成抑郁症患者没有得到专业治疗。西药抗抑郁治疗往往会出现副作用，中医提倡不治已病治未病，在抑郁症前期予一定的干预，能大大减少发病率，改善患者的生活质量。

抑郁症属于中医"郁证"范畴，主要由情志不舒、气机不畅、痰气交接而引起的情绪抑郁、思绪不宁、喜苦、胸闷、胁痛、头痛、肌肉疼痛，记忆力减退，精力不集中、失眠、焦虑、咽部异物等等不适感。气机不畅，痰气交结首选方剂半夏厚朴汤，所以说半夏厚朴汤是治疗抑郁名方。

半夏厚朴汤出自《金匮要略》，据实验研究，半夏厚朴汤可通过减轻氧化应激、调节神经递质、改善神经胶质萎缩、调节神经可塑性、抗凋亡等途径减轻抑郁症状，通过对半夏厚朴汤中有效成分的分析，发现厚朴酚、紫苏醛、姜黄素、硫酸茯苓多糖等是抗抑郁的主要有效成分。

半夏厚朴汤是由半夏一升（12g）、厚朴三两（9g）、茯苓四两（12g）、生姜五两（15g）、苏叶二两（6g）组成。

厚朴下气除满，以散胸中滞气，其重在行气。与半夏相伍，一化痰结，二行气滞，痰气并治，痰降则气行，郁开则痰降。苏叶芳香宣郁，宣通胸中郁结之气，助厚朴顺气宽胸；同时苏叶可以解表，如果表证不严重，梗塞严重者就用紫苏梗，气紧用紫苏子代替苏叶。生姜和胃降逆止呕，且制半夏之毒；同时生姜也可以发散表邪与水湿，解表除湿。五药辛苦合用，辛以开结，苦能降逆，温以化痰，共奏行气散结、降逆化痰之功。常言道正气存内邪不可干，抑郁虽说多是气痰交结，也是正气不足表现，故加黄芪补正气，还有一个治疗关键就是必须予安神剂以防浮想联翩，尤其是抑郁患者睡眠不佳，持续性的神经兴奋也会造成臆想较多，故加合欢、龙齿安神，因患者头痛、背部肌肉疼痛与气滞血瘀有关，故加延胡索、白芷、蔓荆子、川芎等。

二诊时患者症状均有改善，但睡眠还不太实，背部恶寒，不喜上学等，上方酌加石菖蒲开心窍，安神，祛痰结，继续治疗，半月后复诊患者症状明显改善，学习兴趣变浓，自动要求上课，嘱减量服用巩固疗效。

肖　君整理

第七章　汗证

1. 自拟方治疗汗证

刘某，女，60岁。因身体酸重，困乏无力，头重，有浮肿，汗出来诊。既往曾旅居海南，适逢阴雨，汗出以头及上半身为主，每夜汗出如洗，下肢无汗，汗后觉背冷腹热，同时眼睑浮肿，时头晕，心慌，胸闷，烦躁，睡眠不佳，食欲较差，有痰黏，不咳嗽，大便正常，小便赤黄短少。舌质暗，苔厚腻，脉沉弦。

辨证：阴虚肝热，暑湿遏郁。

治疗：滋阴清热，祛暑利湿。

处方：

菊花 20g，	桑叶 20g，	白蒺藜 20g，	栀子 20g，
豆豉 15g，	香薷 15g，	郁金 20g，	红曲 20g，
木瓜 20g，	石斛 15g，	小通草 10g。	

10剂水煎，日3次，口服。

辨证思路：汗证是以汗液外泄失常为主症的一类病症。《黄帝内经》对"汗"早就有认识，《素问·宣明五气篇》中指出："五脏为液，心为汗。"指出汗与心的关系密切。东汉张仲景在《金匮要略·水气病脉证治》首先记载了盗汗之名，并认为盗汗多因虚劳。宋代陈无择《三因极一病证方论·自汗证治》对自汗、盗汗做了鉴别，元代朱丹溪认为自汗属气虚、血虚、阳虚、痰，盗汗属阴虚，清代叶天士《临证指南医案·汗》谓之："阳虚自汗，治宜补气以卫外；阴虚盗汗，治当补阴以营内。"指出了自汗重在补气、盗汗重在补阴。而清代王清任《医林改错·血府逐瘀汤所治之症目》对血瘀导致的汗证治疗作了充分的补充。

基于以上历代对于汗证的梳理，认为该患者为汗证，素体阴虚肝热。此次得病后，因去往潮湿地带，阴雨绵绵，因此感受暑湿之邪气，遏郁化热，湿热日久，三焦失利，以致营卫不调，湿热郁蒸，迫使津液上凑，成为上有汗而下无汗，脉舌绝非纯属阴虚木热之征。其本固属阴虚肝热，其标则为暑湿遏郁。故治疗上，舍本从标，用香薷、豆豉、桑叶、菊花等祛暑利湿，表里双解。祛暑利湿为主，以调脾胃为佐，兼顾肝阴，使郁滞之湿热得解，则三焦得利，胃气得和，营卫得调，而汗自敛。

王孟龙整理

2. 玉屏风散加减治疗汗症

2019 年 6 月 7 日，白某，11 岁，男。

患者自汗 2 年余，跟同学们玩耍时，别的同学未汗出，他时常大汗淋漓，父母见孩子比别人爱出汗，易感冒，故来就诊。来诊时症见：易汗出，运动则大汗淋漓，平素恶风，纳可，二便正常，夜寐差。舌淡，苔白，脉弱。

诊断：汗症。

辨证：阳虚。

处方：黄芪 15g，　　白术 10g，　　防风 6g，　　浮小麦 12g，
　　　　　桂枝 6g，　　　白芍 10g，　　甘草 6g，　　麻黄根 10g，
　　　　　五味子 6g。

口服，7 剂。

二诊：2019 年 6 月 17 日。

患者汗出明显好转，仍恶风，上方加菟丝子 10g、补骨脂 10g，7 剂，口服。

三诊：2019 年 6 月 27 日。患者无汗淋漓症状。建议口服玉屏风散 1 周以巩固治疗。

辨证思路：该患为青少年男性，考虑为气虚所致，易汗出，易大汗淋漓，予玉屏风散加减，该患伴有素体怕风，考虑为存在阳虚。玉屏风散出自《丹溪心法》，是中医所公认疗效确切的名方。玉屏风散是一种经典的中药方剂，由黄芪、白术、防风三味药组成，具有益气固表止汗的功效。该方剂主要用于治疗表虚自汗、虚入腠理不固、易于感冒等病症。

玉屏风散的功效与作用主要包括增强免疫力、抗疲劳、抗过敏等。它能够提高人体的免疫功能，增强抵抗力，缓解疲劳和改善体质。

在现代临床应用中，玉屏风散常用于治疗过敏性鼻炎、上呼吸道感染属表虚不固而外感风邪者，以及肾小球肾炎易于伤风感冒而致病情反复者。方中黄芪补

气，白术健脾益气，防风祛风。肺主皮毛，肺气不固，故见多汗出，卫气属阳，阳虚也会出现汗多，经过多年临床治疗发现，自汗多属气虚不固，气虚者多伴阳虚，考虑根源在肾，应予补阳，肺肾同治治疗汗症效果更好。故二诊时加入菟丝子、补骨脂治疗。菟丝子具有补肾固精、养肝明目、止泻、安胎的功效。其次，菟丝子具有免疫调节作用，可以增强体液免疫和吞噬功能，从而提高机体的免疫力。补骨脂可以补肾壮阳，用于治疗肾虚引起的哮喘、肾阳不足、尿频遗尿、阳痿遗精、腰膝冷痛、牙痛、精神疲劳等病症。补骨脂也可以增强机体的免疫力，提高抵抗力。补骨脂中的补骨脂素还有抗肿瘤作用。三诊：口服 7 剂后患者未再出现汗出症状，无恶风，为患者予建议口服玉屏风散 1 周以巩固治疗。告知患者平时可以多吃具有补益作用的食物，如山药、牛肉、羊肉或羊奶等，可以起到温补的功效，能够缓解阳虚出汗多的症状，还需要注意避免吃刺激性食物，保证饮食营养均衡，尽量多喝温水。嘱患者注意休息，避免过度劳累以免损伤阳气。患者应按时休息，保证充足的睡眠，避免熬夜，以帮助身体恢复。

目前西医治疗汗症的方法包括药物治疗和手术治疗。药物治疗方面，可根据病因选用抗胆碱能药物、收敛性药物等，通过减少汗液分泌达到止汗的目的。对于交感神经系统的过度激活，可服用抗胆碱能药物以阻断过度激活。效果不理想。中医考虑汗症的发生和发展是与人体内部的脏腑、经络、气血等各个方面的失调有关。因此，中医治疗汗症时，会从患者的整体情况出发，通过辨证论治的方法，找出导致汗症的根本原因，并制定针对性的治疗方案。中医认为多汗症是由于人体内阴阳失调、营卫不和、腠理不密所致。因此，中医治疗汗症时，会通过调整阴阳、调和营卫等方法，帮助患者恢复身体平衡，从而减轻多汗症的症状，效果较好，不易复发。

金海珍整理

3. 桂枝加附子汤治疗多汗症

患者陈某，女性，36 岁。

初诊：2022 年 6 月 3 日。

主诉：多汗 3 个月。

现病史：患者于 3 个月前感冒后出现多汗，汗出如珠，劳累、餐后、情绪波动时大汗淋漓，如水泼面，略感疲乏，恶风，饮食佳，睡眠欠佳，大便欠畅，小便正常，月经前提，量可，色正常，无盗汗。

舌淡红，苔薄白，脉沉细。

辨证：宗气亏虚，营卫不和。

治则：调和营卫，益气固表。

方剂：桂枝加附子汤加减。

处方：桂枝 9g，　　　白芍 9g，　　　生姜 9g，　　　炙甘草 6g，

　　　　大枣 9g，　　　附子 10g，　　　牡蛎 20g，　　　珍珠母 20g，

　　　　黄芪 25g，　　　防风 10g，　　　茯神 15g，　　　浮小麦 25g，

　　　　五味子 5g。

7剂，水煎服，日2次。

辨证思路：现代医学的多汗即汗腺分泌过多，可分生理性多汗和病理性多汗。如果人在安静状态出汗，或全身、大半身大汗淋漓或出汗不只是病理性多汗，病理性多汗有可能与佝偻病、低血糖、肺炎、结核、甲亢等疾病有关。严重多汗症使用神经阻断药物，虽然会阻断出汗，但潜在的副作用包括口腔干燥、视力模糊和膀胱问题。肉毒杆菌毒素注射可阻断触发汗腺的神经，但也有可能出现肌无力。

中医的汗证是以汗液外泄失常为主症的一类病症。不因外界环境因素的影响，白昼时时汗出，动辄益甚称为自汗，寐中汗出，醒来即止者称为盗汗。治疗汗证的常用方剂有玉屏风散、牡蛎散、归脾汤、当归六黄汤、龙胆泻肝汤等。

患者感冒后，出现多汗，且汗出如珠，劳累、餐后、情绪波动时大汗淋漓，如水泼面，该患的症状表现非常符合《伤寒论》的条文，"太阳病，发汗，遂漏不止，其人恶风，小便难，四肢微急，难以屈伸者，桂枝加附子汤主之"。故该患的治疗以桂枝加附子汤为主。

桂枝加附子汤，出自医圣张仲景的《伤寒论》。由桂枝三两（去皮）、芍药三两、甘草三两（炙）、生姜三两（切）、大枣十二枚（擘）、附子一枚（炮，去皮，破八片）组成。具有温阳解表、调和营卫、补阳敛汗之功。方中桂枝汤解肌散邪，调和营卫，以外解表证；用附子温经扶阳温煦阳气，卫阳得复，肌表自固，不仅外邪可解，漏汗自止，因患者略感疲乏，恶风，系卫气亏虚与黄芪益气固表，牡蛎、浮小麦收摄敛汗，黄芪、牡蛎、浮小麦有牡蛎散之意，协桂枝附子汤驱散表邪，调和营卫，益气固表止汗，因患者睡眠不佳，恐失眠耗气伤阴，故予珍珠母及五味子安神，且五味子具有收敛固涩、益气生津、补肾宁心之效，现代药理研究五味子还可以增强机体适应能力，以调节皮肤对环境的适应能力。患者用后汗明显改善。

二诊时患者多汗明显减少，但略口渴，心烦，大便欠畅。考虑心火上炎，腑

气不通，故上方加灯芯草 3g、槟榔 10g。灯芯草具有清心火、利小便之功，可以清心除烦，利小便使水湿从小便排出，减少出汗量，槟榔可以通腑泄浊，通利大便，利水，帮助水湿从大便而出。

　　三诊时患者出汗基本正常，但是每当活动量增大时较正常汗略多，其他无明显不适，守方巩固疗效，嘱症状缓解后减量继服半个月。半年后电话随访大汗淋漓症状无复发。

肖　君整理

第八章 五官科疾病

1. 苍耳子散治疗鼻炎

2020 年 4 月 5 日，赵某，女，26 岁。

患者每到换季时出现，鼻塞、流清涕、打喷嚏，曾经就诊于当地某医院经查，诊断为过敏性鼻炎，虽然多次接受治疗，未见明显效果，近日正为换季时节，鼻塞、流涕、打喷嚏，痛苦不堪，故来中医院就诊。就诊时症见：鼻塞、鼻痒、流清涕、伴时打喷嚏，每受风或受凉时出现上症，症状较重，影响正常生活，纳可，二便正常，夜寐差。舌淡，苔白，脉浮。

诊断：鼻炎（过敏性鼻炎）。

辨证：风寒客鼻窍。

处方：

苍耳子 10g，	辛夷 10g，	地肤子 12g，	薄荷 10g，
防风 12g，	桔梗 10g，	金银花 10g，	连翘 10g，
白芷 10g，	乌梅 9g，	银柴胡 10g，	蝉蜕 10g，
五味子 6g。			

14 剂，口服。

二诊：2020 年 4 月 26 日。

患者鼻塞、流涕明显好转，患者恶风，易汗出，故上方加黄芪 30g、白术 20g、防风 15g、茯苓 20g、浮小麦 30g、甘草 6g、桂枝 9g、白芍 10g，口服 14 剂。

三诊：2020 年 5 月 20 日。患者诸症好转，继续巩固口服 7 剂。

辨证思路：该患每因换季时出现上症，病久，考虑为正气虚，营卫失和，选用治疗鼻科明方，苍耳子散出自《济生方》。具有疏风止痛、通力鼻窍之功效。辛夷、苍耳子头面之祛风通窍散结；白芷疏散风寒；薄荷芳香走窍，引药上行，通达病处。患者每遇凉风出现症状，考虑对冷空气过敏，故予过敏煎，方中银柴胡甘寒益阴，乌梅酸敛化阴生津，防风辛温散风祛湿，五味子酸温益气敛肺，现代药理研究证明，乌梅可以抗过敏，因为非特异性刺激，产生更多游离抗体，中和侵入体内的过敏原。导师富主任临床经验用药，鼻子痒的患者加用地肤子以清热利湿，祛风止痒，效果不错。

二诊时患者恶风易汗出，考虑患者营卫不合，表虚，卫气不固，故于加入玉屏风散以益气固表，黄芪益气健脾，白术健脾益气，防风走表而散风邪，黄芪得防风，固表而不致留邪，防风得黄芪，祛邪而不伤正，有补中寓疏、散中寓补之意。并借用调和营卫之经典方，桂枝汤。桂枝具有温经通脉、助阳化气、散寒止痛的功效，芍药具有调和营卫、平抑肝阳、缓急止痛的功效，甘草具有清热解毒、缓急止痛、益气补中的功效。

三诊患者述无鼻塞、流涕、鼻痒，遇寒风已不再打喷嚏了，汗出明显好转，患者特别开心，继续口服 7 日巩固。

过敏性鼻炎的西医治疗主要是针对症状进行的，即当症状出现时，使用药物来缓解症状。这种方法可以帮助患者在短期内减轻症状，但并不能根治过敏性鼻炎。长期使用药物可能会使患者产生耐药性，降低药物的效果。此外，对于某些患者，使用抗组胺药物等可能会产生一些副作用，如口干、嗜睡、头痛等。为了真正解决过敏性鼻炎的问题，需要从根源入手，即寻找致敏原并避免接触。这需要患者进行过敏原检测，明确致敏原，并采取相应的措施避免接触。然而，有些致敏原是无法避免的，如空气中的花粉、尘螨等，这就使得治疗变得困难。

因此，对于过敏性鼻炎的治疗，不仅需要西医的药物治疗，还需要结合中医的理论和方法。中医治疗过敏性鼻炎以整体观念、辨证论治、副作用小、预防性治疗、综合治疗和个体化治疗等优势，可以帮助患者更好地控制过敏性鼻炎的症状，从自身体质着手，分清寒热虚实，有针对性地治疗，以提高治疗效果和生活质量。

金海珍整理

2. 半夏泻心汤加减治疗口腔溃疡

王某，女，72 岁，2022 年 8 月 20 日。

患者近 3 年口腔溃疡反复发作，此起彼伏，疼痛难忍，不敢进食，饮水都痛，伴腰痛，周身乏力，下腹冷痛，怕冷，双足发凉，如站冰块上，添衣不减，消瘦，纳差，大便溏，小便频，夜寐差。舌绛红无苔，寸脉洪大无力，尺脉沉弱。既往病史：萎缩性胃炎病史 20 余年。

诊断：口腔溃疡。

辨证：上热下寒，肾阳亏虚，虚火上炎。

治法：填补肾精，温潜虚阳。

处方：半夏 12g，　　黄芩 9g，　　黄连 5g，　　干姜 10g，
甘草 20g，　　党参 10g，　　熟地黄 30g，　天冬 10g，
麦门冬 10g，　五味子 10g，　巴戟天 10g，　茯苓 10g，
大枣 10g，　　茯苓 15g，　　白术 15g。

14 剂，口服。

二诊：2022 年 9 月 10 日。

上方加菟丝子 30g、枸杞子 30g、淫羊藿 30g、补骨脂 30g，14 剂口服。

三诊：2022 年 9 月 30 日。

上方加附子 10g、砂仁 10g、龟甲 10g、炙甘草 10g，14 剂口服。

四诊：患者口腔溃疡痊愈，可以进食，非常开心，上方减附子，继续口服 14 剂巩固治疗。

辨证思路：患者有口舌糜烂，腰酸，下肢冷，便溏、下腹冷痛，怕冷，双足发凉。该患老年女性患者，上热下寒，寸脉洪大无力，尺脉沉弱，考虑为肾阳虚衰，虚火上炎所致，属于真下寒，假上热。故应用半夏泻心汤加减治疗。半夏泻心汤出自《伤寒论》，原本是治疗因误下形成的寒热互结于中焦的痞证，可以用于寒热错杂的口疮，疗效显著。方中半夏散结除痞、降逆止呕，干姜温中散寒，黄连、黄芩泻热开痞，人参、大枣甘温益气，补益脾气以复其升降之职。甘草加强益气和中之效，并能调节诸药。

根据患者症状怕冷，双足凉，下肢冷，腰酸痛，结合舌脉，寸脉洪大无力考虑为虚火上炎引起的，并非实火所致。尺脉沉弱，考虑患者肾阳虚衰所致，故用"引火汤"以引火归元。"引火汤"源自清代名医陈士铎的《辨证录》，辜崇山所编撰的《身验良方》中收录之，并有所发挥。书中提道："引火汤治阳虚火动，火不归原，或元气素虚，火炎肺燥，微肿微疼，微红色淡，或咳吐痰涎，呼吸不利，舌苔白滑或黑而润，唇裂齿黑，脉洪数无力，或沉细而虚，皆阴证也。"引火汤所引之火，是肾阳虚衰，虚阳上浮之火。此火非六淫之火，而是人固有之火，一般认为是肾火，即肾之"命火"，又称龙火。肾火位居下焦，一旦上浮，可呈下真寒，上假热的证候。导师富主任认为引火汤中重用熟地黄以引火归原尤为重要。

二诊：患者述口腔溃疡疼痛减轻，怕冷减轻，仍腰痛、乏力，双足发凉。

考虑该患肾虚较重，故原方加入肾四味，菟丝子 30g、枸杞子 30g、淫羊藿 30g、补骨脂 30g，加强补肾作用。

三诊：患者述口腔溃疡明显好转，仍双足发凉，腰痛，夜寐仍不佳，考虑为虚火扰心所致，加入潜阳丹，附子 10g、砂仁 10g、龟甲 10g、炙甘草 10g。潜阳丹出自清代郑钦安《医理真传》，砂仁辛温，能宣中宫一切阴邪，又能纳气归肾，附子辛热，能补坎中真阳，真阳为君火之种，补真火即是壮君火也，龟板坚硬，得水之精而生，有通阴助阳之力；甘草补中，有伏火互根之妙。继续口服14 剂。

四诊：患者口腔溃疡痊愈，可以进食，非常开心，上方减附子，继续口服14 剂巩固治疗，口腔溃疡未再反复。

西医治疗口轻溃疡主要采用局部用药和口服药物，如止痛药物、消炎药物、促进愈合药物。口服维生素 B_2、B_6、C 等，有助于改善口腔溃疡症状。口服免疫调节药物，可提高免疫力，减少口腔溃疡的发生。对于反复复发的顽固性口腔溃疡效果不佳，只能临时缓解症状，根除较难。中医治疗以调节体质，从根本上治疗疾病，效果很好。

金海珍整理

3. 喉科六味汤加减治疗咽痛

胡某，男，68 岁，初诊于 2020 年 3 月 8 日。

患者慢性咽炎病史 3 年，患者时咽部不适，3 天前受凉后，再次出现咽痒不适，伴咳嗽，故就诊于我处。现症见：咽部不适，时咽痒咳嗽，伴咽喉发干，纳可，二便正常，夜寐可。舌淡，苔白，脉紧。既往史：咽喉炎病史 3 年。

诊断：咽痛。

辨证：风寒喉痹。

治则：祛风止痛。

方剂：喉科六味汤加减。

一诊：2020 年 3 月 8 日。

处方：

薄荷 10g，	僵蚕 6g，	桔梗 10g，	甘草 6g。
荆芥 10g，	防风 10g，	当归 9g，	沙参 10g。

口服，3 剂。

二诊：2020 年 3 月 12 日。

患者述咽部不适改善，咽痒改善，但咽部仍发干，故上方加入天花粉 12g、蝉衣 6g，口服 7 剂。

辨证思路：咽喉炎相当于中医的"喉痹"。喉痹是指因外邪壅遏肺胃或脏腑虚损、咽喉失养所致的以咽痛或咽部不适感，咽部红肿，或喉底有颗粒状突起为主要特征的咽部疾病。西医认为咽炎是咽喉部急、慢性炎症的总称。慢性咽炎会出现咽黏膜充血，黏膜下结缔组织及淋巴组织增生。鳞状上皮层增厚，上皮下层小血管增多，周围有淋巴细胞浸润，黏液腺肥大，分泌亢进。该患有慢性咽炎，受凉后出现咽部疼痛不适，伴咽痒，辨证为风寒喉痹，故予代表方喉科六味汤，出自《喉科指掌》，原书载："漱咽喉七十二症总方六味汤，治一切咽喉，不论红白，初起之时，漱一服可愈。"薄荷、僵蚕，宣畅气机，祛风化痰散结，为治喉痹之要药。桔梗配甘草，宣肺利咽，解毒止痛，又引药力达于咽部，甘草调和诸药。防风辛温发散，以祛风见长，《本草蒙筌》谓之"风药中之润剂"。荆芥，解表散风。六药相合，散火寒，利咽喉。患者咽干，考虑为燥邪伤津所致，予加当归、沙参。当归既能补血，又能活血，予沙参以养阴清肺、益胃生津、益气。二诊患者仍咽痒、咽部发干，故于天花粉以生津止渴，加入蝉衣以祛风利咽开音、疏散风邪。治疗以祛风、散寒、滋阴为主，效果不错。

金海珍整理

4. 贞芪散合知柏地黄丸治疗口腔溃疡

患者王某，男性，74 岁，退休职员。

初诊：2022 年 6 月 5 日。

主诉：口腔溃疡反复发作 10 余年，加重 2 周。

现病史：患者 10 年前因着急上火出现口腔溃疡，开始吃牛黄解毒片、牛黄上清丸等去火药或者用西瓜霜喷剂、冰硼散即可好转，之后口腔溃疡反作逐渐频繁，稍劳即发，严重影响饮食、睡眠和情绪，本次发病于 2 周前，于右侧口腔黏膜处可见指甲大小溃疡，色淡红，疼痛，影响饮食、睡眠和情绪，大便欠畅，小便正常，睡眠欠佳，口咽干燥，手足心烦热，无明显发热恶寒表证，无其他部位溃疡。舌脉：舌质红，苔薄少，脉弦细数略沉。

辨证：气阴两虚，虚火上炎。

治则：补气养阴，清虚热。

方剂： 贞芪散合知柏地黄丸加减。

处方： 黄芪 20g，　　　女贞子 20g，　　　知母 10g，　　　黄柏 10g，

　　　　　升麻 6g，　　　　地骨皮 10g，　　　连翘 12g，　　　玄参 20g，

　　　　　生地黄 20g，　　蒲公英 10g，　　　黄芩 10g，　　　槟榔 9g，

　　　　　白及 9g，　　　　生甘草 10g。

辨证思路： 本病相当于西医的复发性阿弗他溃疡，就是最常见的口腔黏膜溃疡，分为轻型、疱疹样型、重型复发性阿弗他溃疡 3 种类型，一般西医治疗以抗炎、增强免疫力等为主，患者初期治疗疗效较好，但是随着病程延长，自觉服药时症状可控，而且一旦停药，不久症状就会反复，给工作和生活带来很大困扰。

本证在中医属口疮，根据症状可分为气虚、痰湿、湿热、肝郁气滞、气阴两虚、阳虚等证型，本症患者反复口腔溃疡 10 年，劳累时加重，口干咽燥，大便欠畅，舌质红，苔薄少，脉弦细数略沉，故属气阴两虚型且有化热之势。

贞芪散是由黄芪和女贞子组成，具有益气养阴、提高机体免疫力之功，方中黄芪性微温，味甘，有补气固表、止汗脱毒、生肌、利尿、退肿之功效。用于治疗气虚乏力，中气下陷，久泻脱肛，便血崩漏，表虚自汗，痈疽难溃，久溃不敛，血虚萎黄，内热消渴。因此黄芪的扶正很好。女贞子性甘、苦、凉，归肝、肾经，能够滋补肝肾，提高免疫功能，补益肌肤，强身抗衰的作用更明显。

知柏地黄丸出自《医宗金鉴》，是由熟地黄、山茱萸、山药、牡丹皮、茯苓、泽泻、知母、黄柏组成。具有滋阴降火之效，常用于阴虚火旺者。

本证用药以黄芪补气，女贞子、玄参、生地黄、知母养阴生津，知母、黄柏、地骨皮、黄芩清虚火实热，连翘、蒲公英清热解毒，升麻、桔梗引药上行，直达病所，白及对溃疡面有保护作用，且可止血，可促进溃疡面及早愈合，槟榔将上炎之有余之气下降达于下，木通引热同归小便中，甘草调和诸药，所以患者用药后溃疡面明显减少。

二诊时考虑患者病程较久，因中医认为"久病必虚、久病必瘀、久病及肾、久病入络"，故在原方补气养阴，清虚热的基础上加三七粉 6g，以活血化瘀。

三诊时口腔溃疡已愈，为巩固疗效，继续以补气养阴为主，为防养阴滋腻碍胃，佐以白术、内金以促进消化，1 年后随诊无复发。

肖　君整理

5. 半夏厚朴汤加减治疗梅核气

刘某，65 岁，女性，初诊于 2021 年 9 月 6 日。

主诉：反复咽部不适 5 年余，近期加重。

现病史：患者 5 年前因着急上火出现咽部不适，诊断为"咽炎"，曾口服抗炎药、牛黄上清丸、咽立爽或者外用西瓜霜、冰硼散等治疗，之后时有发作，自用上药可缓解，近 2 年用药后效果不佳，现症见：咽部不适、咽部有异物感，咳不出，咽不下，咽干，咽痒，略有肿痛，偶有灼热感，晨起咳嗽、咳痰，时有恶心欲吐，伴胸闷不舒，情绪欠佳，大小便正常，睡眠可。舌淡红，苔薄白润，脉弦滑。

辨证：气痰交结。

治则：理气化痰散结。

方剂：半夏厚朴汤加减。

处方：半夏 9g，　　　厚朴 9g，　　　苏梗 10g，　　　茯苓 20g，
　　　　生姜 9g，　　　桔梗 6g，　　　牛蒡子 9g，　　　木蝴蝶 9g。

辨证思路：中医梅核气相当于西医的慢性咽炎，慢性咽炎是一种常见病，具有病程长，易复发，症状顽固的特点，往往较难治愈。慢性咽炎即是慢性感染所引起的弥漫性咽部病变，主要是咽部黏膜炎症。慢性咽炎危害极大，容易通过淋巴管的分支扩散到这些器官，引起相应器官的炎症病变如引起中耳炎、鼻窦炎、甲状腺炎、肺炎，若致病菌及毒素侵入血液循环，则可引起全身并发症，如急性肾炎、脓毒血症、风湿病、关节炎、肾炎、心肌炎、心内膜炎等。西医治疗以雾化吸入、抗生素、药物含漱或激光、手术为主。雾化吸入常使用激素类药物，长期使用会造成脂肪代谢紊乱，表现为高血脂和向心性肥胖，出现满月脸、水牛背、痤疮、多毛等现象；或者盐类代谢紊乱，表现为高血钠、低血钾、高血压、水肿等状况；再者糖类代谢紊乱出现高血糖或糖尿病症状的加重。还会导致肾上腺皮质功能减退甚至萎缩，出现闭经、肌肉无力、骨质疏松等症状。药物含漱如氯己定含漱液，具有清洁、杀菌作用，适用于没有全身症状或症状较轻的患者，但长期使用可能会造成口腔内菌群失调，引发其他口腔疾病。抗生素会造成肝肾损伤，长期反复应用会产生耐药性等。扁桃体是淋巴免疫器官，是人体免疫系统的第一道大门，对入侵的各种致病微生物，包括细菌、病毒、寄生虫等，发挥着抗细菌、抗病毒的防御功能，所以扁桃体切除术有可能会降低身体的免疫阈值。

在中医中形象地将慢性咽炎称之为"梅核气"，中医认为梅核气是因情志不

遂、肝气瘀滞、痰气互结、停聚于咽所致，以咽中似有梅核阻塞、咯之不出、咽之不下、时发时止为主要表现的疾病。临床以咽喉中有异常感觉，但不影响进食为特征。

该患初起因着急上火发病，因情志不遂，肝气郁滞，肺胃宣降失常，致津液输布失常，聚而成痰，痰气相搏阻于咽喉，则咽中如有"炙脔"，故见咽部不适、咽部有异物感，咳不出，咽不下；肺胃失于宣降，胸中气机不畅，则见胸闷不舒，晨起咳嗽、咳痰，时有恶心欲吐；苔白润，脉弦滑，均为气滞痰凝之证。治宜行气散结，降逆化痰。

半夏厚朴汤出自《金匮要略》："妇人咽中如有炙脔，半夏厚朴汤主之。"方中半夏辛温入肺胃，化痰散结，降逆和胃，厚朴苦辛性温，下气除满，二药相合，化痰结，降逆气，痰气并治。茯苓健脾渗湿，湿去则痰无由生；生姜辛温散结，和胃止呕，且制半夏之毒；苏梗芳香行气，理肺疏肝，助厚朴以行气宽胸、宣通郁结之气，治疗咳嗽痰多、胸膈满闷、咽痛音哑等症状。桔梗是一种清化热痰药，能宣肺祛痰、利咽排脓，并引药上行，直达病所；牛蒡子清热解毒，疏风利咽，缓解咽部灼热、肿痛等不适，木蝴蝶清肺利咽，疏肝和胃，以助疏肝健脾和胃化痰，祛痰利咽。

二诊时患者咽部隐痛明显缓解，故减牛蒡子，以防过用寒凉伤胃，加陈皮12g、白术9g以加强健脾化痰之功。

咽炎预防：尽量避免食用寒凉、辛辣、刺激食物，戒烟限酒，避免和受感染人共享食物和餐具，避免口腔呼吸，减少冷热刺激，保持情绪舒畅，平时可用淡盐水漱口。

肖　君整理

6. 小柴胡汤化裁治疗耳鸣

患者姜某某，女，57岁，2020年9月10日来诊。终日耳鸣隆隆作响，耳聋，于当地艾灸馆坚持每天艾灸2个月余，未见改善，来诊时见心烦，脾气暴躁，口渴喜冷饮，饮后觉腹部不适，平素大便干，口淡无味。反酸，偶有心慌。舌红，苔黄而肝，脉弦。

辨证：阴虚火旺，上扰清窍。

治则：滋养肝肾，清热泻火。

处方：柴胡10g，　　　黄芩15g，　　　姜半夏9g，　　　夏枯草30g，

葛根 10g,	牛膝 10g,	鸡血藤 10g,	首乌藤 10g,
枣仁 30g,	延胡索 10g,	锻磁石 10g,	太子参 15g,
佛手 10g,	生地黄 10g,	西洋参 15g,	党参 20g,
栀子 15g,	生姜 20g,	大枣 20g。	

10 剂水煎，日 3 次，口服。

辨证思路：人们生活节奏加快，加上环境污染及噪声污染严重，我国耳鸣人群不断增加，神经性耳鸣属于主观性耳鸣，是指在没有外界声源的情况下，患者主观听到的各种声响，常伴或不伴有听力下降、心烦、脾气暴躁、睡眠障碍、注意力难以集中、焦虑、抑郁等症状，现代人压力倍增，情志不畅，肝郁气滞，郁而化火，上扰发为耳鸣。"少阳之厥则暴聋""肝气逆则耳聋不聪"，因此从少阳论治神经性耳鸣，临床常用小柴胡汤加减予以治疗，效果显著。

该患者虽退休，生活节奏缓慢，却迷信艾灸，不分时节，认为做艾灸越多越好，奈何此女患年近 60 岁，正值阴虚之际，却反其道而行之，不辨体质，一味追求养生，结果越养越生病，此番来诊，后悔不已。亡阴补水，为时不晚，余随即拟以小柴胡汤加减，辅助以滋阴、泻火、安神之品，以对症和解其阴阳偏颇之势。

《伤寒杂病论》："伤寒中风，有柴胡证，但见一证便是，不必悉具。"因此少阳症状皆可用小柴胡汤治疗。小柴胡汤证可在诸多疾病过程中出现，小柴胡汤临床应用广泛。并且已有文献证明，柴胡可作为经验方的主药之一，增强疏肝之力，治疗耳鸣，表明小柴胡汤可以治疗情志不畅导致的少阳胆气不舒引起的神经性耳鸣。人参温补之患者，容易上火，故可用西洋参、太子参等代替。

小柴胡汤为和解之良方，疏利少阳枢机，寒热并用，攻补兼施，相辅相成，以达表里内外之宣通，营卫气血之调和。此方药味虽少，但组方缜密灵巧，寓意深远，受到历代医家赞赏，在临床中灵活变通运用，往往疗效奇佳。柴胡味苦微寒，以疏少阳之邪热；黄芩苦寒，可清少阳胆腑之郁火，柴胡与黄芩配合，辛开苦降，柴胡解表，黄芩清里，共奏清解少阳邪热之功。半夏配生姜，疏利胃气，降逆止呕，再以其气辛散佐柴胡、黄芩解郁逐邪，又消痰利饮以调畅三焦。人参、甘草、大枣相伍，益少阳正气，亦防邪传里，外邪乘虚而入，邪入少阳，易入三阴，助正抗邪，使邪气不得内传；同时抑柴胡、黄芩之苦寒，固护脾胃之气。其中人参味甘温，徐灵胎认为"小柴胡汤之妙在人参"。

在本例患者中，该患发病由于夏日听信民间养生馆伪中医理论，认为夏季当祛寒气，每日以艾灸而温之即可，故其体内肾水干涸，热气极中，临床治疗上，则不可以原方人参入药，多以党参、西洋参代替人参。因人参与党参都具有益气生津、扶正祛邪之功能，但党参作用温和，补而力缓。《医学衷中参西录》："西洋参性凉而补，凡用人参而不受人参之温补者，皆可以此代之。"因此对于不宜用之人，以同等替代，亦具有很好的疗效。

王肯堂《证治准绳》论及少阳耳疾言："若怒便聋，而或曰耳属肝胆经气，实用小柴胡加芎、归、山栀，虚用八珍汤加山栀。"柴胡、黄芩核心结构可和利肝胆，调畅三焦，恢复少阳枢转，使人体上下内外表里气血津液运行畅达，升降出入如常，则少阳上炎耳窍之火得以清降，使耳络通畅，津血归于正道，耳窍得气血精微之濡养，则耳鸣耳聋可愈。故在小柴胡的基础上，入生地黄，凉血，生水，滋养肾阴，使肾中之水充足，清凉滋润，以为了灭火，加入栀子以清火，打通三焦，给水以通路，上达肝木，滋养肝阴，压制虚亢之肝阳，再以葛根、牛膝二物入药，一升，一降，打通上下之路，使人体之水液循环，生生不息，一气周流，配合磁石重镇，使气火下降于下焦，无法上炎，大枣补脾，以脾土补充，盖住上炎之热气，佛手防大枣滋腻碍脾胃之运化，诸药合用，耳鸣自除。

二诊来时，该患者耳鸣明显好转，唯时有头痛，考虑上炎之火未又根除，再入羌活5g、独活5g、紫苏子10g、苏梗20g，以通经络，降气，对症治疗一周后，诸证皆消。嘱其切勿迷信中医养生，需要中医诊疗时，应就诊于正规中医院。

王孟龙整理

7. 半夏厚朴汤合桔梗汤加减治疗喉痹

李某，女，37岁，2020年3月28日首诊。

主诉：咽痒干咳反复发作3年。患者自述遇刺激性气味易发作。曾服六神丸无效。症见：咽部干涩疼痛，异物感，咽痒，干咳，平素偶有胸闷，情志不畅，饮食睡眠可。查体可见咽喉部轻度红肿。舌淡红苔白，脉滑。

辨证：气滞痰阻，咽喉不利。

治则：行气降逆，清利咽喉。

处方：

桔梗6g，	甘草12g，	半夏10g，	厚朴10g，
茯苓12g，	苏梗10g，	香附10g，	郁金15g。

7剂水煎，日3次，口服。

患者服药7剂后症状全无，未再复诊。

辨证思路：咽炎为咽部的非特异性炎症，是各种微生物感染咽部而产生炎症的统称。主要表现为咽部干燥、灼热、疼痛，吞咽疼痛明显，咽部充血肿胀等。中医病名为喉痹，最早见于《内经》，如《素问·阴阳别论》"一阴一阳结，谓之喉痹"，后世医家对疾病的分类渐趋详细，将"喉痹"作为独立的疾病区分开来，如《喉科心法》："凡红肿无形为痹，有形是娥。"现代中医喉科对"喉痹"的概念逐渐统一，专指急慢性咽炎，本案病程较长，故为慢性咽炎，此病多在脏腑阴阳气血虚损的基础上发生，多以阴虚为主，阳虚相对少见，亦有在阴虚或阳虚基础上兼夹痰湿或瘀血表现为虚中夹实者。

本案患者咽部干涩疼痛，轻度红肿，异物感，咽痒，干咳，平素偶有胸闷，情志不畅，舌淡红苔白，脉滑，考虑为气机升降失常，痰阻于内，气上逆于咽喉发为本病，当予行气降逆，清利咽喉之法，故用半夏厚朴汤合桔梗汤加减治疗。

半夏厚朴汤出自《金匮要略·妇人杂病脉证并治第二十二》："妇人咽中如有炙脔，半夏厚朴汤主之。"为治疗梅核气的名方，具有行气散结、降逆化痰之功效，临床常用于治疗癔症、胃神经官能症、慢性咽炎、慢性支气管炎、食道痉挛等属气滞痰阻者。方中半夏化痰散结，降逆和胃，厚朴下气除满，二药相合，化痰结，降逆气，痰气并治。茯苓健脾渗湿，湿去则痰无由生，以增强半夏化痰之力。生姜辛温，散郁结，降逆气，消痰涎，助半夏化痰散结，和胃止呕，并解半夏之毒。苏叶芳香行气，理肺疏肝，助厚朴以行气宽胸、宣通郁结之气，共为佐药。诸药合用，共奏行气散结，降逆化痰之功。

桔梗汤出自《伤寒论》："少阴病，二、三日，咽痛者，可与甘草汤；不差，与桔梗汤。"因患者咽痛，咽喉部红肿，故加桔梗汤。方中桔梗辛开宣肺，苦降祛痰，利咽排脓；生甘草解毒清热，二味相协，以奏清热解毒，消肿排脓之功。

患者平素情志不畅，故加香附、郁金，以助行气解郁之功。

佟　晶整理

8. 知柏地黄汤合麦门冬汤治疗嗅觉迟钝

王某，男，46岁，2020年3月2日首诊。

主诉：嗅觉迟钝3个月。近3个月患者无明显诱因出现嗅觉迟钝，影响生活，于西医耳鼻喉科检查未见明显异常，为求中医治疗来诊。现见：嗅觉迟钝，不闻香臭，盗汗，耳鸣，口燥咽干，手足心热，纳差，失眠，大便秘结，舌红少苔，脉细数。

辨证：阴虚火旺，肺气失宣。

治则：滋阴降火，润燥救肺。

处方：山药 12g，　　　牡丹皮 9g，　　　茯苓 9g，　　　山茱萸 12g，

　　　　泽泻 9g，　　　　黄柏 9g，　　　　熟地黄 24g，　　知母 9g，

　　　　麦门冬 30g，　　半夏 6g，　　　　甘草 6g，　　　人参 9g，

　　　　粳米 3g，　　　　大枣 10g，　　　辛夷 10g。

7 剂水煎，日 3 次，口服。

二诊：患者嗅觉渐复，余症均减轻，故继服上方 7 剂。

三诊：患者自述症状均见好转，嗅觉恢复，偶有失眠、手足心热，故改知柏地黄丸继服 15 天。半年后复诊患者反馈未见复发。

辨证思路：嗅觉迟钝，西医一般考虑和鼻腔黏膜病变或嗅神经功能减退有关，治疗多采用改善鼻腔环境、营养神经治疗。而中医认为，肺开窍于鼻，肺的生理功能异常可引起鼻的相关疾病。本案患者嗅觉迟钝，盗汗，耳鸣，口燥咽干，手足心热，纳差，失眠，大便秘结，舌红苔薄黄，脉细数。肺开窍于鼻，嗅觉迟钝则为肺的生理功能受损，结合患者盗汗，耳鸣，口燥咽干，失眠，大便秘结，舌红少苔，脉细数，考虑为肺肾阴虚火旺所致，当以滋阴降火、润燥救肺之法，故用知柏地黄汤合麦门冬汤加减治疗，辛夷通鼻窍功效显著，故加之增强疗效。二诊患者嗅觉渐复，余症均减轻，故继服上方 7 剂。三诊患者自述症状均见好转，嗅觉恢复，偶有失眠、手足心热，故改知柏地黄丸继服 15 天。半年后复诊患者反馈未见复发。

知柏地黄汤，出自《医宗金鉴》卷五十三，可滋补肾阴，清热泻火，用于治疗阴虚火旺所致的各种疾病。方中熟地黄、山茱萸、山药为"三补"，可滋肾阴、补脾胃，牡丹皮、茯苓、泽泻为"三泻"，以防治"三补"之滋腻，同时配伍知母、黄柏，以增强滋阴降火之力。

正如《临证指南医案》所说："经云：肺和则鼻能知香臭矣。"麦门冬汤出自《金匮要略·肺痿肺痈咳嗽上气病脉证治第七》："大逆上气，咽喉不利，止逆下气者，麦门冬汤主之。"虽为治疗虚热肺痿的方剂，然患者口燥咽干，纳差，考虑为上焦热伤津耗，中焦胃气不和，故用麦门冬汤清养肺胃。方中的麦门冬养阴生津、滋润脏腑、清虚热；半夏降逆下气、化痰、和胃、止咳、止呕吐、开胃、润肺；人参健脾、补气；甘草、粳米、大枣药性平和，与人参合用可健脾、润肺，甘草可调和药性。

佟　　晶整理

9. 柴胡加龙骨牡蛎汤合六君子汤加减治疗顽固性耳鸣

孟某某，女，42 岁，2021 年 1 月 7 日首诊。

主诉：耳鸣反复发作 3 年，加重 7 天。3 年前因琐事生气后突发耳鸣，未予重视，之后耳鸣反复发作，时作时止。7 天前耳鸣加重，夜间尤甚，影响睡眠，平素畏寒，四肢不温，纳差，寐差，易惊，偶口苦，腰酸，大便溏，夜尿频。舌淡苔薄白，脉沉细，关脉弦。

辨证：肝郁脾虚，肾精不固。

治则：疏肝理脾，益精填髓。

处方：

柴胡 12g，	黄芩 9g，	生姜 9g，	桂枝 12g，
人参 10g，	龙骨 15g，	牡蛎 15g，	姜半夏 9g，
白术 15g，	茯苓 20g，	陈皮 9g，	珍珠母 20g，
甘草 6g，	菟丝子 30g，	大枣 9g，	山萸肉 12g。

7 剂水煎，日 3 次，口服。

二诊：患者服药后耳鸣未作，续服上方 7 剂巩固治疗，后未复诊。3 个月后随访患者痊愈。

辨证思路：耳鸣指患者自觉耳中鸣响而周围环境中并无相应的声源。它可发生于单侧，也可发生于双侧。在大多数情况下，耳鸣是大脑对耳部、听觉系统损伤的感觉神经反应。耳鸣的病因可由于血管性疾病、听力损失、中耳堵塞或咽鼓管功能障碍、头颈部外伤、颞下颌关节紊乱、鼻窦压力和气压伤、耳毒性药物及其他系统疾病，如内分泌、心血管、形神疾病、肿瘤等所引起，耳鸣明确病因后需要积极对因治疗，西医治疗一些药物对耳鸣可有轻度疗效，包括改善内耳微循环、糖皮质激素类药物、降低血液黏度和抗凝药物、神经营养药物等。耳鸣为耳科难治证之一，其预后与病程、年龄、治疗是否及时等因素有关。病程短、年轻患者经过及时恰当的治疗，有可能全部或部分恢复听力，耳鸣减轻或消失，预后较好；若病程较长及年龄较大者，往往难以恢复听力，且可能有顽固性的耳鸣。

本案患者由生气后突发耳鸣，易惊，口苦，关脉弦，为少阳枢机不利，肝郁之征象；平素畏寒，四肢不温，纳差，便溏，为脾气虚表现，腰酸，夜尿频，脉沉细，为肾精不固表现，当予疏肝理脾，益精填髓之法，故应用柴胡加龙骨牡蛎汤合六君子汤加减治疗。二诊患者服药后耳鸣未作，续服上方 7 剂巩固治疗，后未复诊。3 个月后随访患者痊愈。

柴胡桂枝龙骨牡蛎汤出自《伤寒论》："伤寒八九日，下之，胸满烦惊，小便不利，谵语，一身尽重，不可转侧者，柴胡加龙骨牡蛎汤主之。"主治伤寒邪陷少阳，枢机不利，表里俱病，虚实夹杂之证。方中柴胡、桂枝、黄芩和里解外，以治寒热往来、身重；龙骨、牡蛎、铅丹重镇安神，以治烦躁惊狂；半夏、生姜和胃降逆；大黄泻里热，和胃气；茯苓安心神，利小便；人参、大枣益气养营，扶正祛邪。因铅丹有毒，故易为珍珠母；本患大便不干，故去大黄。

六君子汤源于《医学正传》，具有益气健脾、燥湿化痰的功效。主治如食少便溏、胸脘痞闷、呕逆等脾胃气虚兼痰湿证。方中以四君子汤益气健脾；半夏化湿痰之要药，善降逆和胃止呕；陈皮调理气机降胃气燥湿化痰。因患者夜尿频多，腰酸，怕冷，故加菟丝子、山萸肉补益肝肾，涩精固脱。

佟　晶整理

10. 川芎茶调散合苍耳子散加减治疗鼻渊

杨某，女，33岁，2021年10月25日首诊。

主诉：鼻塞流涕反复发作10年，加重3天。患者鼻塞流涕反复发作10余年，诊断为慢性鼻窦炎，予中西医治疗效果不佳。3天前因感冒后症状加重，现症见：鼻流浊涕，色黄量多，嗅觉减退，头目胀痛，鼻塞，张口呼吸，影响睡眠，咽喉不适，偶咳嗽见黄痰。舌红苔白，脉弦浮数。

辨证：风热上扰。

治则：疏散风热，通利鼻窍。

处方：

川芎12g，	生石膏20g，	防风8g，	细辛5g，
白芷15g，	薄荷5g（后下），		羌活6g，
甘草6g，	辛夷10g，	苍耳子10g，	荆芥8g，
鱼腥草10g，	清茶10g（自加）。		

7剂水煎，日3次，口服。

二诊：患者服药后，鼻塞流涕明显减轻，已能用鼻呼吸，偶有黄痰，故继服上方加双花10g、连翘10g，7剂。

三诊：患者服药后症状基本消失，继服5剂巩固疗效。半年后随访未见复发。

辨证思路：西医认为慢性鼻窦炎多因急性鼻窦炎反复发作未彻底治愈迁延

而致，双侧发病或多窦发病极常见。根据其不同的病理变化，可分为水肿浸润型、浸润型和浸润纤维型。病因和致病菌与多为化脓性球菌，如肺炎双球菌、溶血性链球菌、葡萄球菌等；其次为杆菌，如流感杆菌、变形杆菌和大肠埃希菌，此外，厌氧菌感染亦不少见。特应性体质与本病关系甚为密切。本病亦可慢性引起。西医认为窦口的引流和通气障碍是引起鼻窦炎发生的最重要机制，因此通过药物或手术解除窦口的引流和通气障碍以恢复鼻窦黏膜的功能是治疗鼻窦炎的基本原则。

鼻窦炎中医病名为鼻渊，鼻渊指以鼻流浊涕、量多不止为主要特征的鼻病。临床上常伴有头痛、鼻塞、嗅觉减退等症状，是鼻科的常见病、多发病之一。本病有虚证和实证之分：实证起病急，病程短；虚证病程长，缠绵难愈。鼻渊最早见于《内经》，如《素问·气厥论》："胆移热于脑，则辛颏鼻渊。鼻渊者，浊涕下不止也。"鼻渊的发生，是证多因外邪侵袭，引起肺、脾胃、胆之病变而发病；虚证多因肺、脾脏气虚损，邪气久羁，滞留鼻窍，以致病情缠绵难愈。急性起病者，经及时、恰当的治疗，可获痊愈。病程较长者，易致迁延难愈。脓涕长期倒流至咽部，可诱发喉痹或乳蛾。若擤鼻方法不当，可诱发耳闷耳闭或脓耳。

本案患者反复鼻塞流涕10余年，鼻流浊涕，色黄量多，嗅觉减退，头目胀痛，为鼻渊症状，咽喉不适，咳黄痰，舌红，脉浮数，为风热袭表伤肺，肺开窍于鼻，故鼻塞流涕，郁而化热，则鼻流浊涕，色黄量多，内犯于肺，肺失宣降，邪热循经上壅鼻窍，热毒浊涕闭阻鼻窍，故嗅觉减退，头目胀痛，咽喉不适，咳黄痰，脉浮数则为风热表证。故用川芎茶调散合苍耳子散加减治疗。川芎茶调散源于《太平惠民和剂局方》，为治疗风邪头痛的方剂，以头痛、鼻塞、脉浮为辨证要点，临床用于治疗外感风邪所致鼻渊效果显著。方中川芎祛风活血止痛；薄荷、荆芥疏风止痛，清利头目；白芷、羌活、细辛疏风止痛；防风辛散上部风邪；茶可清利头目，制风药温燥升散；甘草调和诸药。

苍耳子散出自宋代《济生方》卷五"辛夷仁半两，苍耳子两钱半，香白芷一两，薄荷叶半钱，上晒干，为细末，每服两钱，食后用葱、茶清调下"，是治疗鼻渊的经典方。《医方考》记载："鼻流浊涕不止者名鼻渊，乃风热在脑，伤其脑气，脑气不固而液自渗也。"方中辛夷通九窍，散风热，能助胃中清阳上行头脑；苍耳子祛风散湿，上通脑顶，外达皮肤；白芷通窍表汗，除湿散风；薄荷泄肺养肝，清利头目；上药合用，共起散风热，通窍鼻之功。

患者鼻塞严重，热邪致病，故加鱼腥草、石膏，起到清热泻火、通窍的作用。

二诊患者服药后，鼻塞流涕明显减轻，已能用鼻呼吸，偶有黄痰，故加双花

10g、连翘 10g，增加疏散风热功效。三诊患者服药后症状基本消失，继服 5 剂巩固疗效。半年后随访未见复发。

———————————————————————————————————— **佟　晶整理**

第九章　皮肤科疾病

1. 小柴胡汤化裁治疗脱发

患者左某某，女，25岁，白领职员，2023年2月21日来诊。白发，脱发8年。患者平素熬夜，工作压力较大，睡眠差，询问其病史，告知8年前即开始脱发，近几年不仅脱发，且头发顶部开始变白，白发逐渐增多，心慌，遇事加重，每逢晨起要上班之时即觉心慌，心烦，平素腰酸，经期加重，体弱易感冒，曾听某北京中医大学专家讲座，购买多种未知配方及保健品，仍不见好转，今来余处诊治。余观其脉证，双尺偏于无力，但沉取偏弦细。诊其肝脉，偏弦，舌尖红，左侧舌边似有瘀点，苔薄白。

辨证：虚劳，肝肾阴虚。

用方：柴胡10g，　黄芩15g，　川楝子9g，　羌活10g，
　　　　川芎10g，　桑葚15g，　合欢皮15g，　枸杞15g，
　　　　沙参10g，　麦门冬10g，当归20g，　黄连5g，
　　　　肉桂5g，　郁金6g，　熟地黄15g，　佛手15g。

10剂水煎，日3次，口服。

辨证思路：该患年25岁，正值青春年华之际，却仿似人到中年，言语间透露疲惫之态，结合其发病之年，为18岁高考，故诊其为压力过大，导致肝肾阴虚，长期消耗，终而病发。

正如《素问·上古天真论》所言："女子七岁，肾气盛，齿更发长；二七而天癸至，任脉通，太冲脉盛，月事以时下……四七筋骨坚，发长极，身体壮盛。"此女四七二十八未至，其发未长极，反脱发，生白发，虚劳无疑。明代李中梓《医宗必读》谓："善为医者，必责其本，而本有先天后天之辨。先天之本在肾，肾应北方之水，水为一天之源。"故治疗之法乃补其肾精，以化肝血。《本草纲

目》中谓之："填骨髓，长肌肉，生精血，补五脏内伤不足，通血脉，利耳目，黑须发，男子五劳七伤，女子伤中胞漏，经侯不调，胎产百病。现代研究中，熟地黄主要含梓醇、地黄素、桃叶珊瑚苷、地黄苷 A、地黄苷 B、地黄苷 C、地黄苷 D、益母草苷等，可以作用于免疫系统（升高 WBC、增强细胞免疫），抗氧化损伤等。故方中处熟地黄 15g 以对症补其虚损，同时以防熟地黄滋腻之性，入佛手 15g 以行气。同时，熟地黄又可作用于内分泌系统物质代谢（下丘脑—垂体—肾上腺轴），患者每于晨起要工作之际即感焦虑，此时肾上腺素分泌而成应激状态，中医谓之阴虚火旺，故以熟地黄滋补肾水以灭其火，再处柴胡、黄芩、川楝子等疏肝之品，和解少阳，配合合欢皮，调畅情志。中医认为，发为血之余，肾其华在发，白发的产生从中医上来讲和血虚、肾精不足密切相关，气血旺，头发生长正常，乌黑浓密，气血虚，头发就会发质枯槁，分叉，有白发，甚至脱落。故再入黑枸杞、桑葚、当归，补肾、补血。患者失眠，肾水不足，不能制约心火，离坎不得相交，而成否之卦象，天气向上，地气向下，阴阳背离，故取黄连、肉桂，药方取黄连苦寒，入少阴心经，降心火，不使其炎上；取肉桂辛热，入少阴肾经，暖水脏，不使其润下；寒热并用，一改否卦，使心火下济肾水，如此可得水火济济。最后以羌活上达巅顶，载药上行，直达病所，治其顶部之白发。

二诊该患头发脱落明显减少，且白发根之处，可略见颜色由白变为棕色，似有变黑之势。睡眠亦有改善，每日睡眠时做梦，焦虑减少，但仍较差。恰逢此诊时为患者经期，但其月事未来，却伴腹痛明显，诊其左关之脉为弦滑，考虑其肾精不足而化生肝血，但因肝中久虚，血瘀于肝经，淤堵胞宫，补充之肝血为旧血所阻，未能下行，如此若不引血下行，恐其淤堵更甚，故于原方中加枣仁 15g 以养心安神，同时以蒲黄 6g、五灵脂 6g 活血化瘀，再以牛膝 10g 引血下行。嘱其调畅情志。

服药后第二天，月事即来，初始血色暗，夹有血块，后即正常，经行畅快，腹痛立减。

王孟龙整理

2. 当归饮子加减治疗皮肤瘙痒

2019 年 8 月 11 日，曹某，女，51 岁。

患者 2 年前开始出现皮肤瘙痒，特别是面部瘙痒不适，热天汗出后加重，每到夏季，痛苦不堪，故来诊。来诊时症见：患者皮肤瘙痒，热天出汗后面部及后背部瘙痒不适，恶风，周身乏力，纳差，大便溏稀，小便正常，夜寐可。舌质淡，边有齿痕，苔薄白，脉细。

诊断：皮肤瘙痒。

辨证：气血两虚。

治则：补益气血，祛风止痒。

一诊：2019 年 8 月 11 日

处方：

当归 20g，	黄芪 30g，	防风 10g，	白术 20g，
茯苓 20g，	党参 15g，	赤芍 10g，	蝉蜕 10g，
甘草 9g，	柴胡 10g，	乌梅 10g，	荆芥 10g，
生地黄 10g，	川芎 10g，	五味子 10g。	

7 剂，口服。

二诊：2019 年 8 月 21 日，患者瘙痒症状改善，恶风减轻，仍易汗出，故加入浮小麦 30g、麻黄根 30g 以止汗。口服 7 剂。

三诊：2019 年 9 月 1 日，患者无瘙痒，无恶风，汗出明显减少，继续口服 7 剂巩固。平素可以口服桂枝汤调和营卫。

辨证思路：患者气血不足，血虚风动，风胜则痒，当归饮子加过敏煎加玉屏风散加减治疗。过敏煎，方中银柴胡甘寒益阴，乌梅酸敛化阴生津，防风辛温散风祛湿，五味子酸温益气敛肺，现代药理研究证明，乌梅可以抗过敏，可以因为非特异性刺激，产生更多游离抗体，中和侵入体内的过敏原。出自《重订严氏济生方》的当归饮子：当归饮子具有养血润燥、祛风止痒的功效。主治心血凝滞，内蕴风热，皮肤疮疥，或肿或痒，或脓水浸淫，或发赤疹瘩瘤。方中有祛风走表之荆芥、防风及养血扶正之当归、生地黄、甘草，皆有祛风止痒之功。

二诊患者瘙痒减轻，仍易出汗，故加浮小麦、麻黄根。浮小麦首载于明代陈嘉谟的《本草蒙筌》，同时也是药食同源的中药，《本草蒙筌》中记载浮小麦敛虚汗，明代李时珍的《本草纲目》记载："本品益气除热、止自汗盗汗、骨蒸虚热、妇人劳热。"浮小麦的药理作用主要包括收涩、益气、解热、固表止汗等。

考虑患者恶风，皮肤瘙痒，予玉屏风散，玉屏风散具有扶正、提高免疫作用。黄芪补气，白术健脾益气，防风祛风。三方合用以达到补益气血、祛风止痒的作用。

金海珍整理

3. 八珍汤加二至丸加减治疗脱发

2022 年 7 月 4 日，李某，42 岁，女。

患者 3 个月前因家人去世，悲伤不已，1 周前梳头时发现头左侧 2 处出现大小为 0.8cm×0.8cm 的圆形脱发，该患非常焦虑，怕头发脱落影响颜值，故来诊。来诊时症见：左侧头部可见脱发，洗发时脱发严重，情绪不稳，周身乏力，面色淡白，纳可，二便正常，夜寐差、梦多。舌淡，苔白，脉弱。

诊断：斑秃。

辨证：气血不足，血虚风燥。

处方：八珍汤加二至丸加减。

一诊：2022 年 7 月 4 日。

处方：

当归 10g，	酸枣仁 18g，	川芎 10g，	白芍 12g，
白术 15g，	女贞子 12g，	甘草 10g，	党参 15g，
茯苓 15g，	旱莲草 12g，	丹参 10g，	黄芪 15g，
柴胡 10g，	合欢皮 12g，	郁金 15g，	熟地黄 15g，
百合 12g，	桑葚 10g，	远志 12g。	

口服，14 剂。

二诊：2022 年 7 月 24 日。

患者述未增加脱发，脱发部位未见面积扩大，洗发时脱发较前减少，夜寐改善。继续口服 14 剂。

三诊：2022 年 8 月 14 日。

患者脱发中央开始长出细小白色头发，患者非常开心，乏力改善。祛掉柴胡、郁金、百合、合欢皮、菟丝子。继续口服 14 剂。

辨证思路：根据患者周身乏力，面色淡白，脉弱，可知气血不足，情志不调，肝血不足，血虚不荣，故风邪浸入，发为血之余，血虚风燥，发失所养故见脱落。故选补益剂八珍汤，具有益气补血之功效。心主血，肝藏血，心肝血虚，故见面色淡白。脾主运化而化生气血，脉虚无力。治宜益气与养血并重。方中党参与熟地黄，益气养血。白术、茯苓健脾渗湿，助党参益气补脾。当归、白芍养血和营，助熟地黄滋养心肝。川芎以活血行气，使地、归、芍补而不滞。炙甘草益气和中，调和诸药。

《素问·六节脏象论》："肾者，……其华在发。""华"，有荣华外露之意。头发的营养虽然来源于血，头发的生机，根源于肾气。肾气虚弱的人，往往毛发容易枯槁脱落。二至丸，出自《医便》卷一。具有补肾养肝的功效。常主治肝肾阴虚、早年发白等。方中女贞子，能滋补肝肾之阴；旱莲草补养肝肾之阴，凉血止血。补养肝肾。加桑葚，增加益滋阴补血之功。加入菟丝子以补肾。情绪不稳、夜寐差、梦多，考虑存在肝血不足，肝肾不足，故加酸枣仁养肝、宁心、安神。加远志安神益智，交通心肾。柴胡具有疏肝解郁。百合清心安神。合欢皮有解郁、和血、宁心作用。

长期服用西药治疗脱发，可能会导致内分泌失调。因为药物中的睾酮在治疗剂量内存在，但长期服用会导致睾酮水平下降。有的药物还可能会刺激性器官，部分男性患者还会出现性欲减退、性交困难等症状。中医以整体观念调节身体的阴阳，使失调的阴阳达到平衡来治疗脱发，中医还可以应用梅花针治疗脱发，效果也非常不错。

金海珍整理

4. 贞芪散合凉血五花汤治疗药物过敏性皮炎

患者刘某，女，60 岁，退休。

初诊：2023 年 5 月 31 日。

主诉：周身药疹 10 天。

现病史：患者淋巴细胞瘤—套细胞淋巴瘤 1 年，曾服用泽布替尼、伊布替尼、美罗华、伯马度胺，近 10 天出现周身皮疹，曾于市某院就诊，诊断药物过敏性皮炎，予抗过敏治疗，效不显，今求中医治疗，现症见：周身散在红色丘疹，皮疹从下半身开始，逐渐蔓延上半身，近 3 天上半身皮疹偏红，下半身皮疹偏暗，面部散在皮疹，瘙痒严重，睡眠欠佳，大小便正常，饮食欠佳，偶有反酸不舒。

舌暗红，光滑无苔，脉沉细。

辨证：正气亏虚，热毒阻络。

治则：益气扶正，凉血通络。

方剂：贞芪散合凉血五花汤。

处方：

黄芪 15g，	女贞子 15g，	银柴胡 10g，	瓦楞子 10g，
防风 10g，	浙贝母 10g，	凌霄花 6g，	野菊花 6g，
蒺藜 10g，	白鲜皮 20g，	白茅根 10g，	鸡冠花 10g，
白及 6g。			

5服，水煎服，日1剂。

辨证思路：患者患有淋巴细胞瘤，需用化疗药治疗，但是大多数化疗药物是通过抑制细胞增殖或者直接杀伤细胞发挥抗肿瘤作用。可以说化疗药就是毒药——可以治病救命的毒药，所以应用化疗药后或多或少对正气有损伤，且患者脉沉细也反映气血亏虚，正气不足，故选用贞芪散，贞芪散由黄芪、女贞子组成，有提高人体免疫功能、保护骨髓和肾上腺皮质功能；用于各种疾病引起的虚损；配合手术、放射线、化学治疗，促进正常功能的恢复。言道："正气存内，邪不可干。"所以该患者虽然是药物过敏，但是因为基础疾病用药所致，故固护正气是治疗关键。

患者因药物过敏导致皮疹，皮疹色红，以上半身为主，故选用凉血五花汤，凉血五花汤是由鸡冠花、凌霄花、野菊花、玫瑰花、红花组成，凉血五花汤出自《赵炳南临床经验集》，具有凉血活血、疏风解毒之功效。主治血热发斑，热毒阻络所致盘状红斑性狼疮初期，玫瑰糠疹（风癣）、多形性红斑（血风疮）及一切红斑性皮肤病初期，偏于上半身或全身散在分布者。

又因患者平素胃脘时有不适，有反酸等症状，选用瓦楞子和浙贝母制酸，保护胃黏膜，银柴胡凉血止痒，蒺藜入肝经，活血祛风止痒，防风祛风固表止痒，白鲜皮祛风除湿止痒，白茅根入肺经，肺主皮毛，《本经》："劳伤虚羸，补中益气，除瘀血、血闭寒热，利小便，可解皮下水湿郁滞。"多药配合可提高机体免疫力，抗过敏，凉血化湿，利水，散瘀，清除皮下病理产物。

二诊时患者皮疹明显减轻，瘙痒稍改善，近日略有咳嗽，肺CT提示肺内炎症，故上方加金荞麦15g、蝉蜕6g。金荞麦又名开金锁，其药理作用是抗炎解热，祛痰镇咳，抗菌抗癌，对血小板聚集有作用。蝉蜕改善风疹瘙痒，现代药理研究蝉蜕有抗惊厥作用及镇静、镇痛、解热、免疫抑制、抗过敏、抗肿瘤等作用。

三诊时患者自觉皮疹逐渐减少，偶有瘙痒，但手部皮疹消退缓慢，咳嗽减轻，原方基础上加桑叶10g，桑叶含有蜕皮激素，能促进细胞生长，刺激真皮细胞分裂，产生新的表皮并促进蜕皮。

提示：药物过敏是免疫系统对药物的反应，任何药物都可能会引起药物过敏。药物过敏不仅仅是荨麻疹、皮疹或发热。严重过敏反应可引起身体系统功能大范围紊乱，甚至出现危及生命的药物过敏反应，诸如：呼吸道和咽喉紧缩，进而导致呼吸困难、恶心或腹部痛性痉挛、呕吐或腹泻、头晕或头重脚轻、脉搏微弱且快速、血压下降、癫痫发作、意识丧失，对于此类严重过敏要及时就诊，以免延误病情。

肖　　君整理

5. 黄芪桂枝五物汤合栝楼红花汤加减治疗带状疱疹后遗神经痛

张某某，女，54 岁，2022 年 3 月 15 日就诊。

主诉：右胁肋部疼痛麻木 2 个月。患者 2 月前出现右胁肋部疼痛，后逐渐出现成簇水泡，色红，曾于当地医院就诊，予营养神经、改善循环等对症治疗，治疗遗留右胁肋部麻木，为求中医治疗来诊。现症见：右胁肋部麻木不适偶有刺痛，情志不舒，善太息，头晕眼花，汗出恶风，舌淡苔白，脉细弱。

辨证：气虚血瘀，肝郁气滞。

治则：益气活血，柔肝止痛。

处方：黄芪 15g，　　桂枝 10g，　　芍药 10g，　　栝楼 30g，

红花 10g，　　甘草 10g，　　生姜 3 片，　　大枣 4 枚，

丝瓜络 6g，　　败酱草 10g。

7 剂水煎，日 3 次，口服。

二诊：患者服药后麻木减轻，疼痛较前明显，舌脉同前，故用上方加减。

处方：桃仁 10g，　　延胡索 10g，　　黄芪 15g，　　丝瓜络 6g，

桂枝 10g，　　芍药 10g，　　栝楼 30g，　　败酱草 10g，

红花 10g，　　甘草 10g，　　生姜 3 片，　　大枣 4 枚。

7 剂，患者痊愈。

辨证思路：带状疱疹，中医又名蛇串疮，是一种皮肤上出现成簇水疱，多呈带状分布，痛如火燎的急性疱疹性皮肤病。其特点是皮肤上出现红斑、水疱或丘疱疹，累累如串珠，排列成带状，沿一侧周围神经分布区出现，局部刺痛。多数患者预后很少复发，极少数病人可多次发病。好发于成人，老年人病情尤重。本病多发于胸胁部，故又名缠腰火丹，亦称为火带疮、蛇丹、蜘蛛疮等。

本病由于情志内伤，肝气郁结，久而化火，肝经火毒蕴积，夹风邪上窜头面而发；或夹湿邪下注，发于阴部及下肢；火毒炽盛者多发于躯干。年老体弱者，常因血虚肝旺，湿热毒蕴，导致气血凝滞，经络阻塞不通，以致疼痛剧烈，病程迁延。总之，本病初期以湿热火毒为主，后期是正虚血瘀夹湿邪为患。

首诊患者头晕眼花，汗出恶风，舌淡苔白，脉细弱，均为气血不足之征象，气血不足于内，荣润不足，营血不充以致胁肋部麻木，当属气虚血滞，患者情志不畅，善太息，为肝郁气滞征象，患者带状疱疹后胁肋部偶有刺痛，故见血瘀，结合患者舌淡苔白，脉细弱，考虑患者为邪毒侵袭日久致阳气亏虚，营血不足，

血行不畅，证属《内经》中"不荣则痛"，患者情志不遂，肝郁气滞，所致气滞血瘀，则为"不通则痛"之意，故应用黄芪桂枝五物汤合栝楼红花汤加减治疗，加败酱草清热解毒，加丝瓜络通经络，使药直达病所。二诊患者服药后麻木减轻，疼痛较前明显，故用上方加桃仁10g、延胡索10g，增加活血止痛功效，患者痊愈。

黄芪桂枝五物汤出自《金匮要略》："血痹阴阳俱微，寸口关上微，尺中小紧，外证身体不仁，如风痹状，黄芪桂枝五物汤主之。"具有益气温经、和血通痹之功效。主治肌肤麻木不仁，或肢节疼痛，或汗出恶风，舌淡苔白，脉微涩而紧的营卫虚弱之血痹。临床常用于治疗皮肤炎、末梢神经炎、卒中后遗症等见有肢体麻木疼痛、属气虚血滞者。故临证见气血虚弱以致不荣则痛之带状疱疹后遗神经痛，可应用本方。方中以黄芪为君药，大补脾肺之气，固表实卫，则外可御邪，而内可护营。桂枝既可发散风寒，又可温经通痹，助黄芪温阳强卫。黄芪与桂枝合用，固表而不留邪；桂枝得黄芪，则散邪而不伤正，且使通脉温阳之力大增。芍药养血和血，益阴敛营，与桂枝相配，调和营卫，共为臣药。倍用生姜，助桂枝以散外邪；配伍大枣，助芍药以和营阴，姜枣相合，又可调和脾胃，二味共为佐使。五药相合，使卫阳复振，营卫调和，则风寒得解，气血得行，经脉通利，而肌肤得养，则肌肤麻木、肢节疼痛等可除，为治血痹之良方。

栝楼红花汤为明代医家孙一奎在《医旨绪余》中记录了其师黄古潭治疗"胁痛"的一则医案。此案虽被后世医家时常引用，但未引起广泛重视，直到后世医家发掘出来用以治疗带状疱疹屡收捷效，才得以闻名。方中栝楼引邪外达，以柔克刚，能疏肝郁，润肝燥，平肝逆，缓肝急，辅以生甘草解毒缓急。《神农本草经》曰甘草治"金疮肿，解毒"；《本草纲目》曰其"降火止痛"，可治疗带状疱疹的疼痛，并配合栝楼以达到标本兼治的目的，还可防治栝楼泄利太过而伤正气。方中红花活血通经，祛瘀止痛，作引经药。本方对于肝经火盛或肝郁气滞的带状疱疹均有很好疗效。

佟　晶整理

6. 平胃散合四物汤加减治疗脱发

梁某某，男，30岁，2019年5月15日首诊。

主诉：脱发1年。患者近1年头顶部开始脱发，为求中医治疗来诊。现症见：头发干枯，头顶毛发稀疏，有皮屑，患者自述头皮作痒难忍，搔后脱屑严重，平素倦怠乏力，纳差，夜寐欠佳，饮食及二便尚可。患者形体肥胖，舌质淡胖，苔薄白，脉弦滑。

辨证：脾胃气虚，血虚风燥。

治则：健脾益气，养血生发。

处方：
苍术 15g，	厚朴 10g，	陈皮 10g，	炙甘草 5g，
熟地黄 9g，	当归 9g，	白芍 9g，	川芎 6g，
炒白术 9g，	泽泻 12g，	茯苓 10g，	白鲜皮 15g，
何首乌 15g，	荆芥 10g。		

14 剂水煎，日 3 次，口服。

本患者未再就诊，3 个月后随访，患者自述服药后头皮作痒明显改善，由于为外地来诊不便，便按原方自行购药，继服 1 个月，现头皮清爽，脱发明显减轻，乏力、纳差明显好转，患者反馈疗效显著。

辨证思路：病理性脱发是指头发异常或过度的脱落，以雄激素性脱发最为常见，其他因素还包括自身免疫因素、药物副作用及毛囊炎、紧张和焦虑、抽烟、产后、某些免疫性疾病也与特定类型的脱发有关。除雄激素性脱发外，其他类型的脱发在解除病因、对症治疗后，发量通常能得到一定程度的恢复，通过毛囊移植等手术方式，雄激素性脱发患者也能获得发量的恢复。脱发严重影响患者心理健康和生活质量，及早诊治对延缓脱发进展、改善生活质量有重要意义。

中医则将脱发称为"油风""发蛀脱发"等，本病病因可分为虚与实两大类，虚指气血不足，肝肾亏虚，实指血热或血瘀。中医认为"发为血之余"，即"血"是头发生长和发育的基础，一旦血虚、血亏，头发赖以生长的基础削弱，则见脱发。所以应从干涉"血"的生成环节来治疗。

患者以脱发来诊，症见头发干枯，头顶毛发稀疏，有皮屑，患者自述头皮作痒难忍，搔后脱屑严重，为血虚风燥征象，又因患者平素倦怠乏力，纳差，舌质淡胖，苔薄白，脉弦滑，考虑患者为脾胃气虚所致，予以健脾益气，养血生发之法，故应用平胃散合四物汤加减治疗。

平胃散出自宋代《太平惠民和剂局方》，是治疗湿滞脾胃的基础方。方中苍术燥湿健脾；厚朴行气燥湿除满；陈皮行气和胃，甘草调和药性。诸药合用，具有燥湿运脾、行气和胃之功效。

四物汤药方最早记载于唐朝的蔺道人著的《仙授理伤续断秘方》，被用于外伤瘀血作痛，后世医家广泛应用，是补血的常用方，也是调经的基本方。本案中应用本方则有养血补血功效。方中熟地黄养血滋阴；当归、白芍补血养肝；川芎活血行滞，动静结合，补血而不滞血，活血而不伤血。

考虑患者形体肥胖，湿邪内停，故加白术、茯苓，泽泻，健脾利湿，患者头皮作痒，加白鲜皮清热燥湿，祛风止痒，何首乌可补益精血，助改善脱发，经验来看荆芥为治疗脱发的引经药，风药中兼可入血之品，故加之增强疗效。

佟　晶整理

7. 荆防四物汤合桂枝汤加减治疗瘾疹

马某，女，35 岁，2019 年 3 月 24 日首诊。

主诉：全身皮肤干燥瘙痒 6 个月。患者半年来全身皮肤干燥作痒，搔之出现红线痕，高出皮肤表面，每遇风邪加重，于西医院诊断为人工性荨麻疹，予抗过敏药治疗后效果不佳，为求中医治疗来诊。现症见：皮肤干燥，可见淡红色划痕，高出皮肤，神疲乏力，恶风，自汗，夜寐欠佳，饮食及二便尚可。舌淡苔白，脉浮弱。

辨证：血虚风燥，营卫不和。

治则：滋阴养血，祛风止痒，调和营卫。

处方：

荆芥 6g，	防风 10g，	当归 10g，	川芎 6g，
生地黄 15g，	白芍 10g，	桂枝 10g，	生姜 6g，
甘草 6g，	地肤子 15g，	白鲜皮 15g。	

7 剂水煎，日 3 次，口服。

二诊：患者服药后皮肤瘙痒明显减轻，继服上方 7 剂。6 个月后随访，患者症状全消，未再发作。

辨证思路：人工性荨麻疹也称皮肤划痕症荨麻疹，是患者对外来较弱的机械性刺激引起生理反应增强，于皮肤上产生风团，可发生于任何年龄。本病常见于过敏体质的年轻人。其发生多由于皮肤受外界物理性刺激后发生变态反应，使肥大细胞释放出组胺雷达生物活性物质，引起皮肤毛细血管扩张，通透性增强，使血浆、组织液渗透到真皮层而致。各种急慢性感染因素也可引起本病，包括细菌感染、病毒感染及寄生虫感染。许多药物以及内科疾病也能引起荨麻疹。精神因素及内分泌改变也可患本病。本病可自行消失，但是持续时间不宜，可持续数周、数月甚至数年。

此病中医病名为"瘾疹"，可因卫外不固，风寒、风热之邪客于肌表；或因肠胃湿热郁于肌肤；或因气血不足，虚风内生；或因情志内伤，冲任不调，肝肾不足，而致风邪搏结于肌肤而发病。

本案患者半年来全身皮肤干燥作痒，搔之出现红线痕，高出皮肤表面，每遇风邪加重，为阴血不足，风邪伤阴，神疲乏力，恶风，自汗，舌淡苔白，脉浮弱则为营卫不和证，当以滋阴养血，祛风止痒，调和营卫之法，故用荆防四物汤合桂枝汤加减治疗。二诊患者服药后皮肤瘙痒明显减轻，继服上方7剂。后患者未就诊。6个月后随访，患者症状全消，未再发作。

荆防四物汤出自《张皆春眼科证治》，具有养血活血除风的功效。方中四物汤养血活血，以补伤后之虚，行血脉之瘀；荆芥、防风除风以祛来乘之邪。此方久服，既有助于损伤的恢复，又能防止变生他疾。

桂枝汤出自《伤寒论》："太阳中风，阳浮而阴弱。阳浮者，热自发；阴弱者，汗自出。啬啬而寒，淅淅恶风，翕翕发热，鼻鸣干呕者，桂枝汤主之。"为治疗外感风寒表虚证代表方剂，后世用于治疗营卫不和所致各类疾病，证见时发热自汗出，兼有微恶风寒等，都可酌情使用。方中最核心的配伍药物是桂枝配芍药，桂枝解肌发表，散邪而发汗力不峻；芍药敛阴益营，兼顾受损之营阴，两药配合发表而不伤营阴，敛阴而不敛邪；生姜、大枣，散寒益阴，鼓舞中焦胃气，也可以调和中焦之营卫；炙甘草调和药性。

因患者皮肤瘙痒，故加白鲜皮、地肤子，增加方剂祛风止痒功效。

佟　品整理

8. 自拟方治疗扁平苔藓

魏某某，女性，51岁。

初诊时间：2021年3月2日。

主诉：口腔黏膜溃疡、白斑3个月。

现病史：患者3个月前口腔黏膜出现溃疡、白斑，就诊于当地医院，经相关检查诊断为：口颊黏膜扁平苔藓样改变，对症治疗后，病情无改善，为求系统中医治疗而就诊于我处。证见：口腔黏膜可见多处白色斑块，部分黏膜可见溃疡、糜烂，伴灼热，疼痛，进食痛重，烦躁，倦怠乏力，纳可，夜寐欠佳，二便尚可。舌暗红，苔黄腻有齿痕，脉弦。

中医诊断：口蕈。

西医诊断：口腔扁平苔藓。

治则：清热利湿，解毒敛疮。

处方： 生石膏 50g，　　佩兰 15g，　　　藿香 10g，　　　当归 15g，

　　　　牡丹皮 15g，　　生地黄 15g，　　防风 15g，　　　茵陈 15g，

　　　　升麻 5g，　　　薏米 50g，　　　木香 5g，　　　　砂仁 5g，

　　　　黄连 5g，　　　细辛 5g，　　　厚朴 15g，　　　白术 15g，

　　　　生甘草 15g。

　　　　　　　　　　　　　　　　　　　　　　　　10 服，水煎服。

　　另取儿茶 5g，　　　硼砂 2g，　　　　冰片 2g，　　　厚朴 5g，

　　　　细辛 5g。

　　　　　　　　　　　　　　　　　　　　　　　　5 服，水煎含漱。

　　2 周后复诊：口腔白斑溃疡明显好转，烦躁减轻，上方加石菖蒲 15g、郁金 15g、焦栀子 5g，以此方加减治疗 2 月后，口腔黏膜白斑溃疡消失，余症均除。

　　辨证思路： 扁平苔藓是口腔黏膜疾病中除复发性口腔溃疡外的常见病、疑难病，属于自身免疫性疾病，男女均可发病，女性多于男性，发病部位多见于颊、舌、唇及牙龈等黏膜，是一种皮肤—黏膜慢性炎症，可单独发生于口腔或皮肤，也可皮肤与黏膜同时罹患。典型病损表现为在黏膜上出现白色或灰白色的条纹，口腔扁平苔藓病程易迁延反复，因长期溃疡或糜烂的病损有恶变现象，世界卫生组织已将其列入癌前状态，部分患者会出现从敏感刺激痛到严重疼痛等不同程度的症状，影响患者言语、进食、咀嚼甚至吞咽，导致生活质量下降。临床上一般采用免疫抑制剂和皮质类固醇治疗，疗效欠佳且副作用显著。

　　中医学根据本病临床特征和好发部位，糜烂型扁平苔藓相似于"口破""口糜""口疮""口疳"，单纯性扁平苔藓相似于"口蕈""口癣"。

　　口腔扁平苔藓病位在口腔黏膜，属火热性疾病，其病机变化离不开"火"，如《内经》云"诸痛痒疮，皆属于心""火气内发，上为口糜"，或为实火，或为虚火，有虚火实火之分，正如《外科正宗》所说："口破者有虚火实火之分，色淡色红之别。"实火以心脾积热、脾胃湿热为主，《诸病源候论》说："热病口疮候，此为脾脏有热，冲于上焦，故口生疮也。"《圣济总录》亦云："口舌生疮者，心脾经积热所致也。盖口属脾，舌属心，心者火，脾者土，心火积热，传之脾土，二脏俱蓄热毒，不得发散，攻冲上焦，故令口舌之间生疮肿痛。"虚火以阴虚火旺为主，其证既有阴虚一面，又有火旺的一面。阴虚可为肾阴虚、肝阴虚、脾阴虚、心阴虚，火旺可以分为相火、阴火、伏火等，当分而治之。

　　病人以热、痛为主症，可知病属于热，结合舌暗红苔黄腻有齿痕等证，辨为湿热困脾，《医方考》已有"口糜本于湿热"之说，《素问·气厥论》又记述有

"膀胱移热于小肠，膈肠不便，上为口糜"，陈修园《五脏六腑寒热相移论》对此进一步解释为"膀胱移热于小肠，而膈肠不能下渗，湿热之气反随经上逆而为之糜烂"，可见，湿热导致口腔溃疡，有中医生理、病理的基础，故以泻黄散、清胃散清胃肠湿热，并为引经方，佐以封髓丹折其脾胃郁火上冲之势，补土固肾而降逆伏火（当代中医界中蒲辅周老先生亦常运用封髓丹治疗口疮病证），另用少量肉桂取其引火下行之用，加菖蒲郁金汤通窍化湿，改善嗜睡之症，细辛通窍，为治疗口糜的有效药物，其至辛故能散而不助热，口糜者必加，为专病专药，藿香、佩兰芳香化湿，醒脾开窍，薏米、白术、木香、砂仁以健脾化湿。

富师弟子集体整理

第十章 妇科疾病

一、月经病

1. 血府逐瘀汤加减治疗子宫内膜异位症

孙某，女，32 岁，已婚，孕 2 产 0。2020 年 5 月 12 日初诊。

主诉：经行腹痛 1 年余，加重 3 个月。

现病史：患者 13 岁月经初潮，近 1 年月经规律，月经 30～32 天一行，行经 5 天，量较少，色暗，有少量血块，下腹胀痛，经期前 3 天较明显，偶尔需口服止痛药治疗。LMP：2020 年 4 月 30 日。3 个月前生气后情绪欠佳，经行腹痛加重，伴腰酸。平素性急，带下稍多，四肢不温，纳眠可，二便调。舌质暗淡，苔薄白，脉细滑。

辅助检查：2020 年 5 月 12 日彩超示：子宫 5.5cm×5.1cm×3.6cm，左卵巢内可见约 3.7cm×2.8cm 不均质回声，内可见细密光点。诊断：左卵巢囊肿（巧克力囊肿？）。

中医诊断：痛经，气滞血瘀型。

西医诊断：子宫内膜异位症（巧克力囊肿）。

治则：行气活血，散结消癥。

方剂：血府逐瘀汤加减。

处方：

桃仁 10g，	红花 10g，	生地黄 15g，	熟地黄 15g，
当归 15g，	川芎 10g，	赤芍 10g，	枳壳 10g，
柴胡 10g，	甘草 10g，	延胡索 15g，	艾叶 9g，
夏枯草 15g，	浙贝母 15g。		

14 剂，水煎服。

二诊：2020 年 6 月 12 日。服药后 6 月 2 日月经来潮，量较前稍增多，色红，腹痛稍缓解。舌淡暗，苔薄白，脉沉细。上方加五灵脂 10g、蒲黄 10g。

三诊：2020 年 7 月 9 日。7 月 1 日月经来潮，量中，色红，腹痛缓解。舌暗，苔薄白，脉沉。

四诊、五诊：加减变化守方应用。

六诊：2020 年月 11 日 17 日。月经 11 月 3 日来潮，量色均可，无痛经。查彩超：左卵巢内可见约 2.1cm×1.0cm 不均质回声，内可见细密光点。

辨证思路：子宫内膜异位症是指具有生长功能的子宫内膜组织出现在子宫腔被覆黏膜以外的身体其他部位，是临床多发病、疑难病，多发生于育龄期妇女，发病率达 10%～15%。中医认识本病多以血瘀论治，治则也以化瘀为大法。本例患者肝气不舒故性急，下腹胀痛，近期生气后症状加重，气滞则血瘀；四肢不温加重血瘀，血瘀日久终成症积。方用王清任《医林改错》血府逐瘀汤加减。方中桃仁破血行滞而润燥，红花活血祛瘀以止痛，共为君药。赤芍、川芎助君药活血祛瘀；牛膝活血通经，祛瘀止痛，引血下行，共为臣药。生地黄、当归养血益阴，清热活血；桔梗、枳壳，一升一降，宽胸行气；柴胡疏肝解郁，升达清阳，与桔梗、枳壳同用，尤善理气行滞，使气行则血行，以上均为佐药。桔梗并能载药上行，兼有使药之用；甘草调和诸药，亦为使药。首诊在基础上加延胡索行气止痛，艾叶温经散寒，夏枯草、浙贝母散结。全方行气活血，散结止痛。二诊时服药后经色红，腹痛减轻。加失笑散活血止痛。三诊时痛经基本缓解。此后加减应用半年余复查彩超卵巢巧克力囊肿缩小 50%。

杨玉玲整理

2. 清热调血汤加减治疗子宫内膜异位症

李某，女，38 岁，已婚，孕 5 产 1。初诊 2017 年 1 月 4 日。

主诉：经行腹痛进行性加重 2 年。

现病史：患者月经规律，28～30 天一行，行经 5～7 天，量中，色红，LMP：2016 年 12 月 20 日，2 年前人工流产后出现痛经并渐进性加重，每于经行期间下腹部疼痛难忍伴有腰痛、肛周疼痛，近 1 年经期疼痛放射至大腿部，白带多，色黄，平素喜食辛辣刺激食物，纳眠可，二便调。舌肥黯红，脉细滑。妇科检查阴道后穹隆可触及触痛结节。

辅助检查：B 超：子宫 5.8cm×6.1cm×4.9cm，子宫内膜 0.7cm，子宫后壁

短线状回声，左侧附件区可见 3.0cm×3.5cm 边界不清低回声包块，内有点状回声，右侧附件区未见明显异常。

中医诊断：痛经，症瘕。湿热瘀结型。

西医诊断：子宫内膜异位症。

治则：清热利湿，化瘀散结。

方剂：清热调血汤加减。

处方：牡丹皮 15g，　　黄连 3g，　　　桃仁 10g，　　　红花 10g，

　　　　熟地黄 15g，　　当归 15g，　　　赤芍 10g，　　　川芎 10g，

　　　　莪术 10g，　　　延胡索 15g，　　红藤 15g，　　　败酱草 15g，

　　　　连翘 20g，　　　金银花 20g，　　牡蛎 20g，　　　夏枯草 15g。

14 剂水煎服。

二诊：2017 年 1 月 25 日。LMP：2017 年 1 月 20 日，量中，色红，经期腹痛较前减轻，白带量减少。舌暗红，脉细弦滑。

上方加三七粉 3g、柴胡 15g。

三诊：2017 年 2 月 27 日。LMP：2017 年 2 月 18 日，量中，色红，经期疼痛减轻七成。复查彩超：左侧附件区囊肿 1.0cm×2.1cm。

辨证思路：患者数次人流，宫腔手术导致冲任受损，瘀血阻滞冲任血海；患者嗜食辛辣，湿热内生，瘀热阻滞胞脉，聚而成症。舌脉亦为阳证、热证。治疗应以清热利湿，化瘀散结为原则，方选《古今医鉴》清热调血汤。方中黄连清热解毒；当归、川芎、白芍药、生地黄、桃仁、红花、莪术活血养血；香附、延胡索行气止痛，气行血活，湿热之邪自无留滞之所；生地黄、牡丹皮凉血活血。诸药配合，既能清热解毒，又能利湿活血散结。使湿邪能化、瘀血能祛、血热能清、使湿去热清、瘀化痛止，从而达到消除病灶、清除余邪、瘀散热清湿去之功。首方加红藤、败酱草药对清热利湿，连翘、金银花清热解毒，消痈散结，牡蛎、夏枯草软坚清热散结。二诊时经期腹痛减轻，白带量减少，湿热症状减轻，前方加三七化瘀止痛，柴胡疏肝行气。三诊时经行腹痛大为缓解，左附件较前缩小 50%。

杨玉玲整理

3. 逍遥散、当归芍药散、桂枝茯苓丸合方治疗子宫腺肌症

闫某，女，42 岁，职员。初诊于 2020 年 9 月 15 日。

主诉：痛经 10 余年。

现病史：月经规律。痛经 10 余年，每次月经前后加重，以下腹隐痛为主，每次经行 5～8 天，月经色紫暗，有血块，痛经严重时需服用止疼药方能缓解。性急，口干，口苦，纳可，眠差，早醒，入睡困难，大便干，3～4 天一行。舌暗红，苔薄白，脉沉弦。

彩超：子宫腺肌症。

中医诊断：痛经，肝郁血瘀型。

西医诊断：子宫腺肌症。

方剂：逍遥散、当归芍药散、桂枝茯苓丸加减。

处方：

牡丹皮 10g，	栀子 10g，	柴胡 15g，	当归 24g，
白芍 24g，	茯苓 15g，	薄荷 10g，	生姜 10g，
川芎 15g，	泽泻 15g，	桃仁 15g，	酸枣仁 30g，
酒大黄 10g。			

7 剂，水煎服。

二诊：2020 年 9 月 23 日。服药后大便较前改善，入睡困难好转。舌暗红，苔薄白，脉沉弦。

守方再服 14 剂。

三诊：2020 年 10 月 11 日。LMP：10 月 3 日，月经色红，血块减少，痛经较前缓解。大便干。舌暗红，苔薄白，脉沉。上方加栝楼 20g、麻仁 20g、夏枯草 15g、浙贝母 15g，14 剂水煎服。

四诊：2020 年 11 月 7 日。LMP：11 月 1 日，痛经较前缓解，血块减少，大便可，诸征好转。

守方服用 3 个月左右，复查彩超提示子宫腺肌症较前缩小。

辨证思路：本案患者素性急躁，肝气不舒，肝郁日久化热则口干、口苦，热灼津伤肠道失润则大便干。气滞血瘀，瘀阻冲任胞宫则经行腹痛，月经血有块。所选方剂《太平惠民和剂局方》逍遥散，治血虚劳倦，五心烦热，肢体疼痛，脐腹胀痛。当归芍药散、桂枝茯苓丸为《金匮要略》经典名方，治血治水。首诊为三方化裁，加酒大黄通腑泄热、酸枣仁养心安神。二诊症状有所缓解，继续守方治疗。三诊大便仍干，考虑病久肠燥津亏严重，加栝楼、麻仁生津润肠通

便。加夏枯草、浙贝母清热散结。四诊诸症缓解，守方继续应用3个月病灶缩小。

4. 逍遥散合少腹逐瘀汤治疗子宫腺肌症

韩某，女，36岁。初诊于2017年11月17日。

主诉：痛经8年，不孕3年。

现病史：月经规律，8年前因痛经明显就诊于当地医院，查彩超示子宫腺肌症，对症治疗。近3年未避孕未怀孕。刻下症见：LMP：11月2日，每次行经小腹剧烈疼痛，不可忍受，经色暗红，夹有血块，因难以受孕情绪焦虑，面色萎黄，纳可，眠可，二便正常。舌淡红，苔薄白，脉沉弦。

中医诊断：痛经，瘀血内阻型。

西医诊断：子宫腺肌症。

方剂：逍遥散合少腹逐瘀汤。

处方：小茴香8g，　　延胡索15g，　　五灵脂15g，　　没药6g，
　　　　川芎24g，　　当归20g，　　　蒲黄15g，　　　肉桂6g，
　　　　赤芍10g，　　柴胡15g，　　　炒白术15g，　　茯苓15g，
　　　　甘草10g，　　薄荷10g。

14剂，水煎服。

二诊：2017年12月13日。LMP：12月2日，经期疼痛较前好转，余无不适。继续服上方。

三诊：2018年3月22日。服药第2个月时行经期间排出巨大血块，疼痛怅然若失。

此后加减运用首方治疗半年余，症状全无，复查彩超示子宫未见明显异常。

辨证思路：本案患者痛经多年，加上不孕情绪焦虑，亦为肝气郁滞，瘀血内阻。选用逍遥散疏肝养血活血。《医林改错》少腹逐瘀汤治少腹积块疼痛，或疼痛而无积块，或少腹胀满。此方种子如神，用于本例患者即缓解经行疼痛，又能散结，还能助孕，一举多得。加减变化治疗半年余，患者症状缓解，子宫腺肌症病灶消失。

5. 自拟方治疗月经后期

刘某，女，44岁，以月经不调来诊。患者月经不规律6年之久，每月月经推后，量少，质黏，有血块，色黑，经行腹痛，口苦，头晕，咽喉干燥，食纳欠佳，胃酸多，睡眠不佳，多梦，面黄，平素情志郁闷，大便溏，舌色暗，边有齿痕，脉弦，两尺弱。

辨证：肝气郁滞，瘀阻胞宫。

治则：疏肝解郁，活血化瘀。

处方：

葛根20g，	牛膝10g，	土茯苓30g，	黄柏6g，
当归20g，	桑葚20g，	益母草20g，	黄连6g，
肉桂10g，	苏木10g，	茺蔚子10g，	白术10g，
栝楼20g，	石斛15g，	半枝莲10g，	柴胡10g，
陈皮20g，	赤芍10g，	菟丝子10g，	苍术10g，
通草6g，	巴戟天10g，	淫羊藿10g，	白花蛇舌草10g。

7服水煎，日3次，口服。

辨证思路：该患者为典型的肝气郁滞女性，因现代生活压力大，鉴于女性生理特点，平素思虑多，进而造成肝气不舒。女子以肝为先天，如肝气不舒，则肝藏血的功能出现问题，进而肝经淤堵，肝主疏泄功能失常，出现月经推迟。脉弦，情志郁闷，均是肝气不舒的表现。故主以小柴胡汤，小柴胡汤出自《伤寒杂病论》中，为伤寒少阳证。邪在半表半里，症见"往来寒热，胸邪苦满，默默不欲饮食，心烦喜呕，口苦，咽干，目眩，苔薄白，脉弦"者。而又见于"妇人伤寒，热入血室。经水适断，寒热发作有时"。

古代小柴胡为伤寒代表方剂之一，具有解少阳寒热往来之功效，而其功能是和解少阳。少阳经位于太阳、阳明表里之间，如邪在少阳，经气不利，郁而化热，胆火上炎，故可见患者口苦，口干，如果胆热犯胃，则出现不欲饮食，而患者经期，热与血结，疏泄失常，故经水推后或断。总体治疗思想即和解少阳，以通全身之气机，同时兼顾他证。方中用柴胡疏肝解郁，配合葛根升阳，牛膝下行气血，而初步构建以脾胃中轴之外的一气周流模式，进而外周气机得通，再以内部作为调理。用白术、苍术、陈皮以健脾行气，运转中焦，以白花蛇舌草，半枝莲清热解毒，土茯苓去湿，茺蔚子入肝经血分，以化肝中淤堵之血，患者两尺弱，肾气不足，继而以桑葚、菟丝子、巴戟天、淫羊藿补充肾气。患者睡眠差，此亦为肾中之水不足，而心火不得下济，故用黄连、肉桂交济水火，黄连苦寒，入少阴心经，降心火，除心烦，不使其炎上；取肉桂辛热，入少阴肾经，暖水脏而寒热并用，水火济济。后以益母草活血调经，苏木活血祛瘀，通草以引血外出，共同起到疏肝解郁、活血化瘀的功效。

王孟龙整理

6. 温经汤合桂枝汤加减治疗月经后期

肖某某，女，35 岁，2019 年 6 月 2 日首诊。

主诉：月经后期 2 年余。患者近 2 年出现月经后期，42～50 天一行，量多色暗有块，伴小腹痛，白带多。平素畏寒恶风，自汗，口唇干燥，饮食睡眠尚可，二便可，舌淡红苔薄白，脉浮弱。

辨证：冲任虚寒，瘀血内阻，营卫不固。

治则：温经散寒，祛瘀养血，调和营卫。

处方：

当归 15g，	川芎 10g，	牡丹皮 6g，	白芍 15g，
阿胶 15g，	麦门冬 15g，	吴茱萸 15g，	桂枝 30g，
干姜 10g，	炙甘草 10g，	法半夏 15g，	党参 15g，
生姜 15g，	大枣 10g。		

7 剂水煎，日 3 次，口服。

二诊：患者服药后明显好转，恶寒明显减轻，月事已至 3 天，经量颜色正常，无腹痛，嘱停经后继服 14 剂。

三诊：患者述月经 28 天一行，经期 5 天，经量颜色正常，无血块无腹痛，恶寒自汗明显好转，嘱停经后继服 14 剂。后随诊患者月经周期恢复正常。

辨证思路：月经周期错后 1 周以上，甚至 3～5 个月一行，经期正常，连续 2 个月经周期以上者，称为"月经后期"。西医学的月经稀发可参照本病辨证治疗。本病始见于《金匮要略方论》："温经汤方……主妇人少腹寒，久不受胎，兼取崩中去血，或月水来过多及至期不来。"本病特点是月经周期超过 35 日以上，在 6 个月以内，关键是经期正常。月经后期如伴经量过少，常可发展为闭经。

本案患者月经后期，量多色暗有块，伴小腹痛，白带多，素体畏寒，口唇干燥，考虑为冲任虚寒，瘀血内阻；恶风，自汗，脉浮弱，考虑为表虚营卫不和所致。当以温经散寒、祛瘀养血、调和营卫之法，故用温经汤合桂枝汤治疗。

温经汤出自《金匮要略·妇人杂病脉证并治第二十二》："妇人年五十所，

病下利，数十日不止，暮即发热，少腹里急，腹满，手掌烦热，唇口干燥，何也？师曰：此病属带下。何以故？曾经半产，瘀血在少腹不去。何以知之？其证唇口干燥，故知之。当以温经汤主之。"具有温经散寒，祛瘀养血的功效，为妇科调经常用方剂。方中吴茱萸、桂枝温经散寒，通利血脉；当归、川芎活血祛瘀，养血调经；牡丹皮既助诸药活血散瘀，又能清血分虚热；阿胶养血止血，滋阴润燥；白芍养血敛阴，柔肝止痛；麦门冬养阴清热；人参、甘草益气健脾，以资生化之源，阳生阴长，气旺血充；半夏、生姜辛开散结，通降胃气，以助祛瘀调经。

桂枝汤出自《伤寒论》："太阳中风，阳浮而阴弱。阳浮者，热自发；阴弱者，汗自出。啬啬恶寒，淅淅恶风，翕翕发热，鼻鸣干呕者，桂枝汤主之。"具有解肌发表、调和营卫的作用。方中桂枝散寒解表；白芍敛阴和营，使桂枝辛散不伤阴，一散一收，调和营卫；生姜助桂枝散表邪，大枣助白芍和营卫，炙甘草调和诸药。

佟　晶整理

7. 《傅青主女科》两地汤治疗月经先期

某女，39岁，孕1产1，8月13日初诊。月经先期量少1年。平素月经规律，近1年月经提前7～10天，量少，色红，伴手足心热，寐差，咽干，二便可，舌红苔少，脉细数。末次月经8月1日。辅查：彩超（阴式）未见明显异常。

辨证：月经先期—阴虚血热。

治则：养阴清热调经。

处方：

生地黄 15g，	地骨皮 10g，	山萸肉 15g，	麦门冬 15g，
白芍 15g，	女贞子 20g，	墨旱莲 15g，	玄参 15g，
茯神 15g，	夜交藤 15g。		

7剂。

二诊：8月21日，患者述睡眠改善。

处方：

生地黄 15g，	地骨皮 10g，	玄参 15g，	麦门冬 20g，
白芍 20g，	夜交藤 20g，	茯神 15g。	

7剂。

三诊：8 月 29 日，月经第一天，暂停二诊方，改桃红四物汤加减。

处方：

桃仁 12g，	红花 12g，	当归 15g，	川芎 15g，
鸡血藤 15g，	木香 6g，	香附 10g，	丹参 10g，
赤芍 20g，	牛膝 12g，	甘草 3g。	

3 剂。

四诊：9 月 3 日，患者述月经已净，此次月经周期 28 天，经量较前稍增多。

处方：

| 生地黄 15g， | 地骨皮 10g， | 玄参 15g， | 麦门冬 20g， |
| 白芍 20g， | 女贞子 20g， | 墨旱莲 15g， | 山萸肉 20g。 |

10 剂。

下次月经 1～4 天服用桃红四物汤加减，经净后服用 10 剂两地汤加减。治疗 2 个月后随访 3 个月，患者月经周期 25～30 天，月经量基本恢复正常。

辨证思路：月经先期是指月经周期提前 7 天以上，甚至两次月经间隔只有 10 余天，连续 2 个周期以上的妇科常见病，相当于西医妇科学的月经频发。月经频发好发于青春期和围绝经期，频繁子宫出血可导致贫血、生殖道感染、不孕等问题。

月经频发的病因复杂多样，有时可能合并多种因素，难以辨别。月经频发是异常子宫出血的一种，国际妇产科联盟（FIGO）将异常子宫出血的病因为分为 9 种，可以根据该分类来探究月经频发的原因。

（1）子宫内膜息肉：子宫内膜息肉是子宫局部内膜过度生长所致，其病因和体内雌激素水平过高有关，另外和炎症因素也有关，如子宫内膜炎、宫腔异物、宫腔手术等。70%～90% 子宫内膜息肉会出现经间期出血、不规则出血等，会被误以为月经频发。

（2）子宫腺肌病：子宫腺肌病是指子宫内膜腺体及间质侵入子宫肌层，多发生于 30～50 岁经产妇，其主要症状为经量增多、经期延长和痛经。部分患者有经间期出血，如合并子宫内膜异位症常出现月经频发。

（3）子宫平滑肌瘤：子宫肌瘤为最常见的女性生殖器肿瘤，根据肌瘤生长的位置可分为肌壁间肌瘤、黏膜下肌瘤和浆膜下肌瘤，其中黏膜下肌瘤常引起不规则阴道流血。患者常因经量增多、月经频发就诊。

（4）子宫内膜恶变和不典型增生：子宫内膜不典型增生为子宫内膜癌前病变，当子宫内膜发生病变时，常出现不规则子宫流血，患者常误认为月经频发就诊。

（5）全身凝血相关疾病：白血病、再生障碍性贫血、血小板减少性疾病等可引起全身凝血机制异常，导致月经量增多、月经频发等症状。

（6）排卵障碍：正常的月经受下丘脑—垂体—卵巢轴调节，当其发生异常时可引起异常子宫出血，其中也包括月经频发。青春期女性该轴发育不完善；生育期女性常因多囊卵巢综合征、高泌乳素血症、甲状腺疾病等影响该轴的正常功能。过度节食、剧烈运动、环境及情绪的突然变化，也可引起下丘脑—垂体—卵巢轴异常，导致月经频发。

（7）子宫内膜局部异常：主要包括子宫内膜局部炎症、感染等导致的分子机制异常。

（8）医源性：如放置节育器、不正确的口服避孕药、盆腔手术等。

（9）其他罕见因素。

治疗：如合并器质性病变，如子宫内膜息肉、子宫肌瘤、子宫内膜病变等，且药物控制不佳时，需及时手术治疗，可选择子宫内膜诊刮术、宫腔镜手术、腹腔镜及开腹手术解决器质性疾病。药物治疗常用于排卵障碍性疾病导致的月经频发，主要目的是调整月经周期、促进排卵、预防子宫内膜癌变。常用的方式为性激素疗法，如周期性孕激素（地屈孕酮、醋酸甲羟孕酮等）撤退法、口服避孕药（优思明、优思悦、达英等）、雌孕激素联合疗法（克龄蒙等）。有避孕需求的女性还可选择具有药物缓释功能的宫内节育器，如左炔诺孕酮宫内缓释系统。

《傅青主女科》："又有先期来只一二点者，人以为血液之极也，谁知肾中火旺而阴水亏乎。夫同是先期之来，何以分虚实之异？盖妇人之经最难调，苟不分别细微，用药鲜克有效。先期者火气之冲，多寡者水气之验。故先期而来多者，火热而水有余也；先期而来少者，火热而水不足也。倘一见先期之来，俱以为有余之热，但泻火而不补水，或水火两泄之，有不更增其病者乎！治之法不必泻火，只专补水，水既足而火自消矣，亦既济之道也，方用两地汤。

大生地（一两，酒炒）、元参（一两）、白芍药（五钱，酒炒）、麦门冬肉（五钱）、地骨皮（三钱）、阿胶（三钱）。"

《傅青主女科》两地汤指出月经先期量少的病因病机，不是实热，而是阴水不足、虚热内生。方中生地黄、地骨皮能清骨中之热，骨中之热由于肾经之热而发，清其骨髓则肾气自清而又不损伤胃气。生地黄滋阴而不腻，玄参补肾降虚火二者可补肾经，"壮水之主，以制阳光"为方中君药；地骨皮清骨中之热，固肾生髓，为臣药；麦门冬养阴增液，清心除烦；白芍养血敛阴；阿胶补血滋阴，三药共为佐药，可滋阴清热，以达培本清源之目的。诸药合用，共奏滋阴清热、凉血调经之功。

周佳宁整理

8. 温经汤治疗月经后期

某女，39 岁，2 月 27 日初诊。

月经延后，经量少，色暗淡，时有血块，小腹冷痛，经来时怕冷、乏力，脉迟，舌淡苔薄白。

辨证：月经后期，寒客血脉，瘀阻经络。

治则：补中温散，行气活血化瘀。

处方：熟地黄 30g，　　白芍 20g，　　川芎 15g，　　白术 15g，

柴胡 9g，　　　五味子 6g，　　肉桂 6g，　　　续断 3g。

月经期服 5 剂，另每晚服香附丸。

二诊：5 月 9 日，药后经行，仍有血块，月经周期已准，脉缓和，舌淡苔薄。上方每月经期 5 剂。

三诊：9 月 4 日，近几个月来月经血块逐渐减少，经行 5～6 天，小腹部略有微痛，余无其他不适。

辨证思路：月经后期：经周期延后 7 天以上，甚至 3～5 个月，连续 2 个周期以上，称为月经后期。如在初潮后一两年或更年期，经期时有延后，并无其他证候者，是生理现象，不属本病。月经后期又称经水后期、经行后期或经迟。相当于西医的月经失调、月经稀发。西医学功能失调性出血，分为排卵性和非排卵性。排卵性月经后期是因为卵泡期卵泡刺激素分泌不足而卵泡发育迟缓，不能按时成熟致排卵延后，月经后期而至。无排卵性月经失调则是在月经周期中不能形成黄体生成激素 / 卵泡刺激素高峰，卵巢不能排卵而致月经紊乱，可表现为月经周期延后。

《傅青主女科》："妇人有经水后期而来多者，人以为血虚之病也，谁知非血虚乎。盖后期之多少，实有不同，不可执一而论。盖后期而来少，血寒而不足；后期而来多，血寒而有余。夫经本于肾，而其流五脏六腑之血皆归之。故经来而诸经之血尽来附益，以经水行而门启不遑迅阖，诸经之血乘其隙而皆出也。但血既出矣，则成不足。治法宜于补中温散之，不得曰：后期者俱不足也。方用温经血汤。

大熟地（一两，九蒸）、白芍（一两，酒炒）、川芎（五钱，酒洗）、白术（五钱，土炒）、柴胡（五分）、五味子（三分）、肉桂（五分，去粗，研）、续断（一钱）。

水煎服。三剂而经调矣。此方大补肝、肾、脾之精与血。加肉桂以祛其寒，

柴胡以解其郁，是补中有散，而散不耗气；补中有泄，而泄不损阴，所以补之有益，而温之收功。此调经之妙药也，而摄血之仙丹也。凡经来后期者，俱可用。倘元气不足，加人参一二钱亦可。"

方中熟地黄养血滋阴，补益精髓，温肾调经；川芎、白芍活血化瘀，养血调经；柴胡疏肝升阳；五味子固肾；白术、续断补肝肾，通行血脉。因此，此方补益肝、肾、脾之精与血，加肉桂以祛其寒，柴胡以解其郁，补中有散，而散不耗气，补中有泻，而泻不损阳，所以补之有益，而散之有功。

傅氏本节阐述了月经后期的发病机制是由于寒邪客于血脉所致。经本于肾，寒在下焦，冲任首受其寒，寒伤冲脉，则经期推后。临证中常有血虚、气郁、肾虚、痰阻等证，治疗上不可一概而论，墨守成规死守一方，恐有误也。

周佳宁整理

9. 定经汤治疗月经先后无定期

某女，35岁。2023年3月来诊，平素体健，月经正常。近半年来因夫妻不和而郁怒悲伤，月经或提前，或过期不行。经行前小腹胀痛，月经色黑，夹有血块，胸中懊恼不舒，善太息，心烦失眠，大便干结，二三日一行。舌紫暗，苔薄白，脉弦。

辨证：肝肾之气郁滞，气滞血瘀。

治则：疏肝肾之气，活血调经。

处方：

菟丝子 30g，	白芍 15g，	当归 15g，	熟地黄 15g，
决明子 30g，	山药 15g，	茯苓 12g，	荆芥 10g，
益母草 15g，	枳实 12g，	香附 12g，	桃仁 10g，
甘草 5g，	柴胡 10g，	红花 10g。	

7剂，口服。

药后腰胁已舒，心情较为畅快，大便正常。继服10剂，以后月经每月如期而至。

辨证思路：月经不按正常周期来潮，时或提前，时或延后在7天以上，且连续3个月经周期者，称为"月经先后无定期"。本病相当于西医学功能性子宫出血病的月经不规则。

病因：功能性子宫出血主要是由于神经内分泌系统失调而不是由生殖器官

器质性病变等引起的异常子宫出血。青春期功能性子宫出血由于下丘脑发育尚未完全导致其与卵巢、垂体之间的反馈机制为健全，造成卵泡的退行性改变。围绝经期功能性子宫出血是临床最常见的功能性子宫出血，主要是由卵巢功能随着年龄增长而逐渐衰退以及卵泡显著减少，残存的卵泡对垂体的促性腺激素反应降低，进而导致雌激素的分泌大量减少，使得卵巢、垂体之间的负反馈机制减弱，进而提高了促性腺激素血含量，最终由排卵高峰诱发无排卵性功血。

治疗：

（1）心理护理：由于功能性子宫出血的患者对疾病的本身和自身的病情均缺乏足够的了解，因此在患病期间，容易对疾病产生恐惧感，引发患者的紧张、焦虑、烦躁等一系列不良情绪，这些负面情绪不仅不利于临床治疗和护理的正常进行，还会加重患者本身的病情。针对患者的心理问题，医护人员应采取针对性的心理护理进行应对。首先对患者及其家属进行与疾病相关的宣教，可以使用语言交流的方法与患者进行沟通，帮助患者及家属了解疾病的发病原因、发病机制以及治疗方法等与疾病相关的信息。帮助患者缓解紧张恐惧的情绪，树立治疗的自信心和勇气。也可将与功能性子宫出血疾病的相关内容和信息印制成便携式小册子，在入院时发放给患者及其家属，起到普及知识和宣教的作用。

（2）药物护理：功能性子宫出血患者治疗时多数需要使用性激素类药物，激素类药物对用药频率和用药剂量都有着严格的要求，医护人员应对患者及家属仔细说明此类药物服用过程的注意事项，并在患者服药时进行监督，直至患者服药结束后才可以离开病房。同时服用性激素类药物时易于出现身体乏力、恶心呕吐等不良反应，因此应定期监督患者身体状况，当患者出现上述不良反应时，医护人员应及时使用维生素对患者进行针对性治疗，同时应第一时间上报主管医生。

（3）饮食护理：功能性子宫出血患者对营养物质的需求量高，日常的饮食应遵循清淡的原则，禁辛辣。主要应包括高蛋白、高维生素、高热量的食物，同时也应补充充分的钙、铁和矿物质以纠正患者因持续性子宫出血而有可能导致的贫血症状。

《傅青主女科》："妇人有经来断续，或前或后无定期。人以为气血之虚也，谁知是肝气之郁结乎。夫经水出诸肾，而肝为肾之子，肝郁则肾亦郁矣。肾郁而气必不宣，前后之或断或续，正肾之或通或闭耳。或曰：肝气都而肾气不应，未必至于如此。殊不知子母关切，子病而母必有顾复之情，肝郁而肾不无缱绻之谊，肝气之或开或闭，即肾气之或去或留，相因而致，又何疑焉。治法宝舒肝之郁，即开肾之郁。肝肾之郁既开，而经水自有一定之期矣。方用定经汤。

菟丝子（一两，酒炒）、白芍（一两，酒炒）、当归（一两，酒洗）、大熟地

（五线，九蒸）、山药（五钱，炒）、白花苓（三钱）、芥穗（二钱，炒黑）、柴胡（五分）。

水煎服。二剂而经水净，四剂而经期定矣。此方舒肝肾之气，非通经之药也；补肝肾之精，非利水之品也。肝肾之气舒而精通，肝肾之精旺而水利。不治之治，正妙于治也。"

周佳宁整理

10. 自拟方治疗月经稀发

段某某，女性，17岁。

初诊时间：2022年5月26日。

主诉：月经稀发2年余。

现病史：14岁初潮，此后月经稀发，3～6月一行，量可，色红，伴有痛经，间断治疗，效果欠佳。2022年3月16日子宫、附件彩超示：子宫大小正常，内膜厚5.7mm，双卵巢大小正常，内见多个小卵泡呈多囊性改变，提示：多囊卵巢综合征。查：体型偏胖，身高163cm，体重72.5kg，腹部脂肪明显，面部痤疮，食纳及夜寐尚可，二便调，舌体胖大，色淡，苔厚腻，脉沉滑。末次月经2022年3月23日。

治则：化痰除湿，通络调经。

处方：

苍术10g，	香附10g，	枳壳10g，	陈皮15g，
茯苓15g，	柴胡15g，	黄芩10g，	半夏5g，
夏枯草15g，	益母草15g，	泽兰10g。	

10剂，水煎服。

二诊：2022年6月9日。

服药期间未行经，体重减轻1kg，面部痤疮减轻，上方加栀子5g、牡丹皮15g、车前子15g，14剂水煎服。

三诊：2022年6月30日。

6月19—25日行经，量较前增加，色暗红，经行少腹痛减，时有腹胀，经前面部可见少许痤疮，便日一次。继续上方口服。

四诊：2022年8月10日。

7月30日至8月3日行经，经行期间少腹疼痛明显减轻，痤疮未发，体重下降 2kg。继续口服上方 10 剂。

辨证思路：多囊卵巢综合征以闭经、不孕、多毛、痤疮与肥胖为主症，以慢性持续无排卵与高雄激素血症为特征的综合征，其病理生理机制研究众多，但目前尚无定论，多数学者认为过多雄激素是其重要的特征。高雄激素血症的原因主要包括以下几方面：可能由于卵巢的内在改变导致雄激素合成过多，或肾上腺产生的雄激素过多，或下丘脑—垂体功能紊乱所致，或胰岛素抵抗和继发的高胰岛素血症所致的代谢紊乱，或高水平的瘦素减弱卵泡细胞对促卵泡素（FSH）刺激的敏感性等。

有报道称肥胖与胰岛素抵抗在本病发生率为 50%～60%，说明两者之间、两者与生殖功能异常之间关系密切。在治疗中，常使用抗雄激素或诱发排卵的促性腺激素与减少胰岛素抵抗、降低血胰岛素水平的药物联合用药。

中医认为，女性生殖系统的调节是以肾气—天癸—冲任—胞宫的平衡协调关系作为枢纽的，天癸是月经必不可少的物质，而肾气的盛衰主宰着天癸的至与竭，是实现排卵的根本，故《傅青主女科》谓"经水出诸肾"。《医学正传》云："经水全赖肾水施化，肾水既乏，则经水日以干涸。"

富师弟子集体整理

11. 安老汤治疗年老经水复行

某女，58 岁，2022 年 1 月 11 日初诊。患者绝经 9 年，1 个月前出现腰酸痛，继之阴道出血，量似月经，伴头晕，心慌，乏力，纳差，脉细数。辅查：妇科彩超：宫腔积血，子宫、附件未见异常。内检未见明显异常。

辨证：气血虚弱，肝脾失统藏。

治则：补益肝脾，引血归源。

处方：黄芪 25g，   党参 25g，   熟地黄 20g，   当归 15g，
　　　　白术 15g，   山萸 15g，   阿胶 10g，   荆芥穗 9g，
　　　　香附 12g，   白芍 15g，   甘草 9g。

辨证思路：《傅青主女科》："妇人有年五十外，或六七十岁忽然行经者，或下紫血块，或如红血淋。人或谓老妇行经，是还少之象，谁知是血崩之渐乎。夫妇人至七七之外，天癸已竭，又不服济阴补阳之药，如何能精满化经，一如少妇。然经不宜行而行者，乃肝不藏、脾不统之故也。非精过泄而动命门之火，即气郁其而发龙雷之炎，二火交发，而血乃奔矣，有似行经而实非经也。此等之

症，非大补肝脾之气血，而血安能骤止。方用安老汤。

人参（一两）、黄芪（一两，生用）、大熟地（一两，九蒸）、白术（五钱，土炒）、当归（五钱，酒洗）、山萸（五钱，蒸）、阿胶（一钱，蛤粉炒）、黑芥穗（一钱）、甘草（一钱）、香附（五分，酒炒）、木耳炭（一钱）水煎服。一剂减，二剂尤减，四剂全减，十剂愈。此方补益肝脾之气，气足自能生血而摄血。尤妙大补肾水，水足而肝气自舒，肝舒而脾自得养，肝藏之而脾统之，又安有泄漏者，又何虑其血崩哉！"

本例妇人年花甲，劳伤肝脾，气血失统摄，冲任不固，经水复来。治宜止血、补益肝脾、引血归源。方中黄芪、党参、熟地黄补气填精以止血，白术、当归、山萸肉、阿胶养血健脾，荆芥穗止血归经，香附疏肝解郁，甘草助参、术补脾益气。补益肝脾之气，气足自能生血摄血。

周佳宁整理

二、卵巢早衰

（1）西医对卵巢早衰的诊断及治疗。

概念：卵巢早衰（POF）指女性40岁之前出现闭经，伴促卵泡生成素（FSH）水平升高（FSH＞40U/L）、雌激素水平降低等内分泌异常及绝经症状。现这一病名逐渐被早发性卵巢功能不全（POI）替代。

诊断标准：以月经停闭（≥4个月），FSH＞25U/L（间隔＞4周的2次检测）。

临床症状：POI患者在40岁之前出现月经周期延长、周期不规律、经量减少、月经稀发至闭经至少4个月以上。

辅助检查：①至少2次血清FSH＞25U/L（在月经周期的第2~4天，或闭经时检测，2次检测间隔4周），血清AMH≤7.85pmol/L（即1.1ng/mL）；②盆腔彩超：双侧卵巢体积较正常小；双侧卵巢直径2~10mm的窦状卵泡数之和＜5个；③可结合遗传、免疫相关检测：染色体核型分析、甲状腺功能、肾上腺抗体检查等。

治疗：激素替代治疗，主要为雌孕激素序贯治疗。常用复方制剂和天然孕激素连续序贯。

（2）中医对卵巢早衰的诊断及治疗。

诊断：中医无卵巢早衰的诊断。根据月经周期延长、稀发至闭经，诊断为中医相关疾病。闭经分为原发性闭经与继发性闭经。原发性闭经是指女性年逾

16 岁，虽有副性征发育但无月经来潮，或年逾 14 岁，尚无副性征发育及月经。继发性闭经是指月经来潮后停止 3 个周期或 6 个月以上。月经后期指月经周期延长 7 天以上，甚至 3~5 个月一行，连续出现 3 个周期以上者。月经过少指月经周期正常，经量明显少于平时正常经量的 1/2，或少于 20mL，或行经时间不足 2 天，甚或点滴即净者。

辨证要点：月经初潮较迟、月经后期或先后无定期者多属肾精亏虚证。月经后期或稀发、量少至闭经者，多属肝肾阴虚、肾阳虚或心肾不交证。

辨证论治：

肾精亏虚证：

主要证候：月经初潮较迟，月经后期或无定期，量少、色暗，甚至闭经，腰膝酸软，头晕耳鸣，健忘脱发，舌淡红，苔薄白，脉细弦或细弱或沉弱。

治法：补肾益精。

方剂：二仙汤合二至丸

肝肾阴虚证：

主要证候：月经后期或稀发，量少渐至经闭，腰膝酸软，头晕耳鸣，目涩，甚则可见两颧潮红，甚则潮热盗汗，手足心热，心烦少寐，阴道干涩，舌红，苔少，脉细数。

治法：滋补肝肾，养血调经。

方剂：左归丸。

肾阳虚证：

主要证候：月经后期或稀发，或月经量少渐至闭经，经色淡红或淡暗，腰膝酸软，头晕耳鸣，性欲减退，畏寒肢冷，小便清长，夜尿多，倦怠乏力，舌淡暗，苔白，脉沉迟。

治法：温肾助阳，养血调经。

方剂：右归丸。

心肾不交证：

主要证候：月经周期延后，量少，闭经，心烦不寐，心悸怔忡，失眠健忘，头晕耳鸣，腰酸膝软，口燥咽干，五心烦热，舌尖红，苔薄白，脉细数或尺部无力。

治法：滋阴养血、交通心肾。

方剂：天王补心丹。

现代医家对该病病机的认识有所不同，但总以肾虚为主导。肾气的盛衰主宰着天癸的至与竭、冲任二脉的盛与衰以及月经的行与止。故云"经水出诸肾"。肾虚冲任虚衰，血海空虚，无血而下是本病的主要病机。罗元恺教授即认为肾虚是卵巢早衰主要的病理基础。亦有人认为该病证属肾水枯竭致阴虚火旺、冲任脉衰闭。除肾虚外，肝郁、脾虚、气血失调也是经闭不来的重要病机。临证时，常是多种病机错杂，相互转化，而使疾病缠绵难愈。朱玲等认为卵巢早衰的病机特点是肾虚血亏血瘀，虚实夹杂而以肾虚为主导，血虚为基础。虚为本，实为标，虚多实少。而六淫时毒，浸淫胞脉，扰乱冲任；或情志郁结，气血暗耗，冲任失调，亦可促进本病的发生。

1. 归肾丸加减治疗卵巢早衰

患者刘某，女，38 岁。就诊时间 2019 年 5 月 21 日。以"月经紊乱 3 年，停经 6 月余"为主诉。

现病史：患者 13 岁初潮，月经规律，量色均可。28 岁时行人工流产术后月经量减少，2～3 天即净。3 年前再次人流术后月经紊乱，40～85 天一行，1～2 天净，量极少。末次月经 2018 年 12 月初，停经 6 月余，伴腰酸、烘热汗出、盗汗、心烦易怒、带下量少、阴部干涩，夜寐不佳，多梦，胃纳一般，二便尚可。舌尖红、少苔，脉沉弦细。辅助检查：尿妊娠试验：阴性；性激素：LH：64.19mIU/mL，FSH：111.58mIU/mL，E2：47pg/mL；彩超：子宫大小 5.2cm×45cm×45cm，回声欠均匀，前壁有一个 1.4cm 结节，子宫内膜厚 0.5cm，右卵巢显示不清，左卵 2.3cm×1.8cm×1.0cm。外院做宫腔镜检查未见异常。

诊断：中医诊断（证型）：闭经、肾阴虚型；西医诊断：闭经（卵巢早衰）。

治则：滋肾益阴，养血调经。

方剂：归肾丸加减。

处方：

山药 20g，	山茱萸 20g，	熟地黄 20g，	枸杞子 15g，
龟板 10g，	鹿角胶 10g，	牛膝 10g，	菟丝子 20g，
鳖甲 5g，	地骨皮 15g，	丹参 15g，	远志 20g，
陈皮 10g，	紫河车 10g，	川芎 10g。	

20 剂，水煎服，早晚各 1 次。

二诊：2019 年 6 月 19 日，服药后腰酸缓解、睡眠较前好转，仍有烘热汗出。舌红，少苔，脉沉弦细。

上方加浮小麦 30g、黄芩 15g。15 剂水煎服。早晚各 1 次。

三诊：2019 年 7 月 7 日，服药后汗出减少，有少许白带。舌红，少苔，脉沉弦细。

继续服用 6 月 19 日处方，15 服。

四诊：2019 年 7 月 30 日，7 月 18 日见少量月经来潮，3 天经净，色淡红。汗出明显减少，阴道干涩不适缓解。复查性六项：LH：21mIU/mL，FSH：111.58mIU/mL，E2：47pg/mL。

守方加减治疗半年余，患者月经 30 ~ 45 天一行。2020 年 1 月 7 日复查性六项：LH：21mIU/mL，FSH：15mIU/mL，E2：66pg/mL。

辨证思路：本病为卵巢早衰，西医采取激素替代治疗，但用药前需严格评估患者基本状况，且用药过程中需监测不良反应。本案患者多次流产史，数伤于血，血海冲任亏虚，出现月经量少，渐至闭经。腰酸为肾虚之象，潮热汗出为阴血亏虚，阴不制阳产生虚热，热迫津出所致。症候及舌脉均为肾阴虚之后，故用补肾滋阴，养血调经兼退虚热为大法。方选归肾丸。归肾丸出自《景岳全书》，方药组成为山药、山茱萸、熟地黄、枸杞子、菟丝子、茯苓、当归、杜仲。主治肾精不足、精亏血少等。方中熟地黄滋阴补肾、填精，山药补益脾阴，山茱萸补养肝肾涩精，三药为六味地黄丸去三泻，相合有滋养肝脾肾之功。枸杞子、菟丝子补肾气，当归补血，茯苓健脾利水，杜仲补肝肾、强筋骨。本案在归肾丸基础上加鹿角胶、紫河车血肉有情之品，峻补肾精，龟板、鳖甲、地骨皮滋阴退热，丹参、远志养心安神，川芎、陈皮理气行血，且防止用药滋腻。二诊加浮小麦、黄芩清热敛汗。治疗半年余，月经来潮定期，激素水平明显改善。

杨玉玲整理

2. 柴胡疏肝散加减治疗卵巢早衰

患者郭某，女，32 岁，已婚，职员。就诊时间：2019 年 10 月 8 日。以"月经紊乱 2 年，停经 8 月余"为主诉。

现病史：患者既往月经规律。28 岁顺产 1 次，产时出血量多，此后出现月经量少。2017 年 9 月因家庭变故，情绪抑郁，开始出现月经紊乱，1 ~ 4 月一行。LMP：2019 年 2 月。现停经 8 个月，刻下症见：情绪抑郁，胸胁胀痛，潮热，面色暗黄，脱发，带下稍多，胃纳欠佳，二便调，夜寐一般。舌苔厚腻，舌心无苔，脉细弦滑。婚育史：25 岁与一健康男子结婚。G1P1，28 岁顺产一女。月经史：初潮 12 岁，2 ~ 3/30 ~ 120 天，量少。LMP：2019 年 2 月初。妇科内诊：外阴发育正常，阴道畅，阴道内分泌物稍多，子宫附件未见明显异常。

辅助检查：尿妊娠试验：阴性。性激素：LH：21.49mIU/mL，FSH：56.27mIU/mL，E2：25pg/mL。彩超：子宫大小 3.8cm×3.2cm×3.8cm，子宫内膜厚 0.5cm。

中医诊断：闭经，肝郁血虚型。

西医诊断：闭经（卵巢早衰）。

治则：疏肝行气，活血调经。

方剂：柴胡疏肝散加减。

处方：

柴胡 10g，	枳壳 10g，	白芍 15g，	甘草 10g，
川芎 10g，	香附 10g，	延胡索 15g，	牡丹皮 15g，
栀子 10g，	黄芩 15g，	半夏 8g，	炒白术 15g，
茯苓 10g，	丹参 15g，	益母草 30g。	

14 服，水煎服。

建议激素治疗，患者拒绝。

二诊：2019 年 10 月 25 日，服药后胸胁胀痛好转，白带正常，舌苔稍厚腻，脉细弦滑。

上方加苍术 15g、陈皮 15g、焦山楂 20g、内金 15g。14 剂水煎服。

三诊：2019 年 11 月 20 日，服上药后胸胁胀痛缓解，无发热，有食欲。舌暗红，苔薄白，脉细弦。继服上方 14 剂。

四诊：2019 年 12 月 17 日，服药后于 12 月 8 日月经来潮，量中等。于月经第 2 天测性激素六项：LH：11.7mIU/mL，FSH：24.2mIU/mL，E2：174pg/mL。

辨证思路：本案为卵巢早衰引起的闭经。患者生产时大出血，阴血更伤，加之因家庭的变故，情志不遂，肝郁气滞，而木郁土壅，脾胃运化失司，气血生化无源，冲任失养故致闭经；肝郁气滞见情绪抑郁，胸胁胀痛；肝郁日久化热，热又伤阴血，故见潮热；发为血之余，血虚无以濡养，故见脱发；心主血，其华在面，气血不足，故见面色黄；脾运失健，湿浊内生，故见带下多，舌苔厚腻；舌心无苔为阴伤之征，脉弦细滑为气滞血瘀夹湿之征。患者虽闭经时间较长，但首诊时考虑血海空虚，无血可下，故未用活血破血之品。而且舌脉有湿浊之象，故未用滋腻补益的药物，而考虑先去外邪，待外邪祛后治疗当重治本，予补肾养血之药物。

故针对肝郁气滞病机选用出自《景岳全书》的柴胡疏肝散。肝主疏泄，性喜条达，其经脉布胁肋循少腹。若情志不遂，木失条达，则致肝气郁结，经气不利，故见胁肋疼痛，胸闷，脘腹胀满；肝失疏泄，则情志抑郁易怒，善太息；脉弦为肝郁不舒之征。遵《内经》"木郁达之"之旨，治宜疏肝理气之法。方中以柴胡功善疏肝解郁，用以为君。香附理气疏肝而止痛，川芎活血行气以止痛，二药相合，助柴胡以解肝经之郁滞，并增行气活血止痛之效，共为臣药。陈皮、枳壳理气行滞，芍药、甘草养血柔肝，缓急止痛，均为佐药。甘草调和诸药，为使药。诸药相合，共奏疏肝行气、活血止痛之功。初诊在柴胡疏肝散基础上加化痰、活血之品，用药后肝郁气滞、痰湿症状好转。二诊时加苍术、陈皮去二陈汤之意健脾化痰，更用焦山楂、内金健脾和胃。三诊时诸症好转，守方应用。四诊时月经来潮，激素紊乱明显改善。

杨玉玲整理

3. 一贯煎加减治疗卵巢早衰

患者岳某，女，29 岁，已婚。初诊：2020 年 7 月 20 日。

主诉：闭经 1 年半余。

现病史：患者 13 岁月经初潮，月经 35 天左右一行，行经 5 天，量中，有血块。3 年前结婚后开始月经稀发。LMP：2019 年 3 月 9 日，外院诊为卵巢早衰。刻下：心烦、性急易怒、胸胁胀痛，腰酸，胃纳可，二便调，夜寐尚可。舌暗红，脉细滑。辅助检查：今日查 LH：31.69mIU/mL，FSH：43.65mIU/mL，E2：43.98pg/mL。彩超：子宫 3.7cm×3cm×3.5cm，内膜 0.8cm，卵巢稍小。

中医诊断：闭经，肝肾阴虚，脉络阻滞型。

西医诊断：闭经（卵巢早衰）。

治则：滋补肝肾，疏肝通络。

方剂：一贯煎加减。

处方：

沙参 15g，	枸杞子 15g，	麦门冬 15g，	生地黄 15g，
当归 15g，	川楝子 10g，	茵陈 10g，	延胡索 15g，
丹参 10g，	女贞子 15g，	川芎 10g，	浙贝母 15g。

14 剂，水煎服。

二诊：2020 年 8 月 11 日。服药后胸胁胀痛好转，情绪平和。舌淡红，苔薄白，脉细。

上方加生地黄 10g、墨旱莲 15g，14 剂水煎服。

三诊：2020 年 9 月 2 日。上方服药后症状好转，腰不酸。舌淡红，苔薄白，脉稍滑。继续服用二诊方 20 剂。

四诊：2020 年 10 月 13 日。LMP：10 月 4 日。量少，色淡红，无痛经。舌脉均可。

辨证思路：本案也是一例卵巢早衰引起的闭经，卵巢早衰患病率逐年上升，严重影响妇女的生殖健康。本案患者病机为肾阴虚，血海空虚，肝肾乙癸同源，进而肝阴不足，肝失疏泄导致胸胁胀满疼痛、性急易怒，肝火扰心则心烦。舌脉亦是肝肾阴虚之候。方选一贯煎加减化裁。

一贯煎为清代魏之秀《柳州医话》中名方，方中根据金水相生理论，沙参入肺胃经，味甘苦，微寒，以补肺阴、滋肾水；麦门冬、生地黄滋阴；当归补血；枸杞子补肾；川楝子行肝气，全方滋补肝肾滋阴，疏肝理气。首诊加用茵陈清肝利湿，丹参、川芎疏肝活血通络，女贞子则为滋补肝肾阴血之要药，浙贝母散结化痰，改善卵巢局部瘀滞。二诊时服药后肝郁症状好转，加生地黄、墨旱莲加强滋阴力量，补阴血调经。三诊时诸症好转，效不更方，继续服药。患者于 10 月 4 日月经来潮但量少，继续加减应用调理月经。

杨玉玲整理

三、卵巢疾病——多囊卵巢综合征

（1）西医对多囊卵巢综合征的诊断治疗。

1）诊断。

①病史：多起病于青春期。

②临床表现：月经失调、闭经、不孕、多毛、痤疮、黑棘皮病、腹部肥胖等。

③实验室及其他检查：

激素测定：血清 FSH 偏低，LH 升高，LH/FSH ≥ 2～3；血清睾酮、雄烯二酮水平增高，少数患者脱氢表雄酮（DHEA）及硫酸脱氢表雄酮（DHEAS）升高。尿 17- 酮类固醇正常或轻度增高，正常时提示雄激素来自卵巢，升高时提示肾上腺功能亢进；血雌二醇（E2）正常或稍增高，恒定于卵泡期水平，雌酮（E1）水平升高，E1/E2 > 1；部分患者血清催乳素（PRL）轻度升高；空腹胰岛素增高。

基础体温测定：多呈现单相型。

诊断性刮宫：经前数日或月经来潮 6 小时内诊刮宫，子宫内膜呈不同程度的增殖改变，无分泌期变化。

B 型超声检查：一侧或双侧卵巢体积增大，每侧卵巢内每个切面可见 ≥ 12 个直径为 2 ~ 9mm 小卵泡，呈车轮状排列；连续监测无主导卵泡发育及排卵迹象。

腹腔镜检查：卵巢增大，包膜增厚呈珍珠白色，表面光滑，有新生血管，包膜下有多个卵泡散在，无排卵征象；活检病理检查可确诊。

④诊断标准：PCOS 的诊断为排除性诊断。目前较多采用 2003 年的鹿特丹标准：为稀发排卵或无排卵；具有雄激素水平升高的临床表现和（或）高雄激素血症；卵巢呈多囊性改变。上述 3 条中符合 2 条，并排除其他致雄激素水平升高的病因，如具有先天性肾上腺皮质增生、库欣综合征、分泌雄激素的肿瘤等，即可诊断为多囊卵巢综合征。

⑤鉴别诊断：

卵膜细增殖症：临床表现及内分泌检查与 PCOS 的相仿，但更为严重。特征性的病理变化是在卵巢间质中见黄素化的卵泡膜样细胞群，皮质下并无类似 PCOS 的许多小卵泡。其雄素水平比一般的 PCOS 患者更高，男性化表现更明显，主要为卵巢来源的雄激素。硫酸脱氢表雄酮正常，LH/FSH 可正常。促排卵治疗很难显效。两者临床较难鉴别，常需卵巢组织活检确诊。

卵巢雄激素肿瘤：极少数的卵巢肿瘤可分泌大量雄激素，如睾丸母细胞瘤、门细胞瘤或癌等。肿瘤一般是单侧、实性，逐渐增大。患者男性化的征象更为明显，可表现为进行性。超声显像、CT 或 MRI 有助诊断。

肾上腺皮质增生或肿瘤：患者肾上腺分泌大量皮质醇和雄激素，有肥胖、多毛、月经紊乱等表现，超声检查见卵巢呈多囊性变化，但患者有肾上腺皮质功能紊乱的临床表现，肾上腺皮质增生者尿 17- 酮、17- 羟明显增高，对 ACTH 兴奋试验反应亢进，地塞米松抑制试验抑制率 ≤ 0.70，肾上腺皮质肿瘤患者则对这两项试验反应均不明显。

2）治疗

①药物治疗：

降低 LH：常用短效避孕药、孕激素等。

降低雄激素水平：除短效避孕药外，首选复方醋酸环丙孕酮。

改善胰岛素抵抗：常用二甲双胍。

促排卵：常用氯米芬等。

②手术治疗：腹腔镜下打孔术、多点穿刺术等。

(2) 中医对多囊卵巢综合征的诊断治疗

①概念：中医并无多囊卵巢综合征诊断，结合其症状和机制，中医学将本病归为"月经后期""闭经""不孕"等范畴。

②辨证要点：本病有虚实两类。虚者以肾虚为主，表现为月经后期、量少、稀发、渐至闭经，伴有腰膝酸软、头晕耳鸣、多毛、乳房发育不良等症状。实

者以肝郁化火、痰湿阻滞、气滞血瘀为多见。肝郁化火者，以胸胁或乳房胀满，伴溢乳、毛发浓密、面部痤疮、口干喜冷饮为特点；痰湿阻滞者多以胸闷泛恶、肢倦乏力、喉间多痰、形体肥胖、多毛为特征；气滞血瘀者，以精神抑郁、胸胁胀满、经行腹痛拒按、舌质紫暗或边有瘀点为特征。

③辨证论治：

肾虚证：

肾阴虚：

主要证候：月经初潮迟至，月经后期，量少，色淡质稀，渐至闭经，或月经延长，崩漏不止；婚久不孕，形体瘦小，面额痤疮，唇周细须显现，头晕耳鸣，腰膝酸软，手足心热，便秘溲黄；舌质红，少苔或无苔，脉细数。

治法：滋肾填精，调经助孕。

方药：左归丸去川牛膝。

肾阳虚：

主要证候：月经初潮迟至，月经后期，量少，色淡，质稀，渐至闭经，或月经周期紊乱，经量多或淋沥不尽；婚久不孕，形体较胖，腰痛时作，头晕耳鸣，面额痤疮，性毛浓密，小便清长，大便时溏；舌淡，苔白，脉沉弱。

治法：温肾助阳，调经助孕。

方药：右归丸去肉桂，加补骨脂、淫羊藿。

脾虚痰湿证：

主要证候：月经后期，量少色淡，或月经稀发，甚则闭经，形体肥胖，多毛；头晕胸闷，喉间多痰，肢倦神疲，脘腹胀闷；带下量多，婚久不孕；舌体胖大，色淡，苔厚腻，脉沉滑。

治法：化痰除湿，通络调经。

方药：苍附导痰丸。

气滞血瘀证：

主要证候：月经后期量少或数月不行，经行有块，甚则经闭不孕；精神抑郁，烦躁易怒胸胁胀满，乳房胀痛；活质暗红或有瘀点、瘀斑，脉沉弦涩。

治法：理气活血，祛瘀通经。

方药：膈下逐瘀汤。

肝郁化火证：

主要证候：月经稀发，量少，甚则经闭不行，或月经紊乱，崩漏淋漓；毛发浓密，面部痤疮，经前胸胁、乳房胀痛，肢体肿胀，大便秘结，小便黄，带下量多，外阴时痒；舌红，苔黄厚，脉沉弦或弦数。

治法：疏肝理气，泻火调经。

方药：丹栀逍遥散。

中西医治疗多囊卵巢综合征各有所长，中西医结合治疗是利用中西医治疗优势互补的特点，既能利用中医学改善患者的肾虚、血瘀、痰湿等症状，又能利用西医学快速找到患者的病因，对症下药。研究学者也在根据患者临床方面的不同表现，多方向深入研究，研究出了针对不同症状多囊卵巢综合征的不同的治疗方案，成功地改善了患者的月经周期，提高了患者的排卵率，患者的孕育率提升。比如有研究表明中药能够通过补肾、疏肝、健脾、化瘀、祛痰等治法，综合调整机体的内分泌及生殖功能，改善胰岛素抵抗。

1. 苍附导痰丸加减治疗多囊卵巢综合征

患者王某，女，26岁，已婚。2018年7月12日初诊。

主诉：月经稀发4年，停经8个月余。

该患14岁初潮，初潮后月经尚规律，近4年月经周期逐渐延长，1～3个月一行，行经7天，量偏少，色淡黯。末次月经2017年11月10日，现停经8个月余，时有胸闷恶心，体胖，周身困重，疲倦，白带量多，质清稀，胃纳一般，大便黏，小便可，夜寐可。

中医查体：形态肥胖，舌质淡红，苔白腻，脉沉滑。

体格检查：颈后黑棘皮征（+）

妇科内诊：外阴正常，阴毛浓密，阴道畅，阴道内分泌物较多，宫颈光滑，子宫常大，附件未及异常。

辅助检查：血 HCG：2.0mIU/mL。

子宫附件彩超：卵巢多囊性改变。

性激素六项：LH：11.0mIU/mL，FSH：4.7mIU/mL，T：1.6ng/mL，空腹血糖：7.9mmol/L，空腹胰岛素：31μIU/mL。

中医诊断（证型）：闭经，痰湿阻滞型。

西医诊断：多囊卵巢综合征。

治则：化痰燥湿，活血调经。

方剂：苍附导痰丸加减。

处方1：茯苓 10g，　　半夏 9g，　　　鸡血藤 20g，　　甘草 10g，
　　　　苍术 15g，　　香附 15g，　　　胆南星 9g，　　　枳壳 10g，
　　　　生姜 15g，　　神曲 15g，　　　益母草 25g，　　川芎 10g，
　　　　桃仁 10g，　　牛膝 10g，　　　红花 10g，　　　陈皮 15g，

当归 20g。

14 剂，日 1 剂，水煎服。

处方 2：盐酸二甲双胍 0.5g，日 2 次口服。

处方 3：地屈孕酮 10mg，日 2 次口服。

二诊：2018 年 8 月 3 日。LMP：2018 年 7 月 26 日。量不多，色暗红，有少量血块，白带量减少，大便成形。舌淡红，苔白稍腻，脉沉滑。嘱加强运动，控制饮食。

处方：
茯苓 10g，	半夏 9g，	浙贝母 15g，	甘草 10g，
苍术 15g，	香附 15g，	胆南星 9g，	枳壳 10g，
生姜 15g，	神曲 15g，	炒白术 15g，	川芎 10g，
陈皮 15g，	当归 20g，	石菖蒲 15g，	山楂 15g，
荷叶 15g，	郁金 10g，	党参 15g。	

14 剂，日 1 剂，水煎服。

三诊：2018 年 8 月 17 日。服上药后，胸闷改善，体重下降 2kg 左右。

处方：
茯苓 10g，	半夏 9g，	鸡血藤 20g，	甘草 10g，
苍术 15g，	香附 15g，	胆南星 9g，	枳壳 10g，
生姜 15g，	神曲 15g，	益母草 25g，	川芎 10g，
桃仁 10g，	牛膝 10g，	陈皮 15g，	红花 10g，
当归 20g。			

14 剂，日 1 剂，水煎服。

四诊：2018 年 9 月 19 日。LMP：2018 年 9 月 10 日。量较上次稍增多，色红。9 月 12 日查性激素六项：LH：8.85mIU/mL，FSH：4.0mIU/mL，T：1.2ng/mL。

处方：
茯苓 10g，	半夏 9g，	陈皮 15g，	甘草 10g，
苍术 15g，	香附 15g，	胆南星 9g，	枳壳 10g，
生姜 15g，	神曲 15g，	当归 20g，	川芎 10g，
浙贝母 15g，	石菖蒲 15g，	山楂 15g，	荷叶 15g，
党参 15g，	炒白术 15g。		

14 剂，日 1 剂，水煎服。

此后用苍附导痰丸和补中益气汤加减进退，守方治疗半年余，月经 40 ~ 55 天一行，量色均可。

　　辨证思路：苍附导痰丸出自《叶氏女科证治》，方由苍术、香附、陈皮、茯苓、半夏、枳壳、胆南星、甘草、神曲、生姜组成。《叶氏女科证治》书中本方治疗肥盛女人无子者。方中陈皮、茯苓、半夏、甘草为二陈汤，有燥湿化痰、理气和胃之功；苍术燥湿，香附为气病之总帅，枳壳降气化痰，胆南星和半夏既能燥湿又能散结，神曲健胃醒脾。本病案中，患者体胖，毛孔粗大、体毛浓重，有明显的脾肾不运、水湿停聚之象，致使肾之气化功能受损、湿浊阻滞冲任血海。着重治以除湿、化痰，嘱患者戒除不良饮食方式，减少湿浊之邪的生成，加用养血活血以填充血海，充实月经物质基础，使卵巢排卵功能逐步恢复。患者有胰岛素异常，故结合西药改善胰岛素异常。患者停经日久，首诊运用苍附导痰丸加活血养血药，配合孕激素联合用药以期尽快月经来潮，保护子宫内膜。二诊：患者月经来潮后，用苍附导痰丸和补中益气汤化裁，健脾培本化痰，并加用浙贝母、石菖蒲散结，石菖蒲又有宽胸理气之功；山楂、荷叶消脂利水改善脂代谢。此后根据月经分期疗法，加减运用活血法和健脾法，半年后月经周期缩短，性激素较前改善。

杨玉玲整理

2. 右归丸加减治疗多囊卵巢综合征

　　患者，女，24岁，未婚，职员。就诊时间：2018年3月10日。以"月经稀发6年，停经6个月"为主诉。

　　现病史：患者14岁初潮，5/30天，量中，痛经（−）。高中后因学习紧张出现月经稀发，2个月一行，外院诊断为多囊卵巢综合征。2013年6月开始服用黄体酮，有撤血，继服达英−35治疗一度闭经，其后间断中西药物治疗。2015年6月停药，月经仍处稀发状态，遂求诊于我门诊。刻下见：停经7个月，平素月经稀发，30~90天一行，3~4天净，形体瘦弱，腰酸，毛发不重，脱发，纳食一般，大便时溏。舌淡瘦，舌白，脉细滑无力。婚育史：未婚，否认性生活。月经史：初潮14岁，3~4/30~90天，量中，LMP：2017年10月。妇科内诊：外阴发育正常，阴毛稀疏。辅助检查：性激素：LH：18.82mIU/mL，FSH：5.01mIU/mL，T：2.1ng/mL；彩超：子宫4.3cm×3.8m×3.3cm，内膜厚0.3cm。右卵巢大小3.0cm×2.6cm，内见卵泡9~10个，直径0.5~0.9cm；左卵巢大小：3.1cm×2.7cm×1.6cm，内见卵泡7~8个，直径0.4~0.8cm。

　　中医诊断：闭经，脾肾亏虚型。

西医诊断：多囊卵巢综合征。

治则：补益脾肾，养血调经。

方剂：右归丸加减。

处方：

山茱萸 15g，	肉桂 6g，	附子 6g，	熟地黄 20g，
枸杞子 10g，	菟丝子 10g，	山药 15g，	当归 15g，
鹿角胶 10g，	杜仲 10g，	炒白术 10g，	党参 10g，
车前子 10g，	川芎 10g，	甘草 10g，	郁金 10g，
五味子 10g，	柴胡 10g，	王不留行 25g。	

14 剂，日 1 剂，水煎服。

二诊：2018 年 4 月 13 日。月经未转，腰酸缓解，胃纳可，大便可。

上方加：覆盆子 15g、益母草 30g。

三诊：2018 年 5 月 4 日。服药后于 4 月 25 日月经来潮，量少，腰酸缓解，饮食二便调。舌淡暗，苔白，脉沉。于月经期第 3 天查性激素（4 月 27 日）：FSH：11.4mIU/mL，LH：3.19mIU/mL，T：1.8ng/mL。

辨证思路：病人发病年龄较早，无明确的不良生活习惯，形体发育较为瘦弱，纳食一般，大便时溏，有脱发，当属先天脾肾之气不足，血海失于充养，虽亦兼加湿浊阻滞，而与病案一显然有所不同。治疗以补益脾肾为持续关注，着力增加气血的化生，逐步填充血海之不足。在此基础上，酌情祛除湿浊、调整气化功能。方用《景岳全书》右归丸，右归丸用六味地黄丸去"三泻"，合以当归、菟丝子、枸杞子以补益精血，附子、肉桂、鹿角胶、杜仲温壮命门，借"阴中求阳"则补阳之功甚捷，主要用于治疗肾阳亏虚、精血不足之证。本案在右归丸基础上加用白术、党参健脾益气，柴胡、郁金疏肝理气，又合车前子、五味子、覆盆子取五子衍宗之义补肾气，王不留行、川芎、益母草气血同调。用药后有效改善症状及卵巢功能。

杨玉玲整理

3. 四君子汤、左归丸合二陈汤加减治疗多囊卵巢综合征

吴某，女，32 岁。初诊于 2020 年 3 月 9 日。

主诉：闭经 1 年。

现病史：15 岁初潮。既往月经错后，2~6 个月一行，行经 5~6 天，量少，色暗红，无痛经。LMP：2019 年 3 月 2 日。外院诊断为多囊卵巢综合征，口服

达英 –35 治疗，具体不详。刻下：闭经 1 年，带下量少，阴道干涩，乏力，食欲差，大便溏。舌淡暗，脉细滑。2019 年 7 月 8 日查性激素：FSH：5.37mIU/mL，LH：19.35mIU/mL，T：2.1ng/mL。彩超：内膜 1.4cm，卵巢多囊性改变。

中医诊断（证型）： 闭经，脾肾不足，痰湿阻滞型。

西医诊断： 多囊卵巢综合征。

治则： 健脾补肾，化痰通络。

方剂： 四君子汤、左归丸合二陈汤加减。

处方：

党参 15g，	炒白术 10g，	茯苓 10g，	甘草 10g，
熟地黄 15g，	山茱萸 10g，	山药 10g，	枸杞子 15g，
陈皮 15g，	菟丝子 15g，	半夏 8g，	王不留行 20g，
红花 15g，	益母草 30g，	莪术 15g，	夏枯草 15g，
浙贝母 15g。			

14 剂，水煎服。

二诊： 2020 年 3 月 23 日。LMP：2020 年 3 月 19 日。行经 5 天，量中，色暗红，有血块。大便成行。上方减红花、莪术，加覆盆子 15g、车前子 15g,14 剂水煎服。

三诊： 2020 年 4 月 13 日。带下量见多，乏力改善，胃纳可。继续服用二诊方 14 剂。

四诊： 2020 年 5 月 25 日。LMP：2020 年 5 月 12 日。量中。继续一诊处方，14 剂。

五诊： 2020 年 6 月 20 日。LMP：2020 年 6 月 17 日。当日查性激素：FSH：5.37mIU/mL，LH：8.25mIU/mL，T：1.1ng/mL。

辨证思路： 多囊卵巢综合征是妇科临床常见病、多发病和难治病，近年来发病率呈上升趋势。本案患者月经稀发结合性激素检查和彩超诊断明确。患者食纳差，乏力，阴道分泌物少为明显脾肾虚见证，脾虚日久生痰湿阻滞冲任则月经不行。方用四君子汤健脾气，左归丸滋肾阴，二陈汤化痰，三方均为大家熟知的经典明方，方剂来源及功效不再赘述。因闭经日久，故首诊在三方化裁基础上加益母草、红花、莪术、王不留行破血逐瘀，利水通经，更用夏枯草、浙贝母药对化痰通络，散结。用药后 10 余日月经来潮。二诊去破血之品红花、莪术，加覆盆子、车前子培补肾元，治疗生殖之本。此后守方加减变化，月经 35 ～ 50 天一行，性激素水平较用药前明显改善。

杨玉玲整理

四、不孕症

1. 少腹逐瘀汤加减治疗不孕症

李某，女，30 岁，职员。于 2017 年 4 月 20 日初诊。

主诉：未避孕而未怀孕 2 年。

现病史：患者结婚 2 年，婚后夫妻性生活正常，未避孕至今未孕。丈夫查精液常规未见异常。LMP：2017 年 3 月 14 日。平素月经不规律，40～60 天一行，行经 5 天，量中，色暗红，有血块，痛经，平素少腹冷痛，形体略胖，腰酸，饮食可，睡眠可，小便调，大便略溏，舌淡紫，苔薄白，脉沉迟涩。

西医诊断：不孕症。

中医诊断：不孕症。

冲任虚寒，肾虚血瘀。

治则：温经通脉，补肾调经。

方剂：少腹逐瘀汤加减。

处方：小茴香 15g，　　炮姜 10g，　　肉桂 5g，　　赤芍 15g，
　　　　当归 20g，　　蒲黄 10g，　　五灵脂 10g，　三棱 15g，
　　　　莪术 15g，　　香附 20g，　　王不留行 15g。

14 剂，水煎服，日 1 剂，分早晚 2 次服。

二诊：2017 年 5 月 13 日。

LMP：2017 年 4 月 29 日。月经色红，血块减少，痛经缓解，腰酸。舌淡红，苔薄白，脉沉稍滑。

上方加桑寄生 15g、续断 15g、女贞子 15g。14 剂，水煎服，日 1 剂，分早晚 2 次服。

三诊：2017 年 6 月 10 日。

LMP：2017 年 6 月 4 日。行经 4 天，量中，无痛经，腰酸不适缓解。舌淡红，苔薄白，脉沉稍滑。

处方：小茴香 15g，　　炮姜 10g，　　肉桂 5g，　　赤芍 15g，
　　　　桑寄生 15g，　蒲黄 10g，　　五灵脂 10g，　王不留行 15g，
　　　　女贞子 15g，　香附 20g，　　当归 20g，　　续断 15g，

路路通 15g,   羌活 10g。

14 剂,水煎服,日 1 剂,分早晚 2 次服。

前后随症加减共服药 3 个月,停药后 2 个月月经未行,自测尿妊娠试验阳性。

辨证思路:不孕症指有正常性生活,未避孕 1 年未怀孕者。不孕症病因病机复杂,多以肾虚、肝郁、血瘀、痰湿立论。本案患者腰酸、少腹冷痛为肾阳虚;形体胖、大便溏为脾阳虚;脾肾阳虚日久,失于温煦则胞宫虚寒血瘀,冲任受阻导致不孕。方用少腹逐瘀汤加减,该方被誉为"调经种子第一方",《医林改错》称该方"此方种子如神"。本方为少腹逐瘀汤化裁应用,方中肉桂、炮姜为君药,温补肾阳,当归养血活血,蒲黄、五灵脂化瘀止痛,三棱、莪术破血逐瘀,王不留行、香附行气,全方活血化瘀、温通经脉、疏肝理气。二诊加用桑寄生、续断、女贞子补肝肾。三诊加用路路通、羌活疏通输卵管。

杨玉玲整理

2. 丹溪治湿痰方加减治疗不孕症

王某,女,30 岁。2015 年 1 月 20 日就诊。

主诉:未避孕未怀孕 4 年。

现病史:患者因未避孕未怀孕 4 年就诊,丈夫精液常规检查正常,有正常性生活。15 岁月经初潮,月经不规律,50 ~ 90 天一行,量少月经,色暗,有血块,2 年前诊为多囊卵巢综合征,间断中西医治疗。末次月经 1 月 10 日,患者形体肥胖,带下量多,胸闷不舒,善太息,经前乳房胀痛,舌暗,苔薄腻,脉细弦滑。

西医诊断:不孕症,多囊卵巢综合征。

中医诊断:不孕症。

肝郁肾虚,痰湿阻滞。

治则:疏肝补肾,化痰调经。

方剂:丹溪治湿痰方加减。

处方:鹿角霜 15g,   巴戟天 10g,   苍术 15g,   茯苓 15g,
　　　　胆南星 15g,   陈皮 15g,   香附 20g,   半夏 6g,
　　　　益母草 30g,   柴胡 15g,   当归 25g,   党参 20g。

14 剂,水煎服,日 1 剂,分早晚 2 次服。

二诊：2015 年 2 月 7 日。服药后，白带减少。

上方加菖蒲 10g、郁金 15g、覆盆子 20g、菟丝子 20g。14 水煎服，日 1 剂，分早晚 2 次服。

三诊：2015 年 2 月 25 日。白带量正常，胸闷缓解，乳房稍胀痛。

前方去胆南星加王不留行 25g、川牛膝 10g，14 剂水煎服，日 1 剂，分早晚 2 次服。

四诊：2015 年 3 月 16 日。3 月 5 日月经来潮，量增多，色红。

方药：前方减川牛膝，14 剂，水煎服，日 1 剂，分早晚 2 次服。

加减应用治疗 8 个月，月经 40 天左右一行，停药后 3 个月月经未来潮，测尿妊娠试验阳性。

辨证思路：患者初潮晚，先天禀赋不足，自幼形体肥胖，月经稀少，为肾虚痰湿之体。婚后多年不孕，情绪不畅，肝郁气滞，血行不畅，使冲任阻滞，经血稀少故不能摄精成孕。丹溪治湿痰方出自《丹溪心法》，有燥湿化痰之效。本案患者为多囊卵巢综合征，月经稀发，排卵异常，种子先调经，治以疏肝补肾，化痰调经。方中鹿角霜、巴戟天补肾通经，苍术、茯苓、陈皮、香附、半夏、胆南星，健脾化痰、理气散结，针对多囊卵巢综合征根本病机，柴胡疏肝，当归、党参气血同补，益母草祛瘀调经，又有利水消肿之功，可助祛瘀化湿，增加祛瘀调经之效。二诊白带减少，加菖蒲、郁金化痰行气宽胸，治疗胸闷，加覆盆子、菟丝子补肾气，调治生育之本。三诊去有毒的胆南星，加王不留行、川牛膝通经，促进月经来潮。四诊月经来潮后减川牛膝。前后加减应用取效。

杨玉玲整理

3. 止带方治疗不孕症

患者贾某，女，33 岁，职员。初诊于 2019 年 4 月 3 日。

主诉：未避孕未怀孕 1 年半。

现病史：两年前妊娠 60 余日自然流产，避孕半年，后未避孕至今未怀孕。平素月经规律，量色均可，无痛经。刻下见：胸胁胀痛，口苦，胸闷，腰酸，带下量多，色黄，质黏稠，小腹胀痛，饮食二便可，夜寐可。舌红苔薄，脉滑数。

西医诊断：不孕症。

中医诊断：不孕症。

肾虚肝郁，瘀热阻滞。

方剂：止带方。

处方：茵陈 12g，　　　黄柏 6g，　　　黑山栀 9g，　　　赤芍 15g，

　　　　牡丹皮 15g，　　牛膝 10g，　　车前子 15g，　　猪苓 9g，

　　　　泽泻 6g，　　　　红藤 10g，　　路路通 15g，　　败酱草 15g，

　　　　丹参 15g，　　　延胡索 10g。

15 服，水煎服。

二诊：2019 年 4 月 3 日，腰酸好转，白带正常，小腹胀痛好转。

上方去红藤、败酱草，加当归 15g、川芎 10g、乌药 10g、柴胡 10g，14 服，水煎服。

三诊：胸胀胸闷好转，舌淡，苔薄，脉稍滑。

处方：当归 15g，　　　川芎 10g，　　　乌药 10g，　　　柴胡 10g，

　　　　赤芍 15g，　　　山茱萸 10g，　　丹参 15g，　　　熟地黄 15g，

　　　　山药 15g，　　　路路通 15，　　　牡丹皮 15g。

15 服，水煎服。

停药 2 个月，自测尿妊娠试验阳性。

辨证思路：患者流产损伤肾脏，肝肾同源，水不涵木，肝气郁滞则胸胁胀痛，肝郁化热则口苦；损伤胞脉，脉络瘀阻，日久生热，瘀热互结，带脉失约则带下量多，色黄；瘀热阻于胞宫不通则痛，导致小腹胀痛。舌脉亦为瘀热之征。

方选《世补斋医书》止带方，本方治证乃湿热所致带下。方中茵陈、车前子清热利湿；黄柏、黑山栀清热燥湿；猪苓、茯苓、泽泻利火渗湿；赤芍、牡丹皮凉血活血，伍黑山栀活血止带；牛膝能引诸药下行，配黄柏善祛下焦湿热。诸药合用，共奏清热利湿、活血止带之功效。药理研究显示本方有解热、消炎、利尿、镇痛、镇静、抗细菌、增强免疫功能和抗病能力。用于盆腔炎，带下属湿热者。首诊加红藤、败酱草清热利湿，加路路通疏通输卵管，加丹参养血活血，延胡索行气止痛。二诊白带正常，小腹胀痛、腰酸好转，去红藤、败酱草，加当归、川芎养血行气活血，加乌药、柴胡疏肝行气。三诊诸症好转，减去清热利湿止带药物，加熟地黄、山药、山茱萸补肝脾肾。停药 2 个月后怀孕。

杨玉玲整理

4. 温经汤治疗不孕症

患者朱某，女，29 岁，职员。初诊：2019 年 10 月 28 日。

主诉：结婚 1 年未避孕，未怀孕。

现病史：结婚 1 年有正常性生活，未避孕未怀孕。14 岁月经初潮，月经周期延后，1~3 个月一行，经行 3~7 天，量中等，色紫，有血块。经前乳房胀痛，腰酸乏力，腰疼，小腹凉，畏寒，饮食二便尚可，夜寐可。舌淡润，苔薄白，脉沉细无力。

西医诊断：不孕症。

中医诊断：不孕症。

气血亏虚，胞脉虚寒。

治则：益气养血、温经散寒。

方剂：温经汤。

处方：

吴茱萸 9g，	麦门冬 15g，	当归 15g，	白芍 10g，
川芎 10g，	党参 15g，	桂枝 10g，	阿胶 10g，
牡丹皮 15g，	生姜 15g，	甘草 10g，	半夏 8g，
巴戟天 10g，	延胡索 15g。		

15 剂，水煎服。

二诊：2019 年 11 月 16 日。月经延期，测尿妊娠试验阴性。乳房胀痛，小腹凉，畏寒减轻。舌淡，苔薄白，脉沉弦。上方加莪术 10g、益母草 30g，7 剂水煎服。

三诊：2019 年 11 月 23 日。服药后月经来潮，LMP：2019 年 11 月 17 日。经行 4 天，经量不多，色暗。舌淡红，苔薄白，脉弦。继用首诊处方 15 剂，水煎服。

此后患者改服丸药，先后服用艾附暖宫丸、少腹逐瘀丸、五子衍宗丸等。于 2020 年 5 月月经未行，自测尿妊娠试验示阳性。

辨证思路：月经不调于不孕症关系密切，丹溪云："种子之道，莫先调经。"经水不调孕育无门，故先调经。本案月经后期、量少、色暗、有血块，平素畏寒、小腹冷痛，均为气血亏虚、胞脉虚寒之象。方选《金匮要略》温经汤。温经汤用吴茱萸、生姜、桂枝温经散寒，阿胶、当归、川芎、芍药、牡丹皮养血和营行瘀，麦门冬、半夏润燥降逆；甘草、人参补益中气，诸药合用，具有调补冲任、养血行瘀、扶正祛邪的作用。本方亦可主治妇人少腹寒、久不受孕或月经不调等症。首诊加延胡索行气止痛，巴戟天温补肾阳。二诊月经未至，加莪术、益母草活血调经。患者后服艾附暖宫丸、少腹逐瘀丸、五子衍宗丸等丸药，为温经散寒化瘀联合补肾助孕之品，于半年后成功怀孕。

杨玉玲整理

5. 逍遥散合六味地黄丸治疗不孕症

江某，女，29 岁，职员。初诊：2020 年 7 月 21 日。

主诉：未避孕未怀孕 6 年。

现病史：患者结婚 6 年，有正常性生活，一直未怀孕。丈夫精液常规正常。LMP：2020 年 7 月 5 日。月经规律，28 天左右一行，经期 1~2 天，量少，无痛经。平素情绪抑郁，胸胁胀痛，五心烦热，神疲乏力，腰酸，盗汗，胃纳一般，二便可，睡眠可。舌红，苔薄，脉细。

中医诊断：不孕症，肝郁气滞，肾水不足。

西医诊断：不孕症。

治则：疏肝健脾，滋补肾阴。

方剂：逍遥散合六味地黄丸。

处方：

五味子 10g，	白芍 15g，	黄芩 15g，	熟地黄 20g，
山茱萸 15g，	山药 15g，	续断 15g，	枸杞子 15g，
菟丝子 15g，	柴胡 15g，	党参 15g，	女贞子 20g，
紫河车 3g，	黄芪 50g。		

14 剂，水煎服。

二诊：2020 年 8 月 14 日。LMP：2020 年 8 月 3 日。月经量较前稍增多，胸胀好转，烦热、腰酸减轻，疲乏无力好转。上方加丹参 20g、鸡血藤 15g、益母草 30g，14 剂水煎服。

三诊：2020 年 9 月 6 日。LMP：2020 年 9 月 2 日。行经 4 天，量略少，烦热缓解。继续服用二诊处方 21 剂。

四诊：2020 年 10 月 17 日。LMP：2020 年 10 月 3 日。行经 4 天，量可，诸症缓解。嘱停药。

2021 年 2 月 5 日随访，患者停药 2 个月后怀孕。

辨证思路： 患者为青年女性，素性抑郁，情绪差，肝气郁滞，日久化热，耗炼肾阴。阴虚则热，出现五心烦热，虚热迫津外出则盗汗。腰为肾之府，肾阴不足则腰酸。选用逍遥散疏理脾养血，六味地黄丸滋补肾阴，退虚热。首方加续断补肝肾，加党参、黄芪健脾气，先安未受邪之地，加枸杞子、菟丝子、五味子、女贞子补肾气，紫河车血肉有情，填补肾精。全方肝脾肾同调，先天后天兼顾，气血同调，填充血海。二诊症状缓解，月经量较前稍多，加丹参、鸡血藤、益母草养血活血调经。三诊、四诊月经量正常是血海满盈的表现，嘱患者停药备孕，停药 2 个月后自然受孕。

杨玉玲整理

6. 香棱丸加减治疗继发性不孕症

袁某，女，33 岁，职员。初诊：2019 年 5 月 2 日。

主诉： 未避孕未怀孕 3 年余。

现病史： 结婚 4 年余，夫妻性生活正常，2016 年 2 月因胚胎停止发育行人流术，术后未避孕至今未孕。月经周期规律，经量少。就诊于当地医院，查彩超及输卵管造影示双侧输卵管积水。LMP：2019 年 4 月 27 日。行经 2 天，量少，色暗，无血块，无痛经，偶有小腹胀痛，平素抑郁，余无所苦，饮食二便可，二便可，睡眠可。舌淡暗，苔薄白，脉弦涩。

中医诊断： 不孕症，水瘀互结，胞脉阻滞。

西医诊断： 继发性不孕症。

治则： 行气温中，散结逐水。

方剂： 香棱丸加减。

处方： 丁香 10g，　小茴香 10g，　炙川楝子 15g，　青皮 15g，
莪术 25g，　三棱 15g，　橘核 15g，　荔枝核 15g，
通草 10g，　茅根 25g。

14 剂，水煎服。

二诊： 2019 年 5 月 16 日。小隐痛缓解，心情舒畅，舌淡暗，苔薄白，脉弦涩。继续服用上方 21 剂。

三诊： 2019 年 6 月 16 日。末次月经 2019 年 5 月 28 日，行经 4 天，量可，色红，无血块，经前无明显不适，小腹胀痛缓解。守上方治疗 2 个月停药。

辨证思路：本案为人工流产术后继发性不孕症。患者胎停育后行人工流产术，此为宫腔操作极易引起盆腔脏器的炎症反应。输卵管积水为慢性输卵管炎症中较为常见的类型，输卵管伞端因炎症而发生粘连或闭锁，导致输卵管管腔内的漏出液、渗出液逐渐积聚，但其症状一般不明显，可有轻微腹痛、腰酸、白带多等症状，往往不易察觉。中医认为其为水瘀互结，阻塞局部，致胞脉不通，冲脉阻滞，因而不能凝精成孕。治疗上，应行气温中，散结逐水。方选《严氏济生方》中香棱丸。方中应用大理气之品，丁香、小茴香、木香、青皮和双核行气散结，疏肝理气，佐以消癥散结之莪术三棱，并加入通草活血通经，茅根凉血解毒，旨在调和气血，消散邪结，通畅胞脉，使任通畅，胎孕乃成。

杨玉玲整理

7. 银甲丸加减治疗继发性不孕症

张某，女，31 岁，职员。初诊：2017 年 8 月 2 日。

主诉：未避孕未怀孕 1 年半。

现病史：患者 2 年前自然流产后患急性盆腔炎，经治病情缓解，但此后时有少腹疼痛，1 年半前解除避孕至今未孕。丈夫精液常规正常，女方查输卵管造影示双侧通而不畅。LMP：2017 年 7 月 12 日。平素月经规律，月经量多，色暗红，有血块，少腹疼痛，经期加重，带下量多色黄有异味，腰酸，乏力，体胖，舌红苔薄黄腻，脉细略数。

中医诊断：不孕症，湿热瘀滞，胞脉受阻。

西医诊断：继发性不孕症。

治则：清热除湿，活血化瘀。

方剂：银甲丸加减。

处方：

金银花 20g，	连翘 20g，	蒲公英 15g，	紫花地丁 15g，
升麻 10g，	红藤 15g，	茵陈 10g，	鳖甲 10g，
蒲黄 10g，	桔梗 6g，	黄柏 10g，	车前子 15g。

7 剂，每日一次，保留灌肠。

二诊：2017 年 8 月 17 日。LMP：2017 年 8 月 11 日。少腹疼痛、经期腹痛均明显好转，白带量减少。继续上方 7 剂，保留灌肠。

三诊：2017 年 9 月 2 日。少腹疼痛缓解，腰酸减轻，白带正常。

处方：杜仲 15g，　　锁阳 15g，　　丹参 15g，　　路路通 15g，

　　　莪术 10g，　　郁金 15g，　　菟丝子 15，　　枸杞子 15g，

　　　车前子 15。

14 剂，水煎服。

四诊： 2017 年 9 月 29 日。诸症缓解，三诊处方继续服用 21 剂。

2018 年 5 月 20 日随访，患者停药 3 个月后自然受孕，孕 3 月余，胎儿良好。

辨证思路： 患者自然流产后养护不当，感受外邪导致急性盆腔炎发生，经治急性期虽过，但遗留慢性炎症且波及输卵管导致不孕。患者体胖，素体脾虚痰盛，湿邪内蕴化热，阻滞气血成瘀，湿热瘀阻于胞脉则不能成孕。方选《王渭川妇科经验选》中银甲丸。方中金银花、连翘、蒲公英、紫花地丁、升麻、红藤重剂清热解毒；茵陈清热除湿；鳖甲、蒲黄活血化瘀，软坚散结；桔梗行气；黄柏、车前子清热燥湿，止带。全方清热除湿，活血化瘀，止带。用药方式选用保留灌肠法意图有二：一是治疗盆腔炎及输卵管阻塞，运用保留灌肠法可以使药液经直肠吸收使药力直达病所，迅速起效。二是方中清热解毒苦寒之药甚多，直肠给药可以避免药物对胃黏膜的刺激。用药后小腹疼痛，白带异常明显好转。三诊后用补肾、通络药物助孕。

杨玉玲整理

8. 圣愈汤加减治疗不孕症

王某，女，30 岁，职员。初诊：2018 年 9 月 29 日。

主诉： 未避孕未怀孕 1 年余。

现病史： 结婚 1 年余未避孕未怀孕，丈夫精液常规正常，患者盆腔彩超未见异常。14 岁月经初潮。LMP：2018 年 9 月 15 日。月经规律，量偏少，色淡，经期小腹隐痛，平时乏力，怕冷，腰酸，小腹冷痛，胃纳可，二便可，夜寐可。舌淡暗，苔白，脉沉。

中医诊断： 不孕症，气血不足，寒凝胞宫。

西医诊断： 不孕症。

治则： 益气养血，温经散寒。

方剂： 圣愈汤加减。

处方：党参 20g，　　黄芪 30g，　　熟地黄 20g，　　当归 15g，

川芎 10,	赤芍 15g,	肉桂 10g,	小茴香 15g,
延胡索 15g,	桑寄生 15g,	续断 15g,	菟丝子 15g,
枸杞子 15g,	益母草 30g。		

14 剂，水煎服。

二诊：2018 年 10 月 22 日。LMP：2018 年 10 月 13 日。月经量较前稍多，小腹疼痛好转。舌淡暗，苔白，脉沉。继续服用上方 21 剂。

三诊：2018 年 11 月 25 日。LMP：2018 年 11 月 13 日。月经量中，小腹冷痛缓解，自觉乏力缓解。舌淡，苔薄白，脉沉。前方去益母草 14 剂水煎服，嘱患者解除避孕。

三诊处方加减应用 2 个月后患者自然怀孕。

辨证思路：患者禀赋不足，气血虚弱，失于温煦、濡养则怕冷，小腹冷痛，不能摄精成孕。腰酸为肾虚之候。舌脉亦为气血虚、寒凝之征。方选《医宗金鉴》圣愈汤。方中以川芎、当归补血活血，行血中之气；熟地黄、白芍养血滋阴；以黄芪、人参大补元气，以气统血。全方合用共奏益气摄血补血之效。在此方基础上首方肉桂、小茴香大补元阳，温经散寒；延胡索行气止痛；桑寄生、续断补肝肾、强筋骨；菟丝子、枸杞子补肾气；益母草活血调经。二诊月经量较前稍多，小腹疼痛好转，继续守方治疗。三诊前方去益母草，嘱患者服药解除避孕，除经期外一直服药，2 个月后怀孕。

杨玉玲整理

9. 温经汤加减治疗不孕

尚某，女，32 岁，2020 年 7 月 15 日首诊。

主诉：婚后 3 年未孕。患者结婚 3 年未孕，平素月经后期，2～3 月一至，月经量少，色暗有块，少妇冷痛，腰腿酸软，手心发热，口唇干燥，面色白，舌淡胖，苔白润，脉沉细无力。彩超显示：多囊卵巢。

辨证：冲任虚寒，瘀血阻滞。

治则：温经散寒，养血祛瘀。

处方：当归 20g,	党参 20g,	麦门冬 20g,	芍药 15g,
川芎 10g,	桂枝 10g,	吴茱萸 10g,	黄芪 20g,
牡丹皮 10g,	生姜 10g,	法半夏 15g,	甘草 10g,

寄生 20g，   菟丝子 20g。

14 剂水煎，日 3 次，口服。

二诊：患者服药后月经来潮，血色渐红，血块减少，腹痛减轻，患者偶有食欲不佳，仍觉手心发热，故继服上方加减。

处方：当归 20g、党参 20g、麦门冬 20g、芍药 15g、川芎 10g、桂枝 10g、吴茱萸 10g、黄芪 20g、牡丹皮 15g、法半夏 15g、生姜 10g、甘草 10g、桑寄生 20g、菟丝子 20g、炒麦芽 10g、山药 10g，14 剂，因患者外地来诊不便，嘱患者每月停经后继服上方 14 剂继续治疗。

辨证思路：不孕症指一种由多种病因导致的生育障碍状态，女性无避孕性生活至少 12 个月而未孕，称为不孕症。不孕症可分为原发性不孕及继发性不孕。目前导致女性不孕的机制尚不清楚，可能是由于盆腔和子宫腔免疫机制紊乱，导致排卵、输卵管功能、受精和子宫内膜容受性等多个环节出现异常；另外，也可能是先天性子宫发育畸形等。不孕症病因主要有盆腔因素、排卵障碍、全身性因素、生殖系统病变及不明原因性不孕。西医治疗器质性疾病排除通过手术治疗外，多采用药物诱导排卵治疗。对于不明原因不孕的治疗可考虑体外受精胚胎移植。

中医不孕属妇科杂病范畴，本病始见于《内经》。《素问·骨空论》云："督脉者……此生病……其女子不孕。"中医认为不孕主要与肾气不足、冲任气血失调有关。本病常由肾虚、肝郁、痰湿和血瘀所致。不孕症的辨证，主要依据月经的变化、带下病的轻重程度，其次依据全身症状及舌脉进行综合分析，明确脏腑、气血、寒热、虚实，治疗重点是温养肾气，调理气血，使经调病除，则胎孕可成。此外，还须情志舒畅，房事有节，择絪缊之时而合阴阳，以利于成孕。

本案患者 3 年未孕，月经后期，月经量少，色暗有块，少妇冷痛，腰腿酸软，手心发热，口唇干燥，面色白，舌淡胖，苔白润，脉沉细无力。当以温经散寒、养血祛瘀之法，故用温经汤加减治疗。二诊患者服药后月经来潮，血色渐红，血块减少，腹痛减轻，患者偶有食欲不佳，仍觉手心发热，故上方加炒麦芽 10g、山药 10g，牡丹皮增至 15g。6 个月后患者家属告知服药期间月经规律，30 日左右一至，1 个月前月经未至，于当地医院检查，已怀孕。

温经汤《金匮要略·妇人杂病脉证并治第二十二》原文记载："妇人年五十所，病下利，数十日不止，暮即发热，少腹里急，腹满，手掌烦热，唇口干燥，何也？师曰：此病属带下。何以故？曾经半产，瘀血在少腹不去。何以知之？其证唇口干燥，故知之。当以温经汤主之。""亦主妇人少腹寒，久不受胎；兼取崩中去血，或月水来过多，及至期不来。"清代经方家陈修园："《金匮》温经汤一方，无论阴阳虚实、闭塞崩漏、老少，善用之无不应手取效……凡思议不可及之方，若轻以示人，则气泄而不神，必择大学问之人，知其居心长厚者，而后授之。"温经汤为后世医家治疗妇科疾病的经典方剂。现代医学研究表明，温经汤对治疗多囊卵巢综合征、排卵障碍性不孕有确切疗效。方中吴茱萸、桂枝温经散寒，通利血脉；当归、川芎活血祛瘀，养血调经；牡丹皮既助诸药活血散瘀，又能清血分虚热；白芍养血敛阴，柔肝止痛；麦门冬养阴清热；党参、甘草益气健脾，以资生化之源，阳生阴长，气旺血充；半夏、生姜辛开散结，通降胃气，以助祛瘀调经，上药共奏温经散寒、养血祛瘀之功。

因患者腰腿酸软，故加桑寄生、菟丝子增加补肝肾，强筋骨功效。

佟　晶整理

五、产后病

1. 生化汤治疗产后大便不通

2022 年 7 月 8 日，妇产科会诊患者，李某，女，29 岁。足月侧切分娩后 6 天，腹胀如鼓，叩之无声，无腹痛，大便 6 日未行，小便短涩，纳差欲呕，自汗涔涔，舌红，苔黄，脉沉。

证属产后气血大虚，热邪内蕴，腹气不通。

辨证：气血亏虚，热邪内蕴。

治则：益气活血，清热通便。

处方：当归 12g，　　川芎 25g，　　桃仁 15g，　　益母草 25g，

　　　　　泽兰 25g，　　酒大黄 6g，　　丹参 20g，　　炙甘草 6g。

服药 2 剂，二便通利，腹胀呕恶明显减轻，食欲大增；去大黄，加陈皮 15g，继服 3 剂，1 周后痊愈。

辨证思路：产后排便困难原因主要有以下几个方面：一是由于怀孕时腹壁扩张，产后未能立即恢复，腹壁松弛无力；二是产后胃肠功能尚未恢复，肠胃蠕动减慢；三是产后饮食失衡，少食果蔬等富含纤维的食物，甚至饮水少；四是产后盆底肌松弛、盆底功能下降。

一般治疗：

（1）多饮水，少食辛辣、油腻食物，多吃富含膳食纤维的食物，比如玉米、大豆等粗粮，如白菜、菠菜、香蕉等果蔬。

（2）养成定时排便、集中注意力排便的良好习惯。

（3）在能耐受的情况下适当增加运动，如收腹运动、提肛运动、顺肠蠕动方向按摩等。

药物治疗：

（1）泻药：产后便秘患者不应随意服用泻药，以免某些药物成分通过乳汁影响婴儿健康，但是容积性泻剂如硫酸镁、乳果糖等可用于产后便秘。

（2）调节肠道菌群药物：双歧三联活菌、乳酸菌素片等药物可以通过改善肠道微生态，降低肠道 pH，从而恢复肠道正常蠕动。

《傅青主女科》原文："用生化汤内减黑姜，加麻仁，腹胀加陈皮，血块痛加肉桂、延胡索。如燥结十日以上，肛门必有燥粪，用蜜枣导之。"

产后大便不通的发病机制是产妇气虚津亏，肛门内粪便干燥结滞所致。产后鲜用大黄，但宗仲景承气汤之旨，取生化汤活血化瘀，加入酒大黄，软坚攻下，通腹泄热，直达病灶。一味丹参胜四物，使瘀血得破，燥屎得下，邪热得清而病自愈。

周佳宁整理

2. 易黄汤治疗湿热带下

丁某，女，33 岁。

初诊：2021 年 8 月 15 日，带下量多 1 年余，色黄，质黏稠，伴小腹隐痛，胸闷，口苦，纳差，小便黄，阴部湿痒，舌质红，苔黄腻，脉滑数。彩超：宫颈糜烂；阴道炎。

辨证：带下病—湿热下注。

治则：清热利湿止带。

处方：

山药 15g,	芡实 15g,	车前子 10g,	黄柏 10g,
白果 10g,	薏仁 15g,	土茯苓 15g,	苦参 10g。

5 剂。

二诊：8 月 21 日，白带明显减少，其他症状改善。

处方：

山药 15g,	芡实 15g,	车前子 10g,	黄柏 10g,

白果 10g,　　　苦参 10g,　　　土茯苓 15g,　　蒲公英 15g,

赤芍 10g。

7 剂。

诸症与白带基本消失，上方去苦参，5 剂巩固。随访半年未见复发。

辨证思路： 带下病：带下的量、色、质、味发生异常，或伴全身、局部症状者，称为"带下病"。本病可见于现代医学的阴道炎；阴道炎（Vaginitis）即阴道炎症，是导致外阴阴道症状如瘙痒、灼痛、刺激和异常流液的一组病症。健康妇女阴道由于解剖组织的特点对病原体的侵入有自然防御功能。当阴道的自然防御功能受到破坏时，导致阴道炎症，阴道炎可采用御外法治疗。正常情况下有需氧菌及厌氧菌寄居在阴道内，形成正常的阴道菌群。任何原因将阴道与菌群之间的生态平衡打破，也可形成条件致病菌。

临床上常见有：细菌性阴道病（占有症状女性 22%～50%）、念珠菌性阴道炎（17%～39%）、滴虫性阴道炎（4%～35%）、老年性阴道炎、幼女性阴道炎。

治疗： 一般阴道炎的药物治疗以外用为主。合并盆腔炎或者复发性阴道炎可以联合口服用药，必要时夫妻同治，注意长期口服抗生素可能抑制正常菌群，继发霉菌感染。

（1）阴道炎：治疗原则为选用抗厌氧菌药物。注意：口服和局部使用甲硝唑时，都可能发生双硫仑样反应。①外用药物：首选御外法治疗。②性伴侣不需常规治疗。

（2）念珠菌性阴道炎：①消除诱因：若有糖尿病应给予积极治疗，及时停用广谱抗生素、雌素及皮质醇。勤换内裤，用过的内裤、盆、毛巾均应用开水烫洗。②局部用药：咪康唑栓剂、克霉唑栓剂、制霉菌素栓剂。③全身用药（反复发作或不能阴道给药的患者）：氟康唑、伊曲康唑。氟康唑具有更低的肝毒性风险，可替代酮康唑使用。④性伴侣应进行念珠菌的检查及治疗。⑤妊娠合并假丝酵母菌阴道炎局部治疗为主，禁用口服唑类药物。

（3）滴虫性阴道炎：①阴道局部用药：甲硝唑阴道泡腾片或 0.75% 甲硝唑凝胶，1% 乳酸或 0.5% 醋酸液冲洗可减轻症状。②全身用药：初次治疗可选甲硝唑，一旦发现副作用应停药。甲硝唑用药期间及停药 24 小时内，替硝唑用药期间及停药 72 小时内禁止饮酒，甲硝唑与替硝唑治疗的疗效、副作用相似，包括可能的双硫仑样反应。哺乳期用药不宜哺乳。③性伴侣应同时进行治疗，治愈前应避免无保护性交。

（4）老年性阴道炎：治疗原则为补充雌激素，增强阴道免疫力，抑制细菌生长。

（5）幼女性阴道炎：治疗原则为保持外阴清洁、对症处理、针对病原体选择抗生素。

《傅青主女科》："妇人有带下色黄者，宛如黄茶浓汁，其气腥秽，所谓黄带是也。夫黄带乃任脉之湿热也。任脉本不能容水，湿气安得而入，而化为黄带乎？不知带脉横生，通于任脉，任脉直上走于唇齿。唇齿之间，原有不断之泉，下贯于任脉以化精，使任脉无热气之绕，则口中之津液尽化为精，以入于肾宜。唯有热邪存于下焦之间，则津液不能化精，而反化湿也。夫湿者，土之气，实水之侵；热者，火之气，实木之生。水色本黑，火色本红，今湿与热合，欲化红而不能，欲返黑而不得，煎熬成汁，因变为黄色矣。此乃不从水火之化，而从湿化也。所以世之人有以黄带为脾之湿热，单去治脾而不得痊者，是不知真水、真火合成丹邪、元邪，绕于任脉、胞胎之间，而化为黔色也，单治脾何能痊乎！法宜补任脉之虚，而清肾火之炎，则庶几矣。方用易黄汤。

山药（一两，炒）、芡实（一两，炒）、黄柏（二钱，盐水炒）、车前子（一钱，酒炒）、白果（十枚，碎）。"

傅氏认为黄带是任脉湿热所致，方用易黄汤，治以"补任脉之虚，清肾火之炎"。易黄汤并不是专治黄带的方剂，但凡带下病症均可用这个方剂治疗，只是用来治黄色带症，功效更佳。其中山药、芡实专门补任脉之虚，又能利水，加白果引药达于任脉中，可使药效更快发挥作用，再用黄柏清肾中之火，肾与任脉相通相济，解肾中之火，也就清任脉热邪。清肾阴之热，化脾土之湿，湿热得化，任脉得固，带脉约束如常而病愈。

周佳宁整理

3. 通乳丹治疗产后气血两虚乳汁不下

陈某某，女，30岁，2022年6月初诊，产后6日乳汁量少，点滴即止。乳房无胀无痛，眩晕，倦怠，汗出。查：患者消瘦，皮肤不润，面色萎黄；舌淡，脉虚缓。

辨证：气血两虚，乳汁缺乏。

治则：健脾和胃，益气养血。

处方：人参15g，　白术15g，　茯苓15g，　甘草10g，
当归15g，　白芍15g，　川芎10g，　熟地黄15g，
木通10g，　黄芪15g，　麦门冬15g，　桔梗15g，

王不留行 15g。

5 剂，猪蹄汤煎药，每日 1 剂。

再次就诊乳汁量较前增多，食欲增加，自觉精神如常人，上方再进 5 剂。

辨证思路：产后乳少的原因主要有乳腺发育异常、母乳喂养不当、饮食不正确、产后身体虚弱，具体如下。

乳腺发育异常：产后奶水少可能是乳腺发育异常导致的。如果女性本身存在乳腺发育异常的情况，就有可能导致出现产后奶水少的情况。

母乳喂养不当：产后奶水少可能是母乳喂养不当导致的。婴儿出生以后，早接触乳头、吮吸乳头，可以促进乳汁的分泌，这是因为乳头刺激会反射性引起垂体后叶激素分泌泌乳素和催产素，催产素是将乳汁排出的激素，泌乳素是使乳腺分泌乳汁的内源性激素。如果产后没有尽早让婴儿吮吸乳头，可能会导致出现奶水少的情况。

饮食不正确：产后奶水少可能是饮食不正确导致的。产后 3 天的饮食应该以易消化、清淡、营养均衡为主，饮食过于素或者过于荤都是不利于乳汁分泌的，可能会导致出现奶水少的情况。

产后身体虚弱：产后奶水少可能是产后身体虚弱导致的。产妇产后身体虚弱，有可能会出现气血不足的情况，从而导致可能会出现奶水少的现象。

《傅青主女科》："妇人产后绝无点滴之乳，人以为乳管之闭也，谁知是气与血之两涸乎。夫乳乃气血所化而成，无血固不能生乳汁，无气亦不能生乳汁。然二者之中，血之化乳，又不若气之所化为尤速。新产之妇，血已大亏，血本自顾不暇，又何能化乳？乳全赖气之力，以行血而化之也。今产后数日，而乳不下点滴之汁，其血少气衰可知。气旺则乳汁旺，气衰则乳汁衰，气涸则乳汁亦涸，必然之势也。世人不知大补气血之妙，而一味通乳，岂知无气则乳无以化，无血则乳无以生。不几向饥人而乞食，贫人而索金乎？治法宜补气以生血，而乳汁自下，不必利窍以通乳也。方名通乳丹。

人参（一两）、生黄芪（一两）、当归（二两，酒洗）、麦门冬（五钱，去心）、木通（三分）、桔梗（三分）、七孔猪蹄（二个，去爪壳）。"

另：妇人之乳，资于冲脉。与胃经相通，为气血所化。产后缺乳，病因分虚实二端，《三因极一病证方论》云："产妇有两种乳脉不行，有血盛而壅闭不行者，有血气弱涩而不行者，虚者补之，盛者疏之。"本案平素气血不足，复因产时耗气损血，气血愈虚，气虚血少不能蒸化乳汁而致缺乳，治当健脾和胃，益气养血，方选八珍汤合通乳丹，四君子加黄芪补气，四物补血，王不留行、木通宣通经络，桔梗载药上行，以助通乳之力，全方既补其虚，又通其络，使化源充足，乳汁自下。

4. 十全大补汤治疗产后发热

郑某，29 岁，孕 1 产 1，2023 年 6 月 8 日初诊。患者顺产侧切后第 6 天，持续发热，来诊，体温波动于 37.2～38℃，乏力，恶露少，色暗，舌红，苔薄黄，脉弦。

处方：

党参 12g，	白术 12g，	当归 12g，	川芎 9g，
熟地黄 12g，	茯苓 12g，	白芍 12g，	炙甘草 6g，
黄芪 20g，	柴胡 15g，	益母草 20g，	黄芩 12g，
知母 12g。			

3 剂，水煎，日 1 剂，口服。

二诊：体温 36.3～37.3℃。

继服上方 3 剂，体温正常，乏力改善，嘱加强营养，注意衣被适度。

辨证思路：产后发热，中医病名。本病感染邪毒型发热，类似于西医学的产褥感染。

产褥感染是指分娩时及产褥期生殖道受病原体感染，引起局部和全身的炎性反应。

病因：

（1）感染：

自身感染：正常孕妇生殖道或其他部位寄生的病原体，当出现感染诱因时使机体抵抗力低下而致病。孕妇生殖道病原体不仅可以导致产褥感染，而且在孕期即可通过胎盘、胎膜、羊水间接感染胎儿，并导致流产、早产、死胎、IUGR、胎膜早破等。有些病原体造成的感染，在孕期只表现出阴道炎、宫颈等局部症状，常常不被患者所重视，而在产后机体抵抗力低下时发病。

外来感染：由被污染的衣物、用具、各种手术器械、敷料等物品接触后引起感染。常常与无菌操作不严格有关。产后住院期间探视者、陪伴者的不洁护理和接触，是引起产褥感染的极其重要的来源，也是极容易疏忽的感染因素，应引起产科医师、医院管理者和大众百姓的高度重视。

感染病原体：引起产褥感染的病原体种类较多，较常见者有链球菌、大肠埃希菌、厌氧菌等，其中内源性需氧菌和厌氧菌混合感染的发生有逐渐增高的趋势。①需氧性链球菌是外源性感染的主要致病菌，尤其 B 族 β- 溶血性链球菌（GBS）产生外毒素与溶组织酶，有极强的致病力、毒力和播散力，可致严重的产褥感染。其临床特点为发热早，体温多超过 38℃，伴有寒战、心率加快、腹胀、纳差、恶心、子宫复旧不良、宫旁或附件区疼痛，发展快者易并发菌血症、败血症。②大肠埃希菌属，包括大肠埃希菌及其相关的革兰阴性杆菌、变形杆菌等，亦为外源性感染的主要致病菌之一，也是菌血症和感染性休克最常见的病原体。在阴道、尿道、会阴周围均有寄生，平常不致病，产褥期机体抵抗力低下时可迅速增殖而发病。③葡萄球菌属，主要为金黄色葡萄球菌和表皮葡萄球菌，金黄色葡萄球菌多为外源性感染，容易引起严重的伤口化脓性感染；表皮葡萄球菌存在于阴道菌丛内，所致的感染较轻。值得注意的是葡萄球菌可产生青霉素酶而对青霉素耐药。④厌氧性链球菌，存在于正常阴道中，当产道损伤、机体抵抗力下降，可迅速大量繁殖，并与大肠埃希菌混合感染，其分泌物异常恶臭。⑤厌氧类杆菌属，包括脆弱类杆菌、产色素类杆菌等，为绝对厌氧的革兰阴性杆菌。此类细菌可加快血液凝固，易导致血栓性静脉炎。⑥非结核性分枝杆菌，较为少见，但致病力极强、传染性强，可导致会阴切口、剖宫产术腹部切口长期不愈，并通过接触传染使新生儿感染。⑦此外，由于卖淫、嫖娼、吸毒等不良社会现象，使多种性传播疾病病原体如淋病双球菌、支原体、衣原体等病原体引起的产褥感染有逐年上升的趋势。另外，梭状芽孢杆菌也可导致产褥感染，但较少见。

机体对入侵的病原体的反应，取决于病原体的种类、数量、毒力以及机体自身的免疫力。女性生殖器官具有一定的防御功能，任何削弱产妇生殖道和全身防御功能的因素均有利于病原体的入侵与繁殖，如贫血、营养不良，各种慢性疾病如肝功能不良、妊娠合并心脏病、糖尿病、临近预产期前性交、羊膜腔感染等。

（2）与分娩相关的诱因：

胎膜早破：完整的胎膜对病原体的入侵起有效的屏障作用，胎膜破裂导致阴道内病原体上行性感染，是病原体进入宫腔并进一步入侵输卵管、盆腔、腹腔的主要原因。如合并胎儿宫内窘迫者，胎儿排出粪便使羊水粪染，也是病原体的良好培养基之一。

产程延长、滞产、多次反复的肛查和阴道检查增加了病原体入侵的机会。

剖宫产操作中无菌措施不严格、子宫切口缝合不当，导致子宫内膜炎的发生率为阴道分娩的 20 倍，并伴随严重的腹壁切口感染，尤以分枝杆菌所致者为甚。

产程中宫内仪器使用不当或次数过多、时间过长，如宫内胎儿心电监护、胎儿头皮血采集等，将阴道及宫颈的病原体直接带入宫腔而感染。宫内监护超过

8 小时者，产褥病率可达 71%。

各种产科手术操作（产钳助产、胎头吸引术、臀牵引等）、产道损伤、产前产后出血、宫腔填塞纱布、产道异物、胎盘残留等，均为产褥感染的诱因。

（3）产褥期不良处理：

产后产妇卧具不洁，床单、被褥更换不及时，以不洁液体擦洗阴部，探视者不更换医裤即与产妇同床而坐或卧，过早性交等。

治疗：

治疗原则是抗感染，辅以整体护理、局部病灶处理、手术或中药等治疗。

（1）一般治疗：

半卧位以利脓液流于陶氏腔，使之局限化。进食高蛋白、易消化的食物，多饮水，补充维生素，纠正贫血、水电解质紊乱。发热者以物理退热方法为主，高热者酌情给予 50～100mg 双氯灭痛栓塞肛门退热，一般不使用安替比林退热，以免体温不升。重症患者应少量多次输新鲜血或血浆、白蛋白，以提高机体免疫力。

（2）药物治疗：

抗感染治疗：首选广谱高效抗生素，如青霉素、氨苄西林、头孢类或喹诺酮类抗生素等，必要时进行细菌培养及药物敏感试验，应用相应的有效抗生素。近年来由青霉素派生合成的广谱抗生素羟氨苄青霉素与 β- 内酰胺酶抑制剂的复合制剂，其效率显著高于普通的青霉素。同时应注意需氧菌与厌氧菌以及耐药菌株的问题，可采用甲硝唑、替硝唑抗厌氧菌治疗。对于青霉素过敏者，可采用克林霉素，克林霉素对厌氧菌亦有较好的抗菌作用。病情危重者可短期加用肾上腺皮质激素，以提高机体的应急能力。

血栓性静脉炎的治疗：以往发生过血栓栓塞性疾病的妇女，妊娠过程中静脉血栓的发生率为 4%～15%。因此，对既往有血栓栓塞史，特别是有易栓倾向的妇女（蛋白 C、蛋白 S、抗凝血酶Ⅲ缺陷），整个孕期应给予肝素预防治疗，并监测 APTT。产后在抗感染同时，加用肝素，维持 4～7 日。亦可加用活血化瘀中药以及溶栓类药物。如化脓性血栓不断扩散，可结扎卵巢静脉、髂内静脉，或切开病灶静脉直接取出栓子，严密观察血栓的发展变化，防止肺栓塞的发生，妊娠期及产褥期合并静脉血栓，经过正确诊断并积极治疗，通常预后较好。

尿激酶：尿激酶为近年治疗血栓栓塞的有效药物，它可直接催化纤溶酶原转化成纤溶酶，降解已形成的纤维蛋白，发挥溶栓作用。溶栓治疗强调尽量早期进行，因为新鲜血栓较易溶解，同时可减轻组织的不可逆性缺血性损害。由于各种溶栓药物均有引起出血的危险，因此孕期溶栓应谨慎，在溶栓治疗的 24 小时内应避免其他创伤性操作或手术。溶栓同时给予抗凝治疗，可以有效地预防血管再度闭塞的发生。对有抗凝禁忌的患者，或有下肢血栓广泛形成，出现肺栓塞的危险时，可采用手术取栓。

（3）手术治疗：

局部病灶的处理：有宫腔残留者应予以清宫，外阴或腹壁切口感染者可采用物理治疗，如红外线或超短波局部照射，有脓肿者应切开引流，盆腔脓肿者行阴道后穹隆穿刺或切开引流。并取分泌物培养及药物敏感试验。

严重的子宫感染：经积极的抗感染治疗无效，病情继续扩展恶化者，尤其是出现败血症、脓毒血症者，应果断及时地行子宫全切术或子宫次全切除术，以清除感染源，拯救患者的生命，切不可为保留子宫而贻误时机。

《傅青主女科》："妇人产后恶寒恶心，身体颤，发热作渴。人以为产后伤寒也，谁知是气血两虚，正不敌邪而然乎。大凡人之气不虚，则邪断难入。产妇失血既多，则气必大虚，气虚则皮毛无卫，邪原易入，正不必户外之风来袭体也，即一举一动，风即可乘虚而入。然产后之妇，风易入而亦易出，凡有外邪之感，俱不必祛风。况产妇之恶寒，寒由内生也；发热者，热由内弱也；身颤者，颤由气虚也。治其内寒，而外寒自散；治其内弱，而外热自解；壮其元阳，而身颤自除。方用十全大补汤。

人身（三钱）、白术（三钱，土炒）、茯苓（三钱，去皮）、甘草（一两，炙）、川芎（一钱，酒洗）、当归（三钱，酒洗，）熟地黄（五钱，九蒸）、白芍（二钱，酒炒）、黄芪（一两，生用）、肉桂（一钱，去粗，研）。

水煎服。一剂而诸症悉愈。此方，但补气与血之虚，而不去散风与邪之实，正以正足而邪自除也，况原无邪气乎。所以凑功之捷也。"

周佳宁整理

六、更年期综合征

1. 六味地黄丸合柴胡加龙骨牡蛎汤治疗围绝经期综合征

韩某，女，52岁。初诊时间：2023年5月4日。

主诉：心慌、烘热汗出半年。

现病史：近1年月经不规律，1～2个月一行，5天净，量少，色红。LMP：4月中旬。烘热汗出，心悸，焦虑，夜寐差，易受惊，胃纳可，二便可，寐可。

舌暗红，苔薄白，脉弦稍滑。

中医诊断：经断前后诸证，肾阴亏虚，心虚惊悸。

西医诊断：围绝经期综合征。

方剂：六味地黄丸合柴胡加龙骨牡蛎汤。

处方：

柴胡 15g，	桂枝 15g，	炙甘草 10g，	龙骨 30g，
牡蛎 30g，	当归 15g，	熟地黄 20g，	川芎 10g，
甘松 15g，	黄芩 15g，	墨旱莲 15g，	黄连 10g
白芍 20g，	丹参 20g，	酒女贞子 15g，	天麻 15g，
钩藤 15g，	制远志 15g，	炒酸枣仁 20g。	

7 剂，水煎服。

二诊：2023 年 5 月 11 日。服药后汗出减少，心悸、焦虑、易受惊明显好转。上方去天麻、钩藤，7 剂水煎服。

患者每周调方 1 次，于 5 月 18 日、5 月 25 日、6 月 1 日先后服药 35 服。

六诊：2023 年 6 月 8 日。LMP：6 月 1 日。量中，色红，经期稍觉乏力，余无异常。嘱患者停中药，继续口服知柏地黄丸。

辨证思路：本病为经断前后诸症，其发生与妇女绝经前后的生理特点密切相关。七七之年，肾气渐衰，天癸渐竭，冲任二脉逐渐亏虚，月经将断而至绝经。在此生理转折时期，受身体内外环境的影响，易导致肾阴阳平衡失调而发病。

本患者年过七七，肾阴亏虚，虚热内生，迫津外出则出汗，热扰心神则心悸，日久心阴受损，心神不安则易惊。方选《小儿药证直诀》六味地黄丸合《伤寒论》柴胡加龙骨牡蛎汤。六味地黄丸填补肾阴。柴胡加龙骨牡蛎汤主治伤寒往来寒热，胸胁苦满，烦躁惊狂不安，时有谵语，身重难以转侧。两方化裁加二至丸墨旱莲、女贞子，滋补肾阴，退热。制远志、炒酸枣仁养心安神，交通心肾。前后六诊加减变化，患者再次月经来潮，量色均可，此后改服知柏地黄丸善后。

杨玉玲整理

2. 杞菊地黄丸加减治疗围绝经期综合征

许某，女，51 岁，个体。初诊时间：2023 年 3 月 9 日。

主诉：月经不规律 1 年，停经 3 个月，潮热汗出半个月。

现病史：月经不规律 1 年，停经 3 个月，潮热汗出半个月。近半个月潮热汗出明显，双目干涩，口干，喜凉饮，腰酸，白带异味重，胃纳一般，二便调，夜寐差。舌暗红，苔薄黄，脉沉细。

中医诊断：经断前后诸证，肾阴虚型。

西医诊断：围绝经期综合征。

治则：补肾养阴，退热止汗。

方剂：杞菊地黄丸加减。

处方：
枸杞子 15g，	菊花 15g，	生地黄 15，	山茱萸 10g，
银柴胡 20g，	白芍 30g，	锁阳 20g，	醋五味子 15g，
熟地黄 20g，	龙骨 30g，	牡蛎 30g，	糯稻根 20g，
地骨皮 20g，	白术 15g，	知母 10g，	北沙参 15g，
浮小麦 30g，	甘草 10g，	麦门冬 15g，	黄柏 10g。

7 剂，水煎服。

二诊：2023 年 6 月 8 日。上次服药后诸症缓解，近半个月出汗明显。舌暗，苔薄，脉沉。

上方去知母、黄柏，7 剂水煎服。

辨证思路：本例患者亦为七七之年，肾阴亏虚，水不涵木则肝阴不足，肝开窍于目，肝阴虚则双目干涩。方选杞菊地黄丸。杞菊地黄丸为六味地黄丸加枸杞子滋补肝肾，菊花清肝明目。首方再加银柴胡、地骨皮、白芍养阴退热；北沙参，金水相生养肺阴，滋肾阴；龙骨、牡蛎潜镇肝阳，安神；根据汗为心之液，加醋五味子、麦门冬取生脉饮之意；锁阳为阳中求阴；知母、黄柏为疗本滋肾丸，治肾虚目暗；浮小麦、糯稻根敛汗；全方补肾养阴，退热止汗，故能 7 剂取效。

杨玉玲整理

3. 天王补心丹治疗围绝经期综合征

冯某，女，55 岁。初诊于 2020 年 3 月 27 日。

主诉：心烦失眠半年。

现病史：绝经 6 年，曾因汗出明显诊为围绝经期综合征，口服中药治疗。

近半年出现心烦、入睡困难，每夜间断睡眠时间 2～4 小时，睡眠质量极差，心悸，腰酸乏力，胃纳可，大便干，小便可。舌红，苔少，脉细稍数。

中医诊断：经断前后诸证，心肾不交型。

西医诊断：围绝经期综合征。

方剂：天王补心丹。

处方：

党参 15g，	玄参 15g，	丹参 15g，	柏子仁 10g，
麦门冬 10g，	生地黄 10g，	当归 15g，	天门冬 10g，
桔梗 10g，	远志 10g，	茯苓 10g，	五味子 10g，
黄连 3g，	莲子芯 10g。		

14 剂，水煎服。

二诊：2020 年 4 月 20 日。服药后心烦好转，睡眠较前改善，每日能连续睡眠 3 小时，总睡眠时长 5～6 小时。继服上方 14 剂。

三诊：2020 年 5 月 15 日。服药后诸症改善，嘱患者停药观察。

辨证思路：绝经前后，肾水不足，不能上制心火，心火过旺，故心烦失眠；腰为肾之府，肾主骨生髓，肾阴不足，则腰酸乏力。天王补心丹出自《摄生秘剖》，主治阴虚血少，神志不安。方中生地黄、玄参、天冬、麦门冬滋肾养阴液；人参、茯苓益心气；丹参、当归养心血；远志、柏子仁、酸枣仁、五味子养心安神，除烦安眠；桔梗载药上行；朱砂为衣，安心神。全方共奏滋阴降火，养心安神之功。本案在此方基础上加黄连、莲子芯清心火。服药 1 个月症状大为缓解。

杨玉玲整理

4. 桂枝龙骨牡蛎汤加减治疗绝经前后诸证

林某，女，51 岁，2020 年 12 月 3 日来诊。

主诉：潮热汗出反复发作 1 年，加重 3 个月。患者 49 岁停经，1 年后出现潮热汗出，每遇发作前胸至头面部烘热汗出，面色潮红，头晕头胀，近 3 个月症状加重，频繁发作，每次汗出前周身烦躁，继则上半身汗出，汗后如常，发无定时，精神紧张时加重，发作后背部畏寒，疲乏无力，记忆力下降，心悸，饮食二便尚可，夜寐欠佳，舌淡而润，苔薄白，脉浮而无力。

辨证：营卫失和，阴阳失调。

治则：调和营卫，固精敛阳。

处方：

桂枝 10g，	白芍 15g，	生姜 10g，	大枣 10g，
龙骨 20g，	牡蛎 20g，	远志 10g，	夜交藤 10g，
枸杞子 10g，	女贞子 15g，	麦门冬 10g，	甘草 10g。

14 剂，水煎，日 3 次，口服。

二诊：患者服药后汗出次数明显减少，其他症状明显改善，继服上方 14 剂后患者未复诊，6 个月后随诊未再复发。

辨证思路：妇女在绝经前后，出现烘然而热，面赤汗出，烦躁易怒，失眠健忘，精神倦怠，头晕目眩，耳鸣心悸，腰酸背痛，手足心热，或伴有月经紊乱等与绝经有关的症状，称为"绝经前后诸证"。本病证候参差出现，发作次数和时间无规律性，病程长短不一，短者数月，长者可迁延数年甚至十数年不等。本病与西医围绝经期综合征，或双侧卵巢切除或放射治疗后卵巢功能衰竭出现围绝经期综合征表现者相关。

《素问·上古天真论》说："女子……七七任脉虚，太冲脉衰少，天癸竭，地道不通，故形坏而无子也。"本案患者停经 1 年，天癸衰竭，冲任脉虚，督阳不足。因任督两虚，虚阳上扰则面色潮红，潮热汗出，卫气不固则汗出，督阳不振故有背部畏寒，疲乏无力，记忆力下降症状，结合患者舌淡而润，苔薄白，脉浮无力，患者为营卫失和、阴阳失调之证，应予调和营卫、固精敛阳之法治之，故应用桂枝龙骨牡蛎汤加减治疗。

桂枝龙骨牡蛎汤出自《金匮要略·血痹虚劳病脉证病治第六》，为经典的虚劳病方，有调和营卫、固精敛阳之功。桂枝龙骨牡蛎汤为桂枝汤加龙骨牡蛎所得，虽为桂枝汤加味方，但主治已与表证无涉，方取桂枝汤，意不在解肌散邪，方中桂枝入督脉，有行阳敛阴的功效。白芍入任脉有敛阴通阳功效。一阴一阳，和谐任督，调和营卫。生姜大枣引诸药直达病所，甘草调和诸药。桂枝汤加龙骨牡蛎，不仅具有温阳散寒、调和营卫之功，还能重镇安神，使阳能固摄，阴能内守，而达阴平阳秘。《金匮要略心典》曰："桂枝汤外证得之，能解肌去邪气。内证得之，能补虚调阴阳。加龙骨、牡蛎者，以失精梦交为神经间病，非此不足以收敛其浮越也。"

因患者夜寐欠佳，故加远志、夜交藤，养心安神益智，改善心悸、夜寐欠佳、记忆力下降症状；考虑患者肾气亏损，肝血不足，故加枸杞子、女贞子、麦门冬以滋阴补肾，养肝调经，以防大汗日久伤及人体津液。

佟　晶整理

5. 桂枝龙骨牡蛎汤治疗更年期综合征

张某，女，49岁，职员。

初诊：2006年3月7日。

主诉：潮烘热汗出4个月，近期加重。

现病史：患者近4个月出现阵发性上半身烘热、汗出，下半身如常，每次汗出前，周身烦躁，闷胀不舒，继则数分钟内上半身大汗出，汗后如常，发无定时，精神紧张时加重。经西医诊为"更年期综合征"，曾服谷维素片、维生素片等疗效不显。近期发作频繁，日发1~2次，伴失眠、多梦、月经不调。舌尖红，苔薄白，脉细缓。

辨证：肝气失调、阴阳逆乱、营卫不和。

治则：疏肝理气，调和营卫。

方剂：桂枝加龙骨牡蛎汤。

处方：桂枝10g，　　白芍12g，　　甘草9g，　　龙骨20g，
　　　　牡蛎20g，　　枣仁15g，　　生姜3片，　　大枣3枚，
　　　　合欢15g，　　百合9g，　　益母草20g。

5服，水煎服，日2次，口服。

辨证思路：更年期综合征是女性在更年期由于生理和心理改变而出现的一系列临床症状。主要是由于卵巢功能减退，垂体功能亢进，分泌过多的促性腺激素，引起自主神经功能紊乱，从而出现一系列程度不同的症状，大多数妇女仅有轻微症状，一般并不需特殊治疗，极少数症状严重，甚至影响生活和工作者，则需要药物治疗。补充雌激素是治疗首选，雌激素的补充疗法有优点也有缺点。优点是有效地控制症状。缺点是会发生子宫出血，大量久用人群会发生子宫内膜腺癌或产生静脉栓塞、胆石症、血压增高、乳房胀痛、下肢肿胀等。

从目前中医治疗更年期综合征的研究资料来看，中医不仅在疗效上能与雌激素媲美，而且在安全性上有过之而无不及。更重要的是中药对更年期综合征的性腺轴有调节作用，尤其通过卵巢内调节使"垂死"的卵泡复苏，延缓卵巢老化，这也是单纯替代疗法的雌激素作用不能比拟的。

该患阵发性上半身烘热、汗出，下半身如常，这种半身出汗，中医认为是营卫不和，阴阳失调，桂枝汤是调和营卫第一方，因患者以汗出较多为主要表现，故选用桂枝加龙骨牡蛎汤加减。

桂枝龙骨牡蛎汤出自《金匮要略》卷上，具有调和阴阳、潜镇摄纳之功效，

由桂枝、芍药、生姜各三两（9g），甘草二两（6g），大枣十二枚，龙骨、牡蛎各三两（9g）组成。方中桂枝汤调和营卫，龙骨、牡蛎具有收敛固涩，摄精止汗功效，合欢疏肝解郁安神，百合可解利心家之邪热，清心安神，缓解焦虑症状，益母草中含有丰富的黄酮类物质，可以帮助调节月经周期，避免月经紊乱的情况发生，此外，益母草还含有植物雌激素物质，对更年期不适症状也有一定帮助。二诊时患者烘热出汗和睡眠均有减轻，上方加五味子9g以增强敛汗、安神之功效，上方服用一段时间后，症状缓解减量服用10天巩固疗效，半年后电话随访症状无复发。

肖　君整理

第十一章　内科杂病

1. 六味地黄丸加肾四味加健脾丸加减治疗骨不连

程某某，女，88 岁。

一诊：2022 年 7 月 14 日。

现病史：患者一个半月前右股骨干骨折后行钢板内固定治疗术，术后一个半月，复查 X 线片，未见骨痂形成，术后恢复不满意，为求中医治疗来诊。症见：卧床，神疲乏力，头晕耳鸣，腰膝酸软，心悸气短、时作时止，口干，手足心热，食纳欠佳，畏寒，大便干，夜尿频，夜寐尚可，舌淡暗，边有齿痕，苔少，脉沉细数无力。

既往史：原发性高血压病史 6 年，贫血病史一个半月；低蛋白血症病史一个半月，6 年前右侧腕关节骨折后行手术治疗；5 年前左侧腕关节骨折后行手术治疗；3 年前右侧股骨头骨折后行置换术。

辨证：肾精亏虚。

治疗：补肾填精，滋阴助阳，健脾消食。

方剂：六味地黄丸加肾四味加健脾丸加减。

处方：

山萸肉 10g，	熟地黄 20g，	山药 10g，	茯苓 10g，
盐泽泻 10g，	牡丹皮 10g，	枸杞 15g，	菟丝子 15g，
补骨脂 15g，	炙淫羊藿 20g，	杜仲 10g，	续断 10g，
党参片 10g，	太子参 10g，	牛膝 10g，	六神曲 15g，
焦山楂 15g，	炒麦芽 15g，	白术 10g，	厚朴 10g，
炒槟榔 10g。			

28 剂，口服。

二诊：2022 年 8 月 10 日。

患者神疲乏力、腰膝酸软明显改善，双下肢较前有力，可借助助步器下地行走每天 20 分钟左右，手足心热好转，食欲较前改善，复查 X 线片，骨痂生成大约 1/2 处，患者精神状态明显好转，但自觉脘腹胀闷，大便略费力，考虑补益之药滋腻碍胃，原方加麸炒枳实 10g、青皮 10g 以理气消积化滞，继续服药 28 剂。

三诊：2022 年 9 月 6 日。

患者诸症改善，可借助助步器行走，康复锻炼中，生活基本自理，复查 X 线片，断骨端已完全愈合，继续服药 14 剂巩固疗效。

辨证思路：在中医藏象学说中"肾"是一系列功能的集合，作为五脏中重要的一脏，其为"先天之本"。《素问阴阳应象大论》中记载："肾生骨髓。"意思是说，肾中精气具有促进骨骼发育和滋生骨髓的作用。肾精充足，骨骼得健，则人体骨骼发育正常，骨坚有力；反之肾精虚少，骨髓化源不足，则影响骨骼发育。故《黄帝内经·素问·灵兰秘典论》中说："肾者，作强之官，伎巧出焉。"也就是说肾脏决定着人体的骨骼的强弱以及关节是否灵活。

本患高龄，久病体衰，肾精亏损，骨髓化源不足，故断骨难续。因此，补肾填精为治疗之主线。

患者腰膝酸痛、头晕、耳鸣、手足心热，口干、苔少等为肾阴虚之证，"六味地黄丸"为滋阴补肾之名方，方中重用熟地黄，滋阴补肾，填精益髓，为君药。山萸肉补养肝肾，并能涩精；山药补益脾阴，亦能固精，共为臣药。三药相配，滋养肝脾肾，称为"三补"。但熟地黄的用量是山萸肉与山药两味之和，故以补肾阴为主，补其不足以治本。配伍泽泻利湿泄浊，并防熟地黄之滋腻恋邪；牡丹皮清泄相火，并制山萸肉之温涩；茯苓淡渗脾湿，并助山药之健运。三药为"三泻"，渗湿浊，清虚热，平其偏胜以治标，均为佐药。六味合用，三补三泻，其中补药用量重于"泻药"，是以补为主；肝脾肾三阴并补，以补肾阴为主。

患者神疲乏力，心悸气短、时作时止，畏寒、夜尿频，舌淡暗，脉沉细为肾亏之证，"肾四味"以是由枸杞子、菟丝子、补骨脂以及淫羊藿这四味中药组成。在《李可老中医急危重症疑难病经验专辑》中多处提到，四味药主要入肝肾，药性平和，温而不燥，润而不腻，益肾精，鼓肾气，具有补益肾之阴阳的作用，和六味地黄丸一起补肾填精滋阴助阳。配伍杜仲、续断、牛膝共同补肝肾，强筋骨。

患者久病卧床，食纳欠佳，大便干，舌边有齿痕，为脾虚食滞所致，党参片、太子参、白术补气健脾，山楂、神曲、麦芽都是善于消食化积滞的要药，能化食积，厚朴、槟榔通畅气机，使得此方药能补益而没有郁滞的顾虑，调和全方。

张　丽整理

2. 自拟方治疗干燥综合征

吕某某，女性，61岁。

初诊时间：2022年7月12日。

主诉：口干、双目干涩3年，加重伴皮肤干燥1个月。

现病史：患者3年前无明显诱因口干、双目干涩，就诊于当地医院，查：类风湿因子阳性，抗SSA、SSB抗体阳性，免疫球蛋白IgG升高，诊断为干燥综合征，对症治疗后，症状无明显改善，进就诊于我院。症见：口唇干燥，口渴欲饮，双目干涩、红赤，皮肤、鼻腔干燥，四肢散在红疹，无疼痛、瘙痒，纳可，夜寐尚可，小便尚可，便秘，2~4日一行，舌暗红，苔薄白少津，脉细。

治则：补肾滋阴，养血润燥。

处方：

生地黄15g，	山萸肉15g，	山药15g，	牡丹皮15g，
茯苓15g，	泽泻10g，	白芍25g，	川芎15g，
当归15g，	木瓜10g，	黄芪50g，	枸杞子15g，
菊花15g，	决明子15g。		

10剂，水煎服。

二诊：2022年7月26日。

患者述口唇干燥明显减轻，双目干涩、红赤改善，鼻干、皮肤干燥均好转，四肢皮疹尚存，上方加黄芩15g、连翘15g、薄荷10g，10服继服。

三诊：2022年8月9日。

患者鼻腔干燥、目干、口干、皮肤干燥明显减轻，四肢皮疹渐退，便已通畅，上方五味子5g、乌梅5g，嘱患者继服1个月，干燥症状基本消失。

辨证思路：干燥综合征是自身免疫性疾病，临床上常见侵犯泪腺和涎腺，以多器官干燥为主症。此外，尚有其他外分泌腺及腺体外其他器官受累而出现多系统损害的症状，起病多呈隐袭和慢性进行性，口、眼干燥可以是本病首发的唯一症状，也可以是类风湿关节炎、系统性红斑狼疮等其他风湿结缔组织病的继发症状，西医除应用人工泪液和唾液代用品等替代疗法外，尚无有效措施，而中医的辨证施治在本病治疗上占有一定优势，疗效令人满意。

中医学把本病归属于"燥证"范畴，"燥胜则干"，而燥分内外，外感者，系温燥与凉燥，由天时初秋承暑热之余气，或因深秋近冬偏亢之凉邪，始必伤人上焦之气，肺胃先受，性质属实，治宜辛散轻宣，内因者，多从"内伤""虚劳"发展演变而来，或精血下夺而成，或因汗下法失宜而致，或因久食辛辣苦燥而起，病从下焦阴分而始，肝肾阴血亏虚则槁枯于上，性质属虚，治宜甘凉平润，如《类证治裁》言："燥有外因，有内因，因乎外者，天气肃而燥生，或风热致气分，则津液不腾，宜甘润以滋肺胃，佐以气味辛通，因乎内者，精血夺而燥生，或服饵偏助阳火，则化源日涸，宜柔腻以养肝肾，尤资血肉填补。"再者干燥综合征病程冗长，多无外感症候，更相似于"内燥"，其本质是阴血亏虚，而燥为其貌，燥邪最易化热，伤津耗气，故治燥剂在以甘凉滋润药物为主外，有时还须配伍清热泻火或益气生津之品，亦有阴损及阳者，可酌情辅以甘温之剂，久病入络，"燥必入血"，正如《医学入门》中指出："盖燥则血涩，而气液为之凝滞"，故久病之体在滋阴生津的同时加用活血化瘀之品，可每获良效。治疗本病，以补肾滋阴、养血润燥为主，而临床中亦有兼见之证者，如胃热阴虚者，可酌取沙参麦门冬汤和玉女煎加减治之，肝胃郁热者，可选用一贯煎和加味逍遥散，气阴不足者，生脉散和当归补血汤，其他如沙参、石斛、山药、何首乌、玄参、天冬、桃仁等药可随证加入，有些性平味酸之品如五味子、乌梅、山楂等，可收敛化阴，对人体腺体分泌有很强的促进作用，还可增强机体免疫功能，临床疗效明显。

富师弟子集体理

3. 小柴胡汤合沙参麦门冬汤加味治疗虚劳

刘某某，女，81 岁，2022 年 11 月 23 日就诊。

主诉：失眠半年，加重 1 周。患者半年前肺癌手术，术后近半年反复失眠，主要症状为乏力气短，入睡困难，便秘。1 周前出现失眠加重，彻夜难眠，痛苦不堪，心情烦躁，口苦，咽中干燥，干咳，周身乏力，面色淡白，大便无力，小便黄。舌淡苔黄，脉弦缓有力。该患口服西药镇静安神无效，故来诊。

辨证：气阴两虚。

治则：补气养阴兼疏肝行气活血。

方剂：小柴胡汤合沙参麦门冬汤加味。

处方：柴胡 10g，　　　黄芩 15g，　　　半夏 9g，　　　　党参 10g，

太子参 10g,	麦门冬 20g,	五味子 5g,	黄芪 15g,
当归 15g,	丹参 10g,	沙参 10g,	生地黄 15g,
玄参 15g,	鸡血藤 10g,	首乌藤 10g,	酸枣仁 20g,
黄连 6g,	枳壳 10g,	佛手 10g。	

10 剂，水煎，日 3 次，口服。

辨证思路：该患高龄老人，又肺癌术后，为虚劳病无疑。正如《道德经》所言："气壮则康，气衰则弱。"元气乃人体中之根本，与后天水谷之精与天地自然清气相合而成阳气与阴气。故患者术后元气大伤，周身乏力为气虚所致，面色淡白、舌淡、为血虚所致。但诊患者之脉，指下有力，且一派弦缓之象，不似虚劳之脉。余思虑一番，此脉看似脉证不符，实并无矛盾。

仲景先师《金匮要略》所言"见肝之病，知肝传脾……余皆仿此"，提出了五行生克制化的脏腑传变规律。此患肺癌术后，肺部切除，金气不足，肝胆之木之气无金气之制约，乘机来侮，即得弦脉。由肺与大肠互为表里，肺气不足，大肠即受牵连，故而出现便秘。况患者肺癌，术后又担心复发，每日思虑，日久肝郁气结，木气来犯。故而，当以小柴胡和解少阳、梳理少阳肝胆之气机。

小柴胡汤出自《伤寒论》，为和解少阳之代表方剂。足少阳之脉，起于目锐眦，其支者，下胸中，贯膈，络肝，属胆。少阳经气不利，故胆火炎上，则出现心情烦躁、口苦、咽干等表现。情志抑郁，肝气不舒，气机不畅，则出现失眠、思虑等。故唯以和解之法，方可治疗。

方中柴胡苦平，入肝胆之经，以通达肝气，为君药。黄芩苦寒，清泻少阳之热，为臣药，二药相配，以达到和解少阳的目的。胆气犯胃，胃失和降，则佐以半夏，再入党参、太子参健脾和胃。患者肺气不足，阴血亏损，面色淡白、舌淡、苔黄，为气血亏虚有热之征象，入黄芪以补气，玄参以清热凉血，抑制黄芪之燥性，再以当归而补血，合为当归补血汤。肝胆之火灼肺，肺阴亏虚，即以沙参、麦门冬以润肺，配五味子以敛肺气而止咳，金水相生，故以生地黄以滋肾阴，又能生肺金，黄连厚肠胃，又能清胃中之热，该患舌苔腻，为胃中有热，故入黄连 5g，患者气血亏虚，脉络闭阻，故入鸡血藤、丹参以活血通络，入枳壳、佛手以调畅气机，以助肝气调达，又能行气，配合当归补血润肠改善便秘，再入酸枣仁、首乌藤以改善睡眠，诸药合用，共奏益气养阴、疏肝行气活血之功效。

初诊上方口服 7 剂。

二诊：患者述周身乏力改善，做梦较前减少，夜间睡眠可有 5 小时左右，入睡困难仍存在，余症状皆有改善。患者自述干咳好转，时有痰涎，脾为生痰之源，故原方入陈皮 20g，以加强理气健脾之功效。口服 7 剂。

三诊： 患者脉弦改善，苔腻之象好转，心情明显好转。唯时觉胁肋处时有隐痛不适，于上方中再加延胡索 6g 以对症活血、行气止痛，继续口服 7 剂后，病情改善，诸症悉除。

王孟龙整理

4. 小柴胡汤化裁治疗肥胖

患者郭某某，女，34 岁，2021 年 3 月 9 日来诊。半年前发现肥胖速度加快，月余胖 10kg，确诊为桥本甲状腺炎，甲状腺功能减退，平素神疲乏力，心烦易怒，口苦，咽干，畏寒，大便溏，睡眠差，入睡困难，平素有饥饿感，但饮食欠佳，没有食欲，既往测血糖升高，现未见血糖异常。舌胖大，苔白逆，脉弦。

辨证： 脾虚湿盛，气滞痰凝。

治疗： 和解少阳，行气化滞，利水消肿。

处方：

柴胡 10g，	黄芩 15g，	清半夏 10g，	夏枯草 30g，
栝楼 20g，	陈皮 30g，	厚朴 10g，	白术 20g，
郁金 10g，	苏叶 20g，	薏苡仁 20g，	丹参 20g，
茯苓 20g，	桂枝 6g，	党参 20g，	太子参 20g，
炮姜 10g。			

10 剂，水煎，日 3 次，口服。

辨证思路： 桥本甲状腺炎是目前最常见的一种甲状腺自身免疫性疾病（AITD）。以淋巴细胞浸润、抗甲状腺抗体产生、甲状腺功能减退为特征，早起发病隐匿，起病缓慢，容易被误诊、漏诊。随着病情发展，甲状腺被逐渐破坏，导致甲状腺激素合成不足，患者会进展到亚临床或临床甲减的状态。目前，临床缺乏有效地阻止甲状腺组织破坏的治疗手段，只能给予甲减期患者甲状腺激素替代治疗。但即使患者甲状腺激素水平恢复正常，仍有 25% 左右的患者存在甲减的症状，古代医学对桥本甲状腺炎并未有对应记载，但根据本病的特点，可将其归纳进"瘿病"范畴。病位在肝、脾、肾。《诸病源候论》记载"瘿者由忧患气结所生"，《吕氏春秋》中记载"轻水所，多秃与瘿"，说明其病因多与情志失调、水土失养、禀赋不足、饮食失宜有关。病机为长期情志不畅，导致肝郁气滞，气不行血则致瘀，肝郁日久，横犯脾土，脾失健运，则生痰湿。气滞、血瘀、痰湿可循经而上结于颈前，以致颈前壅塞，久聚不散，发为瘿病。后期久病累肾，耗伤正气，使得阴阳虚损，伤及根本。本病属中医学"瘿病"范畴，其病因主要与情志失调、饮食失调、水土失宜、先天禀赋有关，并以六经辨证为基础，辨证本病甲减期属少阳郁滞、气滞痰凝证。《灵枢·经脉》记载"胆足少阳之脉……下耳后，循颈……贯膈络肝属胆"，足少阳经循行于颈部，为本病主要的发病部位，颈前肿大、咽部不适等颈部症状与少阳经关系密切。从生理关系而言，肝经在循行上通过甲状腺，肝主甲状腺，同时肝胆互为表里，故甲状腺的功能表现多以少阳为主。此外，脾为调节水液运化的关键脏腑，《景岳全书·杂症谟》"盖脾主湿，湿动则为痰"，脾气虚弱，分清降浊功能失调，导致水谷精微不得尽化，留滞于体内，久则生湿，可见脘腹胀满、四肢肿胀，渐生肥胖，病情缠绵难愈。气能行津，津液需要气的推动方得输布。本病患者本就少阳郁滞，气滞不畅，加之湿性黏滞困遏气机，日久，水湿停滞，津液不得运化，久滞为痰。《类证治裁》言"饮唯停蓄肠胃，痰则随气升降，遍身皆到"，可见痰随气行，由于脾经、胆经均循行与颈部，故痰、气可循经而上，互结于颈前，导致颈部壅塞，发为瘿病。

故该患者证见肥胖，实则病机为少阳郁滞、气滞痰凝，治疗应以和解少阳、行气化痰为原则。小柴胡汤主少阳病，病机主要为枢机不利，导致人体阴阳不相顺接，气机升降出

入失司。《伤寒论》第九十六条提及了小柴胡汤的主症及 7 个或然证，其主要表现为口苦、咽干、目眩、胸胁苦满、默默不欲饮食等，与本病患者的临床症状对应。若人体正气不足，与邪气交争于少阳半表半里之间，可致少阳枢机不利。柴胡主疏泄，推陈致新，可清半表半里之邪，疏少阳郁滞；黄芩，味苦，清胆之邪热，与柴胡配伍，可清泄胸胁烦热，两者升降相因，有和解少阳、调和枢机之效。半夏下气燥湿，干姜温中和胃，两者相配可降逆止呕、调和脾胃，但此二味药辛燥，有耗伤津液之嫌，故以党参、大枣、甘草健脾生津。脾胃为后天之本，以此三味药补益中气，增强人体正气，也有扶正祛邪之用。整方药物升降相因，寒热相用，以和解为主，扶正以清少阳半表半里之邪，使人体达到阴阳自和的状态。

《金匮要略》记载半夏厚朴汤治疗"妇人咽中如有炙脔"，是治疗梅核气的代表方剂。其表现是患者自觉喉中异物感，属于自我感觉差异，多见于情绪低落抑郁的女性患者，此方可有效地改善抑郁状态、缓解焦虑症状。方中半夏为君，辛散痰结，平能降气；厚朴，善行气燥湿，消积化痰，两者配伍，行气散结、宣利气机。茯苓佐半夏增强祛湿化痰之效，又可淡渗利水，消退浮肿，健脾宁心，调畅情志。苏叶芳香，宣胸中郁结之气，干姜热性过强，换为炮姜，亦可降逆和胃，温中补虚，痰凝日久，易致血瘀，故入丹参以防血瘀，以上药物相互

配伍，共奏行气化痰之效。

二诊患者仍有焦虑感觉，体重未继续增长，且有下降趋势，生薏苡仁改为30g增强利水之性，加龙骨20g、牡蛎20g、珍珠母20g，合而为柴胡龙骨牡蛎汤化裁以镇静安神，缓解焦虑，改善睡眠。柴胡加龙骨牡蛎汤方证原文为"伤寒八九日，下之，胸满、烦惊、小便不利、谵语、一身尽重，不可转侧者"，故以该方配合，对症改善失眠。

王孟龙整理

5. 附子理中汤合当归补血汤加减治疗再生障碍性贫血

张某，女，23岁。2021年3月15日首诊。

主诉：自觉乏力5个月。5个月前因面色黄、乏力就医，诊为再生障碍性贫血。曾于某医院就诊，服用环孢素等药物治疗，欠佳，为求中医治疗来诊。证见面色萎黄，唇、甲苍白，自述畏寒，倦怠乏力，小便清长，大便溏，饮食及睡眠尚可，舌淡苔白，边有齿痕，脉洪而虚。血常规：血小板 35×10^9/L，血红蛋白75g/L。

辨证：脾肾阳虚，气血两虚。

治则：培补脾肾，补气养血。

处方：
炮附子10g，	人参10g，	炮干姜10g，	茯苓15g，
白术10g，	山药15g，	党参15g，	陈皮10g，
补骨脂15g，	菟丝子15g，	黄芪30g，	当归6g，
炙甘草10g。			

14剂，水煎，日3次，口服。

二诊：患者服药14剂后，疲乏无力有所改善，继服上方14剂。

三诊：患者复查血常规血小板 73×10^9/L，血红蛋白85g/L，患者信心大增，继服上方。服药1月后复查，血红蛋白、血小板基本恢复正常。上方为丸继服3个月，复查血常规正常。

辨证思路：再生障碍性贫血是由多种病因引起的骨髓造血功能衰竭，临床呈全血细胞减少的一组综合征，患者常表现较重的贫血、感染和出血。中医病名为"髓劳"，从中医角度来说，再生障碍性贫血属于"虚劳"范畴。虚劳的主要病机为脏腑亏虚、气血阴阳虚衰、久虚不复成劳，以五脏虚证为主要临床表现。

虚劳为因虚致病，因病致劳，或因病致虚，久虚不复成劳。病性以本虚为主，表现为气血阴阳亏损。病位涉及五脏，尤以脾肾为要。病损的脏腑各有不同，互相之间的影响转化也因此而异，正如《医宗金鉴·杂兵心法要诀》云："阳虚外寒损肺经，阴虚内热从肾损，饮食劳倦自脾成。"

本案患者畏寒、倦怠乏力，小便清长，大便溏，考虑为脾肾阳虚，患者面色萎黄，唇、甲、眼睑苍白，考虑气血两虚，舌淡苔白，边有齿痕，为脾虚湿盛、血虚结合脉洪而虚，为血虚日久，阳浮外越，当以培补脾肾，补气养血之法，故用附子理中汤合当归补血汤加减治疗。

附子理中汤，中医方剂名。出自《三因极一病证方论》卷二："治五脏中寒，口噤，四肢强直，失音不语。昔有武士守边，大雪，出帐外观瞻，忽然晕倒，时林继作随行医官，灌以此药两剂遂醒。"有补虚回阳，温中散寒之效。方中以附子温补脾肾，人参补气益脾，白术健脾燥湿，甘草和中补土，干姜温胃散寒。郑钦安《医理真传》中云"非附子不能挽救欲绝之真阳，非姜术不能培中宫之土气"，人参微寒有刚柔相济之意，甘草调和上下最能缓中，五味药配合得当，治疗中下焦虚寒、火不生土诸证。方中附子温补先天真阳，白术健脾燥湿、补中宫之土，干姜温胃散寒，人参补气益阴，炙甘草补后天脾土、调和诸药。

当归补血汤出自《内外伤辨惑论》，是金元时期李东垣所开创的益气补血经典方剂，也是应用最广的传统中药经典处方之一。功效补气生血，主治血虚发热证及妇人经期、产后血虚发热头痛，或疮疡溃后，久不愈合。血为气之母，运载阳气以行全身。患者脉洪而虚，血虚日久，阳浮外越，是证以阴血亏虚为本，阳浮发热为标，但有形之血不能速生，而外浮之阳若不及时挽回则恐有散亡之虞。故当用当归补血汤"急则治标"。方中重用黄芪，一是补气而专固肌表，以急固行将散亡之阳气，浮阳若得挽回，则诸危殆之候可缓，且补气亦助生血之功，使阳生阴长，气旺血充；配以少量当归养血和营，补虚治本为臣，再得黄芪生血之助，使阴血渐充，阳气渐可潜涵，则虚热自退。

方中加山药，补益脾肾，加陈皮健脾理气燥湿，配以茯苓、党参，补益脾气；配补骨脂、菟丝子，温补肾阳，增加本方补脾益肾之功。

佟　品整理

6. 小柴胡汤合三仁汤加减治疗不明原因低热

杨某某，男，27 岁，2019 年 9 月 17 日首诊。

主诉：低热不解 3 个月。患者 3 个月前外感风寒后低热不解，体温在 37.5 ~ 37.8℃之间，反复发作，以下午尤甚，曾自服连花清瘟胶囊无明显效果，血常规、尿常规、甲状腺功能、红细胞沉降率、肺 CT 未见明显异常。现症见：低热反复发作，自觉身体沉重，倦怠，伴胸闷、口苦、眠差、纳差、二便可。舌淡苔黄腻，脉弦。

辨证：气机失调，湿热内阻。

治则：宣畅气机，清利湿热。

处方：

柴胡 12g,	黄芩 9g,	人参 9g,	炙甘草 9g,
半夏 9g,	生姜 9g,	大枣 10g,	杏仁 15g,
滑石 18g,	通草 6g,	白蔻仁 6g,	竹叶 6g,
厚朴 6g,	薏苡仁 15g。		

7 剂，水煎，日 3 次，口服。

二诊：患者服药后仍有发热，患者自觉精力较前充沛，饮食睡眠改善明显，继服上方 7 剂。

三诊：服药后患者自述热退后未再反复，嘱停药观察。后随访未复发。

辨证思路：长期低热，西医可分为感染性低热（如细菌、病毒的感染等）、非感染性低热（如风湿热、甲状腺功能亢进等）及功能性低热（如生理性发热、环境性发热、神经功能性发热等），可归为中医内伤发热范畴。

早在《黄帝内经》就有内伤发热的记载，如《素问·刺志论》首先明确提出"气虚发热"。《素问·调经论》提出"阴虚内生热"，并指出劳倦过度，阴阳失调可发热。《素问·至真要大论》提出"诸寒之而热者取之阴"的治疗原则。内伤发热主要是因为久病体虚、饮食劳倦、情志失调、外伤出血等导致脏腑功能失调，气血阴阳亏虚所致。本病病性以火热为标，脏腑气血亏虚、阴阳失衡为本。基本病机主要为脏腑功能失调，气血阴阳亏虚，阴阳失衡，或气、血、湿郁遏化热所致，病变涉及多个脏腑，包括肺、脾（胃）、心、肝、肾，而以肝、脾、肾为主。

患者外感风寒后低热，反复发作，下午尤甚，口苦、纳差、寐差、脉弦，气机失调，邪犯少阳，身体沉重，倦怠，胸闷，舌淡苔黄腻，可见湿热内阻，当以宣畅气机、清利湿热之法，故用小柴胡汤合三仁汤加减治疗。二诊患者服药后仍有发热，患者自觉精力较前充沛，饮食睡眠改善明显，继服上方 7 剂。三诊时患者自述热退后未再反复，嘱停药观察。后随访未复发。

小柴胡汤出自《伤寒论》九十六条："伤寒五六日，中风，寒热往来，胸胁苦满，默默不欲饮食，心烦喜呕，或心中烦而不呕，或渴，或腹中痛，或胁下痞硬，或心下悸，小便不利，或不渴，身有微热，或咳者，小柴胡汤主之。"为和解少阳代表方剂，因其良好疗效，在后世医家中广为应用。张仲景曾提出"伤寒中风，有柴胡证，但见一证便是，不必悉具"。方中柴胡透泄少阳之邪，疏泄气机郁滞，使半表半里之邪得以疏泄；黄芩清泄热邪，半夏、生姜和胃降逆止呕；人参、大枣益气健脾；炙甘草调和药性。

三仁汤出自吴鞠通《温病条辨》："头痛恶寒，身重疼痛，舌白不渴，脉弦细而濡，面色淡黄，胸闷不饥，午后身热，状若阴虚，病难速已，名曰湿温。汗之则神昏耳聋，甚则目瞑不欲言，下之则洞泄，润之则病深不解，长夏深秋冬日同法，三仁汤主之。"有宣畅气机、清利湿热作用。方中杏仁宣利上焦肺气，气行湿化；白蔻仁芳香化湿，行气宽中，畅中焦之脾气；薏苡仁渗湿利水而健脾，三仁合用，三焦分消；滑石、通草、竹叶甘寒淡渗，加强利湿清热之功；半夏、厚朴行气化湿，散结除满。

佟　品整理

7. 六味地黄丸加虫类药物治疗脊髓炎

2019 年 11 月 18 日，患者崔某，男，50 岁。

患者 1 年前因感冒后出现双下肢疼痛，伴双下肢无力，因疼痛难忍，当时就诊于某三甲医院，经查确诊为脊髓炎，口服西药治疗，未见症状好转，目前口服糖皮质激素维持，近期发现因长期口服激素，血糖出现异常，双下肢疼痛加重，并影响睡眠，痛苦不堪，患者是在韩国务工人员，曾就诊于韩国大学医院接受治疗，未见效果，故回国经熟人介绍来诊。来诊时症见：双下肢疼痛难忍，影响睡眠，双下肢无力，近期血糖略高，自测空腹 8mmol/L，餐后 10mmol/L 左右，纳可，二便可，夜寐差，难以入睡。舌暗红，少苔，脉关脉弦，双尺沉细涩。

证型：肾精亏虚，经络瘀阻。

治则：补肾填精，活血化瘀通络。

方剂：六味地黄丸加虫类药物加减。

处方：

柴胡 10g，	黄芩 15g，	姜半夏 5g，	黄芪 10g，
当归 15g，	麦门冬 30g，	玄参 20g，	北沙参 15g，
熟地黄 15g，	山萸肉 15g，	山药 10g，	杜仲 10g，
巴戟天 10g，	鸡血藤 15g，	牛膝 20g，	延胡索 10g，
青皮 10g，	地龙 10g，	蜈蚣 3 条。	

二诊：患者述双下肢疼痛明显好转，激素用量明显减少。疼痛已不影响睡眠。效不更方，继续口服 28 剂。

三诊：患者述双下肢无明显疼痛，少量应用激素。上方加入补骨脂 10g、菟丝子 10g、枸杞子 10g、淫羊藿 10g。

辨证思路：一诊时该患中年男性因感冒后出现下肢疼痛不适，就诊于某三甲医院，经查确诊为脊髓炎，病史 1 年之久，曾就诊于国内外多处医院，治疗未见好转，近日症状加重，来诊时已无表证，考虑为肾精亏虚所致，故予六味地黄丸加减。方中熟地黄，滋阴补肾，填精益髓；山萸肉补养肝肾，并能涩精；山药补益脾阴，亦能固精。三药相配，滋养肝脾肾，称为"三补"。配伍泽泻利湿泄浊，并防熟地黄之滋腻恋邪；牡丹皮清泄相火，制山萸肉之温涩；茯苓淡渗脾湿，助山药之健运。三药为"三泻"，渗湿浊，清虚热，平其偏胜。六味三补三泻，以补为主；肝脾肾三阴并补，以补肾阴为主，并加杜仲、巴戟天增加补肾的作用。双下肢疼痛较久考虑为顽固性疼痛，《素问·举痛论》："经脉流行不止，环周不休，寒气入经而稽迟，泣而不行，客于脉外则血少，客于脉中则气不通，故猝然而痛。"故考虑疼痛的主要病因为寒邪所致，该患前期确实有感寒的过程。寒邪入经，经络受阻，一为不容则痛，二为不通则痛，故予加当归补血汤，黄芪大补脾肺之气，以资化源，使气旺血生而固肌表，配合当归养血和营，阳生阴长，气旺血生。益气以生血来达到治疗不荣则痛。久病必虚，必有瘀，络脉瘀阻，不通则痛，故加鸡血藤以活血化瘀通络治疗。加延胡索以止痛。牛膝引药下行。久病必瘀，一般的活血化瘀止痛效果不佳时，特别是顽固性疼痛的治疗上，我的导师富红梅主任医师认为加入虫类药物加强通经活络止痛的作用，临床效果较好。方中虫药地龙、蜈蚣有息风镇痉、解毒散结、通络止痛的作用。配合行气的青皮，加强活血行血的作用。临床经验上，对于过敏体质的患者，为避免出现对异体蛋白过敏，导师有时会加徐长卿以抗过敏。该患不是过敏体质，故未加入。口服 28 剂（因患者出国故开的颗粒剂）。

二诊时患者述双下肢疼痛明显好转，激素用量明显减少。疼痛已不影响睡眠。效不更方，继续口服 28 剂。

三诊时患者述双下肢无明显疼痛，少量应用激素。上方去掉蜈蚣，加入补骨脂 10g、菟丝子 10g、枸杞子 10g、淫羊藿 10g，加强补肾填精固本作用，口服 10 剂。后随诊患者已停掉激素，双下肢疼痛未再复发。

西医治疗脊髓炎常应用肾上腺皮质激素以抑制炎症反应，减轻脊髓损伤，促进神经功能恢复。免疫性脊髓炎应用免疫抑制剂治疗，配合神经营养药物，改善微循环药物等，可用于辅助治疗脊髓炎。西医治疗脊髓炎多采用对症治疗，虽然能暂时缓解症状，但极易引起副作用。中医治疗脊髓炎无明显副作用，效果还是不错的。

金海珍整理

8. 大柴胡汤合三仁汤加减治疗水肿

谷某，女，45岁，初诊于2021年8月12日。

主诉：双下肢水肿2个月。

现病史：患者无诱因双下肢水肿且逐渐加重，开始未重视，后双膝以下漫肿，伴踝关节疼痛，影响生活与工作，曾先后到多家医院就诊，检查血常规、肝功、肾功、甲功、风湿因子及肝胆脾、双下肢彩超均无明显异常，尿常规：红细胞（2+）、蛋白尿（±）、细菌387.5/μL、未予明确诊断，口服消炎药和利尿剂后浮肿有减轻，停药即反复。来诊：双下肢膝以下漫肿，按之凹陷不起，头晕沉，体沉嗜卧，手足胀，性情急躁，口苦，尿少，大便黏腻不爽且不规律，饮水多时颜面浮肿，食欲可，睡眠可。舌质红，苔黄腻，脉左沉、右弦，患者形体肥胖，触之上腹部胀满有抵抗。

既往：高脂血症、高血压。

辨证：气郁痰湿阻滞。

治则：宣畅三焦气机，通腑气，利湿消肿。

方剂：大柴胡汤合三仁汤。

处方：柴胡20g，　大黄9g，　枳实15g，　清半夏12g，
　　　　黄芩12g，　白芍15g，　杏仁12g，　薏苡仁30g，
　　　　豆蔻12g，　通草12g，　厚朴10g，　滑石10g，
　　　　竹叶5g，　陈皮12g，　桔梗12g。

5服，水煎服，日2次，口服。

辨证思路：水肿是临床常见的症状，是指血管外的组织间隙中有过多的体液积聚，按压皮下组织少的部位（如小腿前侧）时，会有明显的凹陷。根据水肿发生原因分为心源性、肾源性、肝源性、炎性、营养不良性、淋巴性，这些水肿都是有明显的原因可寻，而特发性水肿无明确原因可查，故冠以"特发性"一词。由于特发性水肿的确切发病机理不太清楚，所以目前尚无十分有效的治疗方法，常用的治疗方法有，减少饮食中的食盐量，每日食盐不宜超过5g，适当减少饮水量。若工作条件允许，可适当抬高两下肢，以免因重力关系，使水

盐在下肢过多滞留。可试用弹力袜和弹力绷带，以利下肢血液回流，减轻水肿。适量服用调节自主神经功能的药物，水肿较明显时可服用利尿剂。但服用利尿剂易导致如低钾血症、高脂血症、血糖升高、高尿酸血症、血中尿素氮升高等弊病。

在中医中，水肿病最早见于《内经》，称之为"水"，《灵枢·水胀》篇对其症状做了详细的描述，如"水始起也，目窠上微肿，如新卧起之状，其颈脉动，时咳，阴股间寒，足胫肿，腹乃大，其水已成矣。以手按其腹，随手而起，如裹水之状，此其候也"。水肿的基本病机是肺失宣降通调，脾失转输，肾失开合，膀胱气化失常，导致体内水液潴留，泛滥肌肤。清代《证治汇补·水肿》归纳总结了前贤关于水肿的治法，认为治水肿之大法，"宜调中健脾，脾气实，自能升降运行，则水湿自除，此治其本也"。

患者双下肢浮肿，身体肥胖重滞，手足胀，头晕沉，嗜卧，苔黄腻，是上中下三焦被湿气阻遏之症状，故选用三仁汤，三仁汤是临床常用方剂，出自清代吴鞠通《温病条辨》，具有宣上、畅中、渗下，三焦分消的配伍特点，方中杏仁宣肺理气，宣通上焦；白蔻仁芳香化湿，行气宽中，半夏苦温燥湿；厚朴苦辛化湿，醒脾和胃，促进中焦水湿运化，薏苡仁甘淡，渗利湿热而健脾，配以滑石、通草、竹叶淡渗利湿，疏导下焦。此方加桔梗有提壶揭盖之效，这样芳香苦辛，淡渗化气利湿并进，能使三焦通畅，湿热分消，湿去而脾不伤，热除正安。

又患者头晕，性情急躁，口苦，大便不规律，上腹胀满有抵抗属少阳枢机不利，腑气不通所致，故选用大柴胡汤，大柴胡汤是张仲景名方《金匮要略·腹满寒疝宿食病脉证并治》："按之心下满痛者，此为实也，当下之，宜大柴胡汤。方中重用柴胡配黄芩和解清热，以除少阳之邪；用大黄配枳实以内泻阳明热结，行气消痞，芍药柔肝缓急与枳实相伍可以理气和血，以除心下满痛；半夏和胃降逆，以上两方各药配伍可起到宣畅三焦气机，通腑气，利湿消肿之功效。"

二诊时，患者自述浮肿明显减轻，无颜面浮肿及手足胀，但左足踝部疼痛，站立时间长疼痛加重，大小便次数增加，略感疲乏，头痛，考虑气虚血不上荣，故大黄减至5g，加升麻6g、黄芪15g，补气并可升清降浊，牛膝12g、木瓜12g系木瓜牛膝丸主药，木瓜牛膝丸出自《三因极一病证方论》，具有大固肾气、活血、壮筋络之功效，方中通过活血利湿以改善下肢水肿疼痛症状，茯苓20g、延胡索10g以利湿活血化瘀止痛。

三诊时，患者复诊自述二诊服药半个月，浮肿基本消退，且停药1周仅有左足踝部偶有指甲大小局部肿痛，但症状较轻不影响生活、工作，余症无反复，继服5服巩固疗效。

嘱：患者忌食生冷、滋腻食物，避风寒，保持情绪舒畅，适量活动。

肖　君整理

9. 葛根汤治疗背痛

2022 年 9 月 5 日来诊。

主诉：肩背疼痛半月。

患者半个月前着凉后出现肩背疼痛，活动受限，夜寐差，苔白，脉浮。

治则：疏通经络，缓急止痛。

处方：葛根 15g，　　白芍 15g，　　桂枝 12g，　　蜜麻黄 6g，

炙甘草 9g，　　生姜 9g，　　大枣 9g，　　桑枝 15g。

5 剂。

二诊：9 月 15 日，药后肩背痛消失，汗多，饮食、睡眠可，二便尚可。

处方：黄芪 15g，　　白术 15g，　　防风 12g，　　火麻仁 12g，

浮小麦 12g，　　茯苓 15g，　　生姜 9g，　　大枣 9g。

辨证思路：葛根汤主治头项强痛，背亦然，牵引几几然，脉浮，无汗，恶风；并治风寒在表，二自下利。

葛根（二两）、麻黄（三两）、桂枝（二两）、生姜（三两）、芍药（二两）、甘草（一两）、大枣（十二枚）。

君以葛根，味甘气凉，能起阴气而作汗，开腠理而解表；麻黄助桂、姜以开表；大枣助芍、甘调内。

本例寒湿侵表，肩背疼痛，先用葛根汤发汗解表，生津舒经；复诊出汗多，用玉屏风散加茯苓等和卫利湿。

周佳宁整理

10. 阴阳失调发热

龚某，男 58 岁。2022 年 3 月 5 日来诊。

主诉：低热 3 个月余，手足心热，午后热甚，体温波动在 37.3～37.9℃，常

自汗出，头晕，乏力，咳嗽，纳差，二便正常。查：舌淡苔薄白，脉迟。

治则：益气养阴。

处方：浮小麦 15g，　　炙甘草 9g，　　大枣 12g，　　黄芪 15g，

　　　五味子 9g，　　麦门冬 9g，　　地骨皮 12g，　　枸杞子 12g。

5 剂。

二诊：3 月 9 日，热退，体温 36.3～37.3℃，汗出减少，头晕、咳嗽减轻，夜内手足仍发热，二便正常，停药观察。

三诊：3 月 12 日，停药 2 天又发低热，原方再服 5 剂。

四诊：3 月 19 日，药后偶有低热，近几日大便溏，偶有腹痛，饭后呃逆，肠鸣。

治法：益气健脾。

处方：党参 15g，　　白术 12g，　　茯苓 15g，　　炙甘草 9g，

　　　陈皮 15g，　　浮小麦 12g，　　五味子 9g，　　大枣 9g。

5 剂。

五诊：3 月 25 日。

体温正常，食欲好转，再服 5 剂，诸证悉去。

辨证思路：本例手足心热、午后热甚，症见阴虚液不足；但自汗、头晕、身困、舌淡、脉迟，又见阳气不足。遂甘温益气，佐以养阴之品，方可气阴两补。甘麦大枣汤加黄芪，为甘温除热法；加麦门冬、五味子，即生津增液；地骨皮合枸杞子，益气养阴除热。

周佳宁整理

第十二章　糖尿病患者的医学营养治疗及运动疗法

第一节　糖尿病患者的医学营养治疗

医学营养治疗（MNT）是糖尿病综合治疗的基础，是糖尿病病程中任何阶段预防和控制必不可少的措施。纠正糖尿病患者不合理的饮食结构，搭配合理膳食，对于糖尿病患者的血糖控制和生命质量的提高均起到至关重要的作用。

一、糖尿病患者营养代谢的特点

胰岛素在人体扮演重要的角色，主要是促进合成代谢，抑制分解代谢，它是体内唯一促进能源贮备和降低血糖的激素。一旦胰岛素不足或缺乏，或组织对胰岛素的生物反应性降低，就会造成物质代谢紊乱，如能量、碳水化合物、脂类、蛋白质、维生素和矿物质等。长期的代谢障碍会导致糖尿病并发症的发生，严重的还会导致患者出现昏迷乃至死亡。

（一）能量代谢

糖尿病患者体内因胰岛素缺乏，或胰岛素受体数目减少，组织对胰岛素不敏感，易发生能量代谢的紊乱。摄入过低的能量，机体处于饥饿状态，易引发脂类代谢紊乱，产生过多的酮体，出现酮血症；摄入过高的能量易使体重增加，血糖变得难以控制，使病情进一步恶化。故应根据糖尿病患者的年龄、性别、活动状况和体重来确定合适的能量供给量。

（二）碳水化合物代谢

在构成身体组织的关键成分中，碳水化合物是身体的主要能量来源。由于调节血糖的机制失控，糖尿病患者摄入过高的碳水化合物时极易发生血糖过高的情况；但身体内部需求动员脂肪和蛋白质在碳水化合物摄入不足的情况下分解供能，容易造成酮血症。

（三）脂类代谢

正常人的脂类代谢处于动态平衡状态。糖尿病患者由于糖代谢异常，产生大量的乙酰辅酶 A，乙酰辅酶 A 未能充分氧化而转化为大量酮体，出现酮血症和酮尿。乙酰辅酶 A 的增多促进肝脏合成胆固醇，形成高胆固醇血症，且常伴有高甘油三酯血症、游离脂肪酸、低密度脂蛋白、极低密度脂蛋白增高，形成高脂血症和高脂蛋白血症，成为引起糖尿病血管并发症的重要因素。

（四）蛋白质代谢

糖尿病患者碳水化合物的代谢异常，能量供应不足，动员蛋白质分解供能；由于胰岛功能不足，导致蛋白质在肝脏和肌肉中合成减慢，分解代谢亢进，易发生负氮平衡，胰岛素不足，糖异生作用增强，肝脏摄取血中生糖氨基酸（包括丙氨酸、甘氨酸、苏氨酸、丝氨酸和谷氨酸）转化成糖，使血糖进一步升高；生酮氨基酸（如亮氨酸、异亮氨酸、缬氨酸）脱氨生酮，使血酮升高。由于蛋白质代谢呈负氮平衡，使儿童生长发育受阻，患者体重下降，免疫力减弱，易感染，伤口愈合不良。严重者血中含氮代谢废物增多，尿中尿素氮和有机酸浓度增高，干扰水和酸碱平衡，加重脱水和酸中毒。

（五）维生素代谢

维生素是一种对机体生理功能和物质代谢有调节作用的重要辅酶，其中，参与糖类代谢过程的有 B 族维生素（维生素 B_1、维生素 B_2、维生素 PP）。如果供给不足，糖酵解、有氧氧化和磷酸戊糖途径就会进一步减弱，从而加重糖代谢紊乱。体内维生素 E、维生素 C、胡萝卜素和微量元素硒能帮助消除自由基，维生素 C 还可以清除过氧化脂质。因此，充足的维生素对调节机体的物质代谢有重要作用。

（六）矿物质代谢

糖尿病患者的多尿引发锌、镁、钠、钾等从尿中丢失增加，可出现低血锌和低血镁。缺锌会使胰岛素分泌减少，组织对胰岛素作用的抵抗性增强，但锌过多也会损害胰岛素分泌，导致葡萄糖耐量降低，并可加速老年糖尿病患者的下肢溃疡。低镁血症会引起 2 型糖尿病患者组织对胰岛素不敏感，并与视网膜病变和缺血性心脏病等因素有关。三价铬有增强葡萄糖利用和促进葡萄糖转变为脂肪的作用。锰缺乏可加重糖尿病患者的葡萄糖不耐受现象。

二、营养治疗原则

尽管目前糖尿病的发生发展机制尚未完全阐明，但是我们临床上应给予重视。临床强调早期治疗、综合长期治疗和治疗措施个体化。其中营养治疗是最基本的措施，尤其适用于（空腹血糖 ≤ 11.1mmol/L）的轻型患者。

（一）营养治疗的目的

保护胰腺功能，帮助患者达到并维持较好的代谢控制，以改善血糖、尿糖和血脂水平达到或接近正常，从而减少急、慢性并发症发生的危险。

维持或达到理想体重，使儿童和胎儿能正常生长发育。

供给适合患者的平衡膳食以维持健康和从事正常活动，提高生活质量。

（二）营养治疗原则具体如下

1. 合理控制能量摄入量

合理控制能量摄入量是糖尿病营养治疗的首要原则。个体化能量标准调整应根据患者的个性特征进行，如患者身高、体重、性别、年龄、活动量、应激状态等。能量摄入量以维持或略低于理想体重［理想体重（kg）= 身高（cm）－105］为宜。肥胖者体内脂肪细胞增多、增大，从而引起胰岛素的敏感性下降，故治疗的重点应减少能量摄入，使体重逐渐下降至标准值的 ±5% 范围内。对于孕妇、哺乳期妇女、营养不良及有消耗疾病者酌情增加 10%～20%；老年糖尿病日需总热量，为满足生理需求，参照成人减少 20%～30%。

体重是评价能量摄入量是否合适的基本指标。患者实际测量体重超过理想体重的 20% 为肥胖，低于 20% 为消瘦。最好定期（每周 1 次）称体重，根据体重的变化及时调整能量供给量。

成年糖尿病患者每日能量供给量〔kJ（kcal/kg）〕　　（1kJ=0.239kcal）

体型	卧床	轻体力劳动	中体力劳动	重体力劳动
消瘦	84～105（20～25）	146（35）	167（40）	188～209（45～50）
正常		125（30）	146（35）	
肥胖	63～84（15～20）	84～105（20～25）	125（30）	167（40）
	63（15）			146（35）

2. 保证碳水化合物的摄入

碳水化合物是人体获取能量的主要来源，亦是体内多个器官系统的主要能源物质；合理摄取碳水化合物成为影响糖尿病患者病程进展的重要内容。在合理控制总能量的基础上适当提高碳水化合物摄入量，有助于提高胰岛素的敏感性、促进葡萄糖的利用、减少肝脏产生葡萄糖和改善葡萄糖耐量。一旦碳水化合物摄入过多会使血糖升高，从而增加胰岛负担。

在健康的饮食中，碳水化合物的比例占总能量的 50%～60% 为宜，甚至可以高达 65%，但不宜超过 70%。一般成年患者每日碳水化合物摄入量为 200～350g，相当于主食 250～400g。营养治疗开始时，应严格控制碳水化合物的摄入量，每日 200g（相当于主食 250g）适宜；治疗一段时间后，如血糖、尿糖降低，尿糖消失，可逐渐增加至 250～300g（主食 300～400g）。并根据血糖、尿糖和用药情况随时进行调整，若单纯膳食治疗病情控制不满意者，应适当减少进食量，口服降糖药或用胰岛素者可适当放宽。

食物中碳水化合物的组成不同，血糖升高幅度也不同，其影响程度可用血糖指数来衡量。

$$血糖指数 = \frac{食物餐后 2 小时血浆葡萄糖曲线下总面积}{等量葡萄糖餐后 2 小时血浆葡萄糖曲线下总面积} \times 100\%$$

通常情况下，血糖指数越低的食物对血糖的升高反应越小，但是影响血糖指数的因素，除了食物中糖类的含量，还有其他因素，包括进食速度、食物中水溶性膳食纤维和脂肪的含量、胃排空速度、胃肠道的消化功能、膳食中食物的种类及食物中有否阻碍消化吸收的因子等，都会影响食物的血糖指数。低血糖指数食物包括燕麦、大豆、小扁豆、牛奶、酸奶等。通常，粗粮的血糖指数低于细粮，复合碳水化合物低于精制糖，多种食物混合低于单一食物。

3. 限制脂肪和胆固醇

膳食脂肪作为一种重要的营养物质，既能提供机体所需的能量和必需脂肪酸，又能促进脂溶性维生素的吸收，还能增进食物的美味，增加饱腹感。然而，摄入过多会因其能量密度较高而引发一系列健康相关问题。

糖尿病患者由于胰岛素分泌不足，脂肪分解加快，合成脂肪的能力减弱，从而引起脂肪代谢障碍。一般膳食脂肪占总能量的 20%～30%，其中饱和脂肪酸占总能量的 10% 以下，多不饱和脂肪酸占总能量的 10% 以下，单不饱和脂肪酸占总能量的 10%～20%，或三者比例为 1：1：1。研究结果显示，增加膳食中饱和脂肪酸的摄入，会使体内总胆固醇、低密度脂蛋白胆固醇（LDL-C）水平增高，进而促进动脉粥样硬化的发生，增加冠心病的患病风险。胆固醇具有重要的生理意义，但过量摄入会导致高胆固醇血症，增加动脉硬化的风险。胆固醇摄入量应少于 300mg/d，合并高脂血症者，应低于 200mg/d。糖尿病患者应避免进食如动物内脏、蟹黄、虾子等富含胆固醇的食物。

4. 保证适量的蛋白质

蛋白质的供给应占总能量的 10%～20%。儿童、孕妇、乳母、营养不良的患者，可适当增加到总能量的 20%。糖尿病伴肾功能不全时，应限制蛋白质摄入量。植物来源的蛋白质与动物蛋白相比，更有助于降低血脂水平。近年来研究表明，乳清蛋白能促进肠促胰素的分泌，提高胰岛素敏感性。有助于改善糖代谢，短时间内能减轻体重。

5. 补充维生素

在糖尿病并发症的发生和发展中，维生素作为机体物质代谢的辅酶和（或）抗氧化剂，在机体物质代谢的缺乏及失衡中起着重要的作用。糖尿病患者体内物质代谢相对旺盛，因主食和水果摄入量有限，高血糖的渗透性利尿作用易引起水溶性维生素随尿流失，从而导致维生素的缺乏。因此，应认识到从天然来源和均衡饮食中获得维生素以达到每日需要量的重要性。

糖尿病补充 B 族维生素（包括维生素 B_1、维生素 B_2、维生素 PP、维生素 B_{12} 等）可改善患者的神经系统并发症；补充维生素 C 可防止微血管病变，补充足够的维生素 A 可以弥补患者难以将胡萝卜素转化为维生素 A 的缺陷。充足的维生素 E、维生素 C 和 β- 胡萝卜素能加强患者体内已减弱的抗氧化能力。研究显示，2 型糖尿病患者联合补充维生素 C 及维生素 E、镁、锌，能明显改善肾小球功能、降低血压、降低空腹血糖、降低丙二醛酸。

6. 补充适宜矿物质

保证矿物质的供给量满足机体的需要，适当增加钾、镁、钙、铬、锌等元素的供给。但应限制钠盐摄入，以防止高血压、高脂血症、动脉硬化和肾功能不全等并发症的发生。镁是多种糖代谢酶，如葡萄糖激酶、醛缩酶、糖原合成酶的辅助因子，镁与胰岛素抵抗的发生之间有关系；糖尿病患者钙及维生素 D 的不足可能对血糖产生负面影响，联合补充可有助于改善糖代谢；三价铬的复合物在人体中被称作"葡萄糖耐量因子"，是人体必需的微量元素，对改善糖耐量有利。锌与胰岛素的合成、分泌、贮存、降解、生物活性及抗原性有关，胰腺和 β 细胞内锌浓度在机体缺乏锌时下降，胰岛素合成减少。研究结果显示适量补充微量营养素可提高 2 型糖尿病患者免疫功能，减少一般感染的发生。

7. 丰富的膳食纤维

膳食纤维对糖尿病有较好的预防和治疗作用，能有效地改善糖代谢，降血压、降血脂和防止便秘等。水溶性膳食能延缓消化道中碳水化合物的吸收，减弱餐后水平的急剧升高，有助于患者控制血糖；水溶性膳食纤维能促进肠蠕动，加快食物通过肠道，减少吸收，具有间接地缓解餐后血糖和减肥作用。建议每日供给量 15 ~ 25g/kcal。

（三）合理的膳食结构与营养分型治疗

通过分析膳食结构，可以更全面地揭示膳食与糖尿病之间的关系，从而弥补单一营养素分析的片面性和孤立性，更清晰地阐述膳食的整体功能，从而达到营养均衡的目的。建议糖尿病患者遵循平衡膳食原则，膳食总能量摄入应符合体重管理目标，其中 45% ~ 60% 来自碳水化合物，25% ~ 35% 来自脂肪，15% ~ 20% 来自蛋白质。在保证宏量营养素的供能比适当的前提下，可结合患者的代谢目标和个人喜好制订个体化的膳食结构方案。

糖尿病膳食应因人而异，饮食治疗过程中进一步优化糖尿病管理的个性化膳食方案，根据患者的饮食习惯，结合血糖、尿糖升高时间、用药时间和病情是否稳定进行合理安排，至少一日三餐，定时、定量，可按早中晚餐合 1/3 的能量分配，或 1/5、2/5、2/5 的能量比例分配。口服降糖药或注射胰岛素后易出现低血糖的患者，可在 3 个正餐之间加餐 2 ~ 3 次，并在正餐中分出主食 25 ~ 50g 作为加餐。在每日总能量摄入量范围内，适当增加餐次有利于改善糖耐量和预防低血糖的发生。

三、糖尿病中医膳食疗法

中医膳食疗法源远流长，作为我国传统饮食调理之瑰宝，不同于西方以调整患者体内代谢紊乱为目的的饮食护理，中医膳食调理重在辨证施膳，辨别疾病发病之病理基础，以整体观念为内涵，调理相关脏腑，是具有保健、防病、治病等功效的膳食。历代中医前辈都有着丰富的糖尿病食疗实践经验。诸多中药典籍中亦有相关药膳方的记载，具有深远的影响。

（一）追古溯今，辑览岐黄圣贤旨

我国自古就有"药食同源"的观念，药食同源理论贯彻中医饮食疗法始终，早在《淮南子》曾言神农"尝百草之滋味，水泉之甘苦，令民之所避就。当此之时，一日而遇七十毒"，奠定了后世食疗发展之基石。《素问·脏气法时论》中谈及"五谷为养，五果为助，五畜为益，五菜为充，气味合而服之，以补精益气"，明确为后人指出药物需要同食物相结合起到治疗效果的重要思想。唐代孙思邈于《千金要方》专设"食治"，最为看重患者的自身调摄，"安身之本，必须于食，不知食宜者，不足以全生"。认识到糖尿病饮食疗法的重要性，《千金方》指出消渴患者"所慎者三：一饮酒、二房室、三咸食及面"，更是将消渴病的饮食疗法放于首位，由此可见中医饮食疗法治疗消渴病已具有深远的历史。

（二）浅析病机，博采众方之传承

历代医家认为消渴病的病机在于阴津亏损，燥热偏胜，且以阴虚为本，燥热为标。葛洪指出"中热"和"肾实"在消渴发病中的作用。朱丹溪重视养阴，《丹溪心法·消渴证治》在治疗上提倡"养肺、降火、生血"为主要原则。用药上慎用辛燥之品，指出"三消皆禁用半夏"，誉天花粉"乃消渴神药也"，创藕汁饮以养阴生津，治疗消渴。《千金方》总结了"内有热气者则喜渴也，除其热则止；渴兼虚者，须除热而兼宜补虚，则病愈"的治疗原则。消渴病早期表现为阴虚燥热，中期为气阴两虚，后期为阴阳两虚。阴虚贯穿于疾病的始末。为此，在饮食治疗中，在滋阴的基础上，还应顾及不同阶段的临床特点。

1.早期宜滋宜清

《丹溪心法》记载："消渴大法养肺降火为主，可用参、芩、甘草少许，生姜汁调，冷服。"可见本病早期多为阴虚热盛或阴虚生内热之证，症见：口干舌燥、口渴多饮、消谷善饥、大便干结，多尿，舌红少苔，脉细数。治宜清热养阴、止渴润燥。因此在消渴病起始阶段，应以清热为主，兼以养阴。在饮食上，应选用具有清热养阴功效的食物，如苦瓜、黄瓜、西瓜皮、青豆芽、茭白等，可长期食用。此外，还可将具有清热作用的重要单味药材如桑叶、大黄、混合泡茶长期饮用。

2. 中期宜养宜滋

《素问·病机气宜保命集》记载，中消者胃也，渴而饮食多，小便黄。经曰："热能消谷，知热在中。"法云："宜下之，至不欲饮食则愈。"可见本病中期属胃火炽盛证及后期发展后期的气阴亏虚证。症见：多饮多尿、口干口渴、气短懒言、消瘦乏力，舌少苔、质淡嫩，脉细弱。病在脾胃，以气阴两虚为主，治宜益气养阴，在饮食上，可选用鲜藕、荸荠、冬瓜、莴笋、丝瓜、山药、乌梅肉、番茄等一些具有滋阴功效的食物。气虚者，饮食上可加黄芪、党参、茯苓、山药等；其次，可用生地黄、麦门冬、天冬、枸杞子等长期泡水喝。

3. 后期宜温宜补

《金匮要略·消渴小便不利淋病脉证并治》立专篇论治消渴，最早提出肾气丸等治疗方药。消渴病后期为肝肾阴虚、阴阳两虚之证，陈延之在《小品方》中强调以温性食材补肾阳虚衰。后期症见：腰膝酸软、失眠健忘、头晕耳鸣，尿多而浊，舌少苔、质红，脉细数。病在肝肾，以肝肾阴虚为主，治宜滋阴补肾。阴阳两虚者可表型为腰膝冷痛、面色无华、倦怠乏力、夜尿多、手足不温、五心烦热、咽干舌燥，舌苔白、质淡，脉沉细无力。治宜温阳益气、滋阴补肾。可选用性能温热之品，如羊肉、牛肉加当归、黄芪炖食，常饮牛乳或羊乳等，以温补气血，通达经脉。

4. 结合并发症

对于糖尿病合并其他并发症时，根据其病位不同，结合食物不同的归经属性、升降沉浮、四气五味进行综合性的辨证施食，通过合理饮食干预缓解相关症状，延缓并发症进一步恶化。血络不宁、阴虚肝旺而致头昏目眩、视力下降，治宜凉血和血、滋阴凉肝，推荐药食同源，如菊花、桑叶、三七粉、仙鹤草、枸杞子等，合并雀目多为肝肾阴虚，目窍失养，治则为滋养肝肾，食疗养生养肝益肾，常用药食有菊花、枸杞子、猪肝、羊肝等；肝火上冲、阴虚阳亢，症状有头痛心烦、头晕目眩，治宜凉肝平冲、滋阴潜阳，常用药食有牡蛎、海蜇皮、天麻、决明子、枸杞子、菊花等；瘀血内阻、气血逆乱，表现为胸闷胸痛、眩晕头痛、中风偏瘫等，治宜活血化瘀、调理气机，常用药食有枸杞子、葛根、山楂、桃仁、苏梗、海藻、磁石、菊花等，瘀滞水停、肾元亏虚，表现为蛋白尿、腰酸乏力、水肿等症状，治宜祛瘀利水、补肾培元，常用药食有枸杞子、黄芪、人参、牛奶、鲤鱼、玉米须、葫芦皮、冬瓜皮等，体生痈肿疮疖，治宜为清热解毒，常用药食有金银花、蒲公英、野菊花等

现代医者继承古代医籍中有关消渴病饮食服药宜忌之思想，贯彻中医食疗的药食同源理论，并以整体观念为指导思想，以辨证施食为基本原则，以调理相关脏腑为目标，勤求古训，博采众方，并结合现代营养学理论，积极实践，涌现出

一批民间经验方，为糖尿病患者的饮食指导提供了丰富例证。

（三）药食同源，开创食治新篇章

糖尿病病因复杂，证型繁多，药食同源理念下的食材多样、药膳方配置多样，据考证，汤剂是最早应用的糖尿病药膳形式，药膳汤粥疗法是独特而实用的疗法，是中医药膳学宝库中的重要精华。《黄帝内经》中强调"药以法之，食以随之""谷肉果菜，食养尽之"，药食结合，寓医于食，药借汤粥之力，汤粥可助药威，二者相辅相成，既美味营养，又可防治疾病，对恢复机体脏腑功能、巩固人体正气有重要作用。

（四）药食同源之单味食物

1.清热生津类

（1）苦瓜。苦瓜味苦，性寒，微凉。归心经、脾经和肺经。功能清热、生津、除烦、止渴，清泻胃火。对于糖尿病阴虚内热，虚火上炎之烦渴引饮，大便干结，肝火上炎之眼目红肿热赤者，取其清热、泻火、除烦之功效效。清炒或凉拌皆宜。

（2）黄瓜。黄瓜味甘，性寒，入脾、胃、大肠经。功能清热生津、止渴除烦、通利水道，利小便。适用于糖尿病者燥热烦渴引饮，小便不利者。取其清利、除烦止渴、利水之功。生吃、凉拌或素炒为宜。黄瓜由于含热量极低，每100g仅含46kJ，并且富含膳食纤维，可以促进胃肠道蠕动，适用于肥胖型糖尿病患者，伴有高血压及高脂血症者，起到减肥降脂的作用。

（3）茭白。茭白味甘平、性寒。功用清热利湿、除烦止渴，适用于证属阴虚兼夹湿热症，胸闷烦渴，二便不利者，取其利清、养阴、清热，利而不伤正之效。凉拌或清炒。因其含有一定量的纤维素，促进肠道蠕动，可用于2型糖尿病肥胖、高血压、高脂血症者。

（4）瓠瓜（葫芦）。丝瓜味甘性平。归肺、肾经。功能清热生津、利水止渴，解毒。适合于糖尿病燥热内蕴，热蕴生痈，烦渴多饮，外生疖肿者。以清炒为宜。本品食取其清利，外敷可以解毒消肿。葫芦的各种部位都有很多的功效，它们被广泛应用来治疗各种疾病。其蔓、须、叶、花、子、壳皆可入药，以医百病，药之不能乱。尤以葫芦壳的药用价值最高，其味甘，性平，无毒，用于消热解毒，润肺利便。愈是陈年的葫芦壳，效果愈佳。

（5）丝瓜。丝瓜味甘、性平，微凉。属肺、肝、胃、大肠经。功效清热利湿，清热凉血，行气散满，润肠通便。本品纤维素含量丰富，帮助消化和吸收营养，有利于提高胰岛素的敏感性，减轻胰岛素抵抗，适用于糖尿病兼夹痰浊、湿邪，肠道津伤，形体肥胖，小便不利，尿血尿痛者，胃部痞满，大便干结者。

（6）绿豆芽。绿豆芽为绿豆的嫩芽，味甘、性凉。功能清热、养阴、生津、利小便、利湿。适用于 2 型糖尿病，或伴有高血压、肥胖者，症见阴虚内热，口干口渴，小便不利。此类食物水分丰富，口味清淡，宜凉拌或清炒，四季皆宜。此外绿豆芽还富含维生素 C 和膳食纤维等营养物质，可以促进胃肠道蠕动、帮助消化和排便等作用对于便秘患者有一定的改善作用。

2. 养阴生津类

（1）鲜藕。鲜藕味甘、性寒。主属心、脾、肺经。功能主治清热润肺，生津止渴，和中开胃。因其富含淀粉，适用于糖尿病肺胃热盛症见口渴多饮，虚热心烦者。鲜藕取汁能生津止渴，用于热病津伤。煮熟、凉拌或蒸食，能润肠通便，取其清热养阴，补虚开胃，补而不腻之功。过量食用会引起血糖升高。

（2）荸荠。荸荠味甘，性平，微凉。归肺、胃经。功能清热、养阴、生津。适用于糖尿病或热病后期，内热津伤，阴液不足者，症见口干口渴、多饮、心烦。荸荠可捣碎取汁加热饮用，或煮熟食之。本品含有一定量的淀粉，食用时主食减量。

（3）冬瓜。冬瓜味甘、淡，性微寒。归肺、大小肠、膀胱经。功能清热止渴，利水消肿。常被用来治疗糖尿病并发泌尿道感染或肾病、肾功能不全，症见小便不利、尿频尿痛、肢体浮肿等，取其清利消肿作用。可作为辅佐食品。冬瓜皮入中药，主要作用为利水消肿。

（4）白菜。白菜味甘性寒。功能清热利湿，养胃和中，润肠通便。适用于肺胃热盛，热伤阴津，而见口干多饮，胸闷心烦，大便秘结者。取其清热和中、生津通便之效。白菜营养丰富，质地清爽，为北方冬、春季节主菜，故有"百菜不如白菜"之誉。清凉爽口，可炒食，也可凉拌。

（5）莴笋。莴笋味甘、苦，性微寒，归肠、胃经。功能理气宽胸，通利二便。以调节消化系统。它还能够帮助消化，促进排便。对于糖尿病患者来说，莴笋是一种非常合适的辅助食物。莴笋的叶子含有丰富的维生素和纤维素。本品可以生食，也可炒熟食用。

（6）西瓜皮。西瓜皮味甘、性凉。归心、脾经。功能清热养阴、生津止渴，利尿通淋，利水消肿。它无西瓜肉含糖量较高之弊，并含有大量纤维素，适用于糖尿病或糖尿病合并泌尿系感染属阴虚内热，口渴多饮，小便不利，水肿者。西瓜被称为"天然白虎汤"，西瓜皮则称为"天然生津液"。

（7）银耳。银耳味甘性平，无毒，归肺、胃经。功能滋阴润肺，益胃生津。

适用于糖尿病肺胃阴虚，口渴多饮，干咳无痰，倦怠乏力者。本品滋补而不燥，养阴而不腻，是一味清肺救燥之良品，糖尿病者可以长期食用。

3. 润肠通便类

（1）菠菜。菠菜味甘，性平、微凉，入大肠、胃经。功能清热、润燥、通便。适用于糖尿病阴虚内热而引起大便不畅，口渴多饮，头晕目眩，胃脘满闷者，取其清凉润燥之效。菠菜的糖分含量较低，适合糖尿病患者食用。它富含维生素和膳食纤维，有助于为糖尿病患者提供必需的营养，维护其正常的生理功能，并且对血糖的影响较小，是良好的绿色食品。对于有便秘问题的糖尿病患者，菠菜还能促进肠道蠕动，有助于缓解便秘症状。可凉拌或素炒。

（2）蕹菜（空心菜）。蕹菜味甘、性平。入肝、心、大肠、小肠经。功能清热、除烦、止渴。特别适合糖尿病阴虚内热，心烦口渴，溲赤便秘者，蕹菜含有丰富的营养物质和多种维生素，促进胃肠道蠕动，矿物质含量多而全面，出产于南方，被誉为"南方之奇疏"。近年来，科学家们在研究紫色蕹菜时，发现其中含有胰岛素样物质，够显著降低患者的血糖水平。

（3）番茄（西红柿）。西红柿味甘，酸，性微寒。入肺、胃经。功能清热利尿，补虚，生津止渴，凉血止血。可用于糖尿病伴有高血压、视网膜病变、眼底出血及肾病者。西红柿被誉为"四季水果"，男女老少皆可食用，特别是 2 型糖尿病不宜吃水果者可用本品替代。番茄含有丰富的维生素 C，同时还含有消化酶和有机酸、矿物质等，碳水化合物的比例仅为 1.5% ~ 4%。由于西红柿味道甘酸鲜美，营养价值高，可生食以取代水果，熟食可做菜。老少皆宜，可作为辅佐食品长期食用。

4. 清热降压类

（1）芹菜。芹菜味甘，苦，性微寒。归肺、胃、肝经。功能清热、平肝、降压、利湿通便。调节人体的内分泌系统，帮助消化和排泄，并且还富含膳食纤维。可用于糖尿病阴虚肝旺，引起头晕急躁、小便不利、大便秘结者。凉拌或炒菜食用，与百合同炒，百合酸甘化阴，以增加养阴作用。芹菜是含纤维素较高的常用蔬菜，它被誉为糖尿病患者的最佳营养来源，也是高血压、高脂血症患者的首选。

（2）绿豆。绿豆味甘、性寒，可解百毒。功能清热解毒，健脾利湿，并有降压祛火作用。适用于糖尿病脾虚湿胜，水湿泛溢而肌表水肿，小便不利，或湿热内蕴，热郁化毒，疖肿疮痈，或糖尿病合并皮肤感染者。取其利水消肿、清热解毒之功。由于本品主要为淀粉，在食用时，宜和主食进行交换，以免碳水化合物过量而致血糖升高。

5.健脾益气类

（1）山药。山药味甘，性平，归脾、肺、肾经。功能健脾益肾，生津止渴。既可晒干入药，也可新鲜作为饮食，常与大米、莲子、小麦等一起煮粥。适用于糖尿病脾肾两虚而见腹胀、纳呆、泄泻、乏力、口干等。山药含有大量淀粉，食用时注意食品交换，主食应减量。

（2）蘑菇。蘑菇味甘性平。归胃、大小肠经。功能健脾和中，利气化痰。适用于糖尿病脾胃气虚，症见倦怠乏力，胸膈痞满，咳嗽痰多，口干纳差者。取其补中兼清，益气健脾，补而不燥之特点。本品具有降低血脂，并有一定的降糖作用，可作为糖尿病常用辅助食品。

（3）香菇。香菇味甘性平，归入肝、胃经。功效补气健脾，止血养胃。适用于老年糖尿病，久病气虚体弱，症见气短乏力、胃纳不香、小便频数或小便失禁等症的老年糖尿病患者。取其芳香和胃，补而不滞，养之有道。本品可降低血脂，并有抗癌作用。凡糖尿病伴有高血压、动脉粥样硬化，并发冠心病、脑血管病及肿瘤患者均可长期坚持食用，效果甚佳。

（4）扁豆。扁豆味甘性平，归入脾、胃经。功效补气健脾，化湿和中。适用于糖尿病久病脾虚湿胜，脾胃不和，症见恶心呕吐，纳呆腹泻，倦怠乏力之并发糖尿病胃肠功能紊乱者。取本品健脾和胃，补而不腻，可作为糖尿病调理脾胃的辅助食品。

（5）蛋类。鸡蛋味甘性平，归入心、脾、肾经。功能益气补血，滋阴安神。适用于糖尿病气血不足，心神不安，失眠多梦者。可作为蛋白质副食食用。鸡蛋为血肉有情之品，具有良好的养心安神作用，为动物优质蛋白，蛋白质含量为14.7%，含有8种氨基酸，并含有一定的胆固醇，适量食用不会导致高胆固醇血症。但在临床上有部分患者常以鸡蛋取代主食的做法是不对的，否则碳水化合物不足，而蛋白质过量，增加肾脏负担。

（6）鲜牛奶。鲜牛奶味甘性平，归心、肺、肾经。功能补虚和胃。为血肉有情之品。本品可作为滋补食疗，对糖尿病久病、虚劳羸瘦、少食纳差、口渴便秘、体虚气血不足、脾胃不和等均有良效。牛奶营养丰富，以蛋白质为主，含有8种人体必需的氨基酸，与肉类、蛋类相比，胆固醇含量更低。每100mL牛奶含脂肪为13mg。同时含有丰富的维生素A、维生素D，长期摄入不会引起高脂血症，是糖尿病并发高血压、冠心病等的理想选择。此外，牛奶还具有中和胃酸、保护胃黏膜的作用，也可作为糖尿病患者的保健品。

（7）酸牛奶。酸奶味味甘酸、微凉，归经心、肺、胃经。功能生津润肠，健脾和胃。将牛奶与双歧杆菌因子、乳酸菌素等一起发酵而成。适用于糖尿病脾胃不和，消化不良，阴虚肠燥之乏力，纳呆，口渴便秘者。因本品含有大量乳酸杆菌，故能促进胃液分泌，增强消化功能。提高对钙、磷、铁等矿物质的吸收，并降低胆固醇，延缓衰老，是一种良好的糖尿病保健品。

6. 行气和胃类

（1）胡萝卜。胡萝卜味甘、辛，性温，归脾、肝、肺经。功能健脾补气，行气消食。可用于糖尿病久病脾虚气滞，症见胃脘胀满、胸闷不畅者。取其理气宽胸之效。胡萝卜被称为营养丰富、价值极高的蔬菜，对舒展胸襟、强健体魄有很大的好处。其中胡萝卜素的含量每100g约3.62mg，相当于维生素A 315U。同时含有核黄素、叶酸、维生素PP等，可增强机体抗病能力，并能增加冠状动脉血流量，降低血脂，也能降低血糖，可作为糖尿病伴有高血压、高血脂患者的常用食品。

（2）葱头（洋葱）。葱头味甘、辛，性平，功能清热化痰，宽胸理气。可用于糖尿病因气虚痰蕴、胸阳不振而感胸闷憋气、气机不畅者。并且是含有前列腺素A的唯一蔬菜，多食有利于扩张血管，防止动脉硬化，对糖尿病并发症的预防有利。洋葱还能降低血脂，提高血液流动性，改善动脉粥样硬化。对糖尿病合并高血脂、冠心病者可作为辅助疗法。

（3）白萝卜。白萝卜味甘、性平，归脾胃肝大肠经。功能行气和胃消胀除满。适用于糖尿病胃轻瘫引起的腹部胀满、纳呆、大便不通等。本品含有多种维生素、纤维素、鞣质等，可促进胃肠道蠕动，帮助消化。可用生白萝卜汁直接饮用，也可用白萝卜煮水，饮用力量较强。另外白萝卜可凉拌或炒菜食用。白萝卜也被认为具有一定的降糖、降脂作用。

（4）圆白菜。圆白菜又名包头菜，味甘性平。归脾胃经。功能健脾和中。适用于糖尿病脾胃不和而引起胃脘胀满不适，时有作痛者。取其健脾和中之功。糖尿病并发胃神经功能紊乱、胃张力降低者，可作为常用食品。本品含有大量维生素U样物质，对胃溃疡可缓解疼痛。具有一定的抗氧化作用，可以降低血糖、降低血脂。

7. 补益脾肾类

（1）韭菜。韭菜味辛性温，归肝、胃、肾经。功能温中补虚，行气固精。适用于糖尿病久病不愈，肝肾不足，下元阳气虚亏，而致阳痿遗精、尿频便秘者。取其温补肝肾、固精助阳作用。糖尿病并发神经衰弱、习惯性便秘者可作为辅助食疗。韭菜古有"起阳草"之称，含有多种维生素、矿物质、纤维素，有助于控制血糖，改善便秘，预防肠道疾病。

（2）木耳。木耳味甘性平，归肺、脾、大肠、肝经。含有大量铁，功能补益脾肾、补虚利水。用于糖尿病久病脾肾两虚，而感腰酸乏力、气虚气不摄血、肠风下血、贫血者。从营养学的角度来看，木耳富含膳食纤维、蛋白质、脂肪、碳水化合物以及多种维生素和矿物质。木耳中的多糖成分具有抗凝血、升白细胞、免疫增强等作用，可以辅助治疗糖尿病患者的血管并发症。同时，木耳的热量较低，有助于控制血糖和体重。可作为糖尿病长期辅助食品。

（3）黑豆。黑豆味甘性平，归脾、肾经。功能：清热利水消肿，补益脾肾。适用于老年糖尿病久病两虚，症见腰酸肢肿、小便不利之糖尿病肾病、肾功能不全水肿者。黑豆含有丰富的植物蛋白和脂肪酸，能够补充糖尿病患者所需的营养，同时不会增加血糖的上升速度。此外，黑豆中的多酚类物质和膳食纤维有助于调节血糖和血脂，降低糖尿病并发症的风险。可作为辅助食品，但应监测尿素氮，避免过食植物蛋白，增加肾脏负担。

（4）羊奶。羊奶味甘性温，功能温补脾肾，疗虚损，益精润肠。适用于老年糖尿病久病，体弱羸瘦，脾肾两虚，精亏肠燥之腰酸乏力、口渴便秘者。本品含有丰富的蛋白质、脂肪、维生素 C 等，营养成分高于牛奶，脂肪球小而均匀，易被机体消化吸收，比牛奶更适合作为老人、儿童及体弱者滋补品。此外，羊奶中的乳清蛋白和酪蛋白等成分有助于控制血糖的上升速度，降低糖尿病并发症的风险。

（五）辨证施膳之茶饮方

证型	茶饮方	膳食方案
肺热津伤证	消渴茶	葛根 15g、麦门冬 10g、五味子 5g、天花粉 10g、知母 15g、绿茶 4g
	沙参二冬茶	沙参 15g、玄参 12g、麦门冬 15g、天冬 15g、生地黄 30g、花粉 30g、生石膏 30g、黄芩 12g、葛根 9g、知母 12g、石斛 9g、五味子 9g、普洱茶 30g
	麦门冬生地黄茶	麦门冬 15g、生地黄 15g、元参 10g、茶叶 10g 冲泡
	石斛生地黄茶	石斛、生地黄、熟地黄、沙参、麦门冬、天冬、女贞子、生杷叶、茵陈各 9g，炒枳实、炒黄芩各 4g
	玉泉茶	葛根、天花粉各 45g，麦门冬、茯苓、人参、乌梅各 30g，炙黄芪、生黄芪各 15g，甘草 10g
胃火炽盛证	麦门冬芦根饮	麦门冬 120g、芦根 100g
	玉泉茶	炙黄芪、生黄芪各 15g，葛根、天花粉各 45g，麦门冬、茯苓、乌梅、西洋参、甘草各 30g
	石斛生地黄茶	石斛、生地黄、熟地黄、天冬、麦门冬、沙参、女贞子、茵陈、生杷叶各 9g，炒黄芩、炒枳实各 4g
	玉竹乌梅茶	北沙参、玉竹、石斛、麦门冬、乌梅各适量
	麦门冬生地黄茶	元参 10g、生地黄 15g、麦门冬 15g 和茶叶 10g 冲泡

证型	茶饮方	膳食方案
胃火炽盛证	栝楼根冬瓜茶	天花粉、冬瓜各适量
	地骨皮玉米须饮	地骨皮 20g、玉米须 30g
	消渴茶	五天花粉 10g、知母 15g、味子 5g、绿茶 4g、葛根 15g、麦门冬 10g
	玉米须桑菊饮	桑叶、菊花、竹茹各 6g，玉米须、女贞子各 30g
	生津和胃饮	鸭梨 4 只、藕皮、荷梗各 1 段，橘络 5g，生姜 10g，甘草 3g，莲心 10 个，玄参 5g
	甘草藕汁饮	甘草 6g、藕 500g
	马奶二冬饮	天冬 12g、麦门冬 10g、马奶 200mL
	丝瓜茶	新鲜丝瓜 200g、绿茶 5g
气阴亏虚证	生脉散代茶饮	太子参、麦门冬、枸杞各 15g，五味子 5g，泡服
	消渴茶	五味子 5g、葛根 15g、天花粉 10g、麦门冬 10g、知母 15g、黄芪 10g、绿茶 4g
	山药黄芪煎水代茶饮	怀山药 30g、黄芪 30g
	西洋参茶	西洋参 10g、枸杞子 15g
	滋膵饮	生地黄、枸杞子各 18g，五味子 6g，山药 30g，生黄芪 24g，天花粉 18g
	消渴茶 2	黄芪、天花粉、茯神、甘草、葛根、麦门冬各 90g，生地黄 150g
	玉壶茶	西洋参、天花粉、麦门冬各适量
	铁皮石斛茶	铁皮石斛 10g，泡服
	玉泉茶	生黄芪、炙黄芪各 15g，天花粉、葛根各 45g，麦门冬、人参、茯苓、乌梅、甘草各 30g
	黄精玉米须茶	黄精 15g，玉米须 50g
	玉竹乌梅茶	5 个玉竹，乌梅、石斛、北沙参各 15g 和麦门冬 9g
肾阴亏虚证	消渴茶 2	黄芪、茯神、天花粉、甘草、麦门冬各 90g，生地黄 150g
	滋膵饮	生地黄、枸杞子各 18g，五味子 6g，山药 30g，生黄芪 24g，天花粉 18g
	西洋参茶	西洋参 10g、枸杞子 15g
阴阳两虚证	滋补饮	黄芪、山药各 30g，山茱萸各 15g 加水取汁，加入猪胰 50g 制成肉饮汤
	西洋参茶	西洋参 10g、枸杞子 15g

（六）辨证施膳之主食类

证型	主食类	膳食方案
肺热津伤证	黑芝麻降糖糕	薏苡仁100g、黑芝麻500g、淮山药、精制植物油各200g，葛根粉、生黄芪、天花粉、黄精各50g
	地骨皮粥	桑白皮、麦门冬各15g、地骨皮30g、小米100g
	莲藕山药饭	鸡蛋1个、淮山药10g、葱5g、盐5g、米饭50g、植物油适量
	百合粥	葛根10g、百合12g、小米150g
胃火炽盛证	麦门冬生地黄粥	生地黄、麦门冬各10g，小米100g
	麦麸饼	粗制小麦粉100g、麦麸300g、鸡蛋3只
	粟米赤小豆饭	粟米100g、大米及赤小豆各50g
	山药饭	鸡蛋1个、淮山药10g、盐5g、葱5g、植物油适量、饭50g
	苦瓜粳米粥	苦瓜150g、小米50g
	莜麦薏仁饼	天花粉80g、薏苡仁60g、莜麦面粉350g、粗制小麦面粉150g
	黑芝麻降糖糕	黑芝麻500g、薏苡仁100g、淮山药、精制植物油各200g，葛根粉、生黄芪、天花粉、黄精各50g
	山药薏米粥	怀山药60g、薏苡仁30g
	水鸭扁豆粥	水鸭肉、白菜各100g，白扁豆30g、葱花、盐各5g，料酒、酱油各10mL
	玉米南瓜饼	玉米面250g、南瓜500g
	燕麦五香饼	燕麦粒500g，精制植物油、精盐、味精、五香粉各适量
气阴亏虚证	胚芽花粉豆浆	天花粉20g、豆浆250mL、枸杞子50g、小麦胚芽60g
	药膳馒头	面粉、酵母、淮山、芡实、玉竹、知母、天花粉、槐花、黄精、玉米须、麦门冬、天冬适量
	粱米粥	青粱米100g，将米淘净，煮稀粥，任意食用
肾阴亏虚证	淮山药枸杞子粥	枸杞子、淮山药各10g，小米50g
	山药黄肉粥	淮山药60g、山萸肉20g、小米100g
	天门冬杞子粥	天门冬60g、枸杞子15g、小米适量
	杞葚山药饼	枸杞、桑葚、山药、黄精、玉竹、百合、白扁豆和大枣制成等量药粉，每50g药粉与250g面粉混合均匀，揉成面团制成饼
	淮山药粥	淮山药45～60g、小米100～150g
	何首乌芝麻粥	何首乌、黑芝麻各10g，小米100g

续表

证型	主食类	膳食方案
阴阳两虚证	桂黄粥	肉桂 3g、熟地黄 10g、大米 100g、鲜韭菜 30g
	黑芝麻降糖糕	黑芝麻 500g、薏苡仁 100g、淮山药、精制植物油各 200g，葛根粉、生黄芪、天花粉、黄精各 50g
	黑芝麻消渴糊	芝麻、陈粟米各 600g，薏苡仁、枸杞子、天花粉各 200g，天门冬、麦门冬各 80g，西洋参 40g

（七）辨证施膳之药膳方

证型	药膳方	膳食方案
肺热津伤证	苦瓜炒肉丝	苦瓜 250g、猪瘦肉 400g、大蒜 5 瓣、调料适量
	益胃汤	北沙参、麦门冬、生地黄各 15g、玉竹 5g
	西红柿益丸豆腐汤	西红柿 250g、鱼肉 250g、豆腐 250g、发菜 25g，调料适量
	沙参天冬蒸鲫鱼	天冬、沙参各 10g，姜、盐各 5g，料酒 10mL，鲫鱼 100g，葱 10g
	山药玉竹黄瓜汤	玉竹 12g、山药 15g、黄瓜 100g
	黄瓜炒木耳	黑木耳 120g、虾仁 25g、黄瓜 120g、黄花菜 50g
	草菇炒胡萝卜	鲜草菇 100g、鲜胡萝卜 250g、鸡脯肉 60g、冬笋 80g、鸡蛋 2 枚
	苦瓜山药烧豆腐	嫩苦瓜 150g、鲜山药 120g、豆腐 120g
	山药黄连花粉汤	黄连 6g、淮山药 30g、天花粉 15g
	山药蚌须汤	新鲜山药 60g、新鲜蚌肉 100g、干玉米须 30g
	菠菜根银耳汤	银耳 30g、新鲜菠菜根 120g
	山药炖萝卜	山药 20g，白萝卜、胡萝卜各 200g，猪瘦肉 100g，盐、葱各 10g，姜 5g
	百合瘦肉炒豆腐	百合 20g，猪瘦肉 50g，豆腐 100g，鸡蛋 1 个，植物油 30mL，淀粉 20g，酱油 15mL，葱 10g，姜、盐各 5g
	苦瓜焖瘦肉	苦瓜 80g，猪瘦肉 120g，牡蛎油 3mL，盐 3g，淀粉、姜葱各 5g，植物油 15mL
	神仙鸭	莲子 20g，西洋参、白果各 10g，薏米 20g，鸭 1 只，料酒、酱油各 10mL，葱 10g，姜 5g，胡椒粉 3g
	黄精炖乌鸡	乌鸡 1 只约 1kg，姜、盐各 5g，料酒 10mL，黄精 20g，葱 10g，清汤 200mL

证型	药膳方	膳食方案
肺热津伤证	怀山药冬瓜汤	淮山药10g、冬瓜300g
	百合西芹炒乳鸡	百合20g，西芹50g，乳鸡1只，料酒10mL，葱10g，姜、盐各5g，酱油10mL，味精3g，胡椒2g，香油10mL
	冬瓜香菇炒瘦肉丝	冬瓜450g、香菇25g、黑木耳12g、猪瘦肉60g
胃火炽盛证	沙参天冬蒸鲫鱼	沙参、天冬各10g，鲫鱼100g，料酒10mL，葱10g，姜、盐各5g
	苦瓜炒肉片	苦瓜250g、瘦猪肉100g
	苦瓜焖瘦肉	苦瓜80g，猪瘦肉120g，牡蛎油3mL，盐3g，淀粉、姜葱各5g，植物油15mL
	苦瓜炒肉丝	苦瓜250g、猪瘦肉400g、大蒜5瓣、调料适量
	苦瓜山药烧豆腐	嫩苦瓜150g、鲜山药120g、豆腐120g
	南沙参炖猪瘦肉	猪肉100g，姜、盐各3g，胡萝卜200g，南沙参25g，料酒10mL，葱5g
	豆腐炖鱼头	黄精、玉竹、薏米各30g，白扁豆60g，草鱼头1个，清汤1000mL，豆腐350g
	冬瓜香菇炒瘦肉丝	冬瓜450g、香菇25g、黑木耳12g、猪瘦肉60g
	生地黄麦门冬炖猪肚	生地黄、麦门冬各10g，猪肚、胡萝卜各100g，料酒10mL，葱10g，姜、盐各5g
	玉液羹	生山药粉30g，天花粉淀粉、知母各15g，生鸡内金粉、五味子、葛粉各10g，黄芪20g
	山药玉竹黄瓜汤	山药15g、玉竹12g、黄瓜100g
	山药内金菠菜汤	新鲜山药60g、鸡内金12g、菠菜200g
	西红柿益丸豆腐汤	西红柿250g、鱼肉250g、豆腐250g、发菜25g、调料适量
	蘑菇烧豆腐	嫩豆腐250g、鲜蘑菇100g、香油30g、调料适量
	黄瓜虾仁炒草菇	鲜黄瓜250g、鲜草菇50g、干虾仁20g、调料适量
	嫩丝瓜炒蘑菇	嫩丝瓜350g、蘑菇250g、调料适量
	香菇烧豆腐	嫩豆腐250g、香菇100g、盐、酱油、味精、香油适量
	冬瓜炒竹笋	冬瓜350g、罐头竹笋250g、调料适量
	草菇炒胡萝卜	鲜胡萝卜250g、鲜草菇100g、鸡脯肉60g、冬笋80g、鸡蛋2枚

续表

证型	药膳方	膳食方案
气阴亏虚证	淮山药枸杞子煲苦瓜	淮山药、枸杞子各 12g，苦瓜 100g，猪瘦肉 50g，葱 10g，姜盐各 5g，酱油 10mL，鸡汤 300mL，植物油 50mL
	淮山药黄芪炖母鸡	淮山药、黄芪各 15g，母鸡 1 只，葱 10g，姜、盐各 5g，料酒 10mL
	清蒸参芪鸡	党参 30g，蜜炙黄芪 160g，母鸡 1 只，精盐、黄酒适量
	党参葛根蒸鲤鱼	党参、葛根各 15g，料酒 10mL，鲤鱼 1 条约 500g，葱 10g，姜、盐各 5g，酱油 10mL，味精 3g，上汤 300mL
	斛苓沙参猪骨汤	石斛、南沙参、茯苓各 12g，菠菜 100g，生姜 5g，猪脊骨 500g，葱花 3g，盐适量
	薏米百合蒸石斑	百合、薏米各 30g，石斑鱼 500g，香菇 20g，料酒 10mL，葱 10g，姜、盐各 5g
	竹参心子	玉竹参 100g、猪心子 1000g、生姜 15g、葱 15g、食盐 15g、花椒 2g、白砂糖 5g、芝麻油 3g、卤汁适量
	山药鲫鱼汤	活鲫鱼 1 条、鲜山药 150g
	黄精炖乌鸡	黄精 20g，葱 10g，乌鸡 1 只约 1kg，料酒 10mL，姜、盐各 5g，清汤 200mL
	生地黄葛根炖猪尾	生地黄 30g，葛根 9g，猪尾 200g，葱 10g，姜 5g，料酒 10mL、盐 5g
	蕹菜枸杞鲤鱼汤	新鲜嫩蕹菜 250g、枸杞子 50g、活鲤鱼 1 条
	参麦炒海参	西洋参 15g、枸杞子 10g、麦门冬 15g、海参 500g
	枸杞牛肉方	熟牛胸脯肉 500g、枸杞子 50g、鸡蛋 1 个、调料适量
	苦瓜炒肉片	苦瓜 250g、瘦猪肉 100g
	黄瓜炒木耳	黑木耳 120g、虾仁 25g、黄瓜 120g、黄花菜 50g
肾阴亏虚证	山药蒸甲鱼	山药 30g、枸杞子 15g、麦门冬 15g、甲鱼 500g、黄酒 1 碗、生姜 6 片
	人参黄芪蒸甲鱼	人参、花粉、白术各 10g，黄芪、怀山药各 15g，甲鱼 1 只约 500g，葱 10g，味精、姜、盐各 5g，料酒、酱油各 10mL，鸡汤 300mL
	六味烧海参	熟地黄、山药、茯苓、山茱萸、泽泻、牡丹皮各 9g，水发海参 300g，猪肉 50g，蒜苗 30g，葱、姜各 5g，盐 3g，味精 2g，料酒 5mL，水淀粉适量，胡椒粉、大油、酱油、清汤各适量，纱布药包 1 个
	益气补肾固精汤	山药 100g、枸杞子 20g 加鸡肉炖煮
	滋肾填精汤	山药 60g、薏仁 30g

证型	药膳方	膳食方案
肾阴亏虚证	复方桑葚膏	新鲜熟透桑葚 2500g，榨汁，熟地黄、玉竹、黄精各 50g，天花粉、淀粉 100g
	枸杞子腰片汤	枸杞子 15g，猪腰子 1 个，菜胆 100g，料酒 10mL，葱 10g，姜、盐各 5g，胡椒粉 3g，鸡汤 300mL
	玉竹沙参煲猪腰子	玉竹 20g，南沙参 15g，山药、茯苓各 10g，猪腰子 2 个，酱油、料酒各 10mL，葱 10g，味精、姜、盐各 5g，鸡汤 300mL
	山药枸杞子滑鸡煲	山药、枸杞子各 12g，胡萝卜、西芹、仔鸡各 100g，蒜、葱各 10g，姜 5g，盐 5g，植物油 50mL，鸡汤 300mL
	西芹白菜枸杞子汤	枸杞子 12g，西芹 20g，白菜 100g，猪瘦肉 50g，料酒 10mL，葱 10g，姜、盐各 5g，植物油 30mL，上汤 300mL
	斛苓沙参猪骨汤	石斛、南沙参、茯苓各 12g，猪脊骨 500g，生姜 5g，菠菜 100g，葱花 3g，盐适量
	淮杞肉片	鲜淮山和瘦肉各 100g、杞子 10g
	山药炒猪腰子	山药 15g，猪腰子 1 个，葱、姜、盐各 5g，料酒、酱油各 10mL，植物 20mL
	五味鸡块	枸杞子 12g，五味子 10g，鸡肉 50g，水发黑木耳 30g，葱 10g、盐 5g、植物油 30mL、上汤 150mL
	山药猪腰子炒菜胆	猪腰子 1 个，山药 15g，鸡蛋 1 个，淀粉 20g，菜胆 100g，料酒 10mL，酱油 10mL，葱、姜各 5g，盐 3g
	枸杞滑熘里脊片	猪里脊肉 250g，枸杞子 50g，水发木耳、水发笋片、豌豆各 25g，蛋清 1 个，调料适量
	枸杞子豆腐炖鱼头	枸杞子、莲子、芡实、薏米各 12g，豆腐 200g，鲤鱼头 1 个，料酒 10mL，蒜、姜、盐各 5g，酱油 10mL，葱 10g，味精、胡椒粉各 3g，鸡汤 800mL
	生地黄葛根炖猪尾	生地黄 30g、葛根 9g、猪尾 200g、葱 10g、姜 5g、料酒 10mL，盐 5g
	山药炒豆芽	山药、枸杞子各 12g，黄豆芽 100g，植物油 30mL，葱、盐各 5g，醋 3mL
	枸杞牛肉方	熟牛胸脯肉 500g、枸杞子 50g、鸡蛋 1 个、调料适量
阴阳两虚证	韭菜枸杞炒虾仁	枸杞子 60g，虾仁 60g，韭菜 250g
	淮山药黄芪炖母鸡	淮山药、黄芪各 15g，母鸡 1 只，葱 10g，姜、盐各 5g，料酒 10mL
	益气补肾固精汤	山药 100g、枸杞 20g 加鸡肉炖煮
	韭菜杞子炒鸡丁	韭菜和鸡丁各 100g，杞子 10g

续表

证型	药膳方	膳食方案
阴阳两虚证	韭菜鳝鱼丝汤	新鲜嫩韭菜 120g、鳝鱼丝 60g、鸡肉丝 30g、枸杞子 50g、鸡蛋 2 枚
	核桃山萸肉炖羊肉	核桃 1 个、山萸肉 2g、巴戟天 5g、熟地黄 10g、羊肉 100g
	山药蚌须汤	新鲜山药 60g、新鲜蚌肉 100g、干玉米须 30g、大枣适量
	菟丝子散	菟丝子 15g、茯苓 10g、莲子 6g
	山药炒虾仁	山药 50g、枸杞子 15g、百合 25g、红枣 25g、松子仁 25g、芦笋 1 把、虾仁 200g、腰果 25g、大蒜 5 瓣
	芡实核桃杞子饭	芡实 15g、黑芝麻 10g、大米 100g、杞子 5g、核桃 2 个
	核桃猪腰	猪腰 1 对、核桃肉、金樱子各 30g
	山药蒸甲鱼	山药 30g、枸杞子 15g、麦门冬 15g、甲鱼 500g、黄酒 1 碗、生姜 6 片
	人参黄芪蒸甲鱼	人参、花粉、白术各 10g，黄芪、怀山药各 15g，甲鱼 1 只约 500g，葱 10g、味精、姜、盐各 5g，料酒、酱油各 10mL，鸡汤 300mL
	参桃蒸鳝鱼	人参 25g、当归 3g、川芎 3g、枸杞子 10g、胡桃 25g、鳝鱼 500g、黄酒 1 碗、生姜 6 片、青葱 3 根、大蒜 5 瓣
	猪胰海参蛋	海参、猪胰、鸡蛋各 1 个
	枸杞子砂仁炒鱼肚	砂仁粉 3g，枸杞子 12g，鱼肚、西芹各 50g，植物油 30mL，葱 10g，姜、盐各 5g，酱油 10mL
	滋肾填精汤	山药 60g、薏仁 30g
	枸杞子豆腐炖鱼头	枸杞子、莲子、芡实、薏米各 12g，豆腐 200g，鲤鱼头 1 个，料酒 10mL、蒜、姜、盐各 5g，酱油 10mL，葱 10g，味精、胡椒粉各 3g，鸡汤 800mL
	滋脾猪胰汤	生地黄、枸杞子、花粉各 18g，五味子 6g，山药 15g，黄芪 12g，猪胰 1 只、猪肝 50g，鸡蛋 1 个，淀粉 20g，酱油、料酒各 10mL，盐、味精、姜各 5g，葱 10g，植物油 30mL，鸡汤 500mL

　　糖尿病的饮食疗法研究方兴未艾，回归经典古籍探索挖掘古人的智慧亦是如今中医临床常用之法。创新性结合古籍及现代文献，基于中医辨证施膳理念构建分型下的糖尿病食疗方案，以"食材单品—茶饮方—主食—药膳方"四大类容易被人们接受的形式融入糖尿病患者日常饮食管理之中，为糖尿病患者家庭食谱构建提供了参考。通过归纳分析古籍中对消渴的认识发展过程，依据相关领域权威专家意见优选地纳入糖尿病各证型最适宜当代老年患者应用的药膳方，形成了画重点式中医食谱推荐，为老年糖尿病膳食管理开辟了新途径。

第二节　糖尿病患者的运动疗法

运动疗法作为糖尿病基础治疗方法，是实现治疗目标的不可或缺的五架马车之一。根据世界卫生组织（WHO）建议：预防 2 型糖尿病、改善症状可通过定期运动、维持适当体重、戒烟限酒、保持健康饮食习惯等。对于糖尿病患者而言，运动不仅可以改善糖脂代谢，提高胰岛素敏感性，还有利于减轻体质量，预防和延缓糖尿病并发症的发生发展。因此，通过运动干预来改善糖尿病患者的生存质量，在糖尿病的治疗中广泛应用。目前，糖尿病的运动疗法包括现代运动疗法和传统运动疗法，应根据自身情况制订合适的身体活动目标。

现代运动疗法可以增强心肺功能，促进身体代谢，消耗热量，降低血糖。机体运动时，肌肉等组织是在血浆胰岛素较低的条件下对葡萄糖进行摄取，运动训练可使机体外周组织对胰岛素和胰岛素受体的敏感性增强。糖尿病患者还可以尝试通过举重、俯卧撑、仰卧起坐、瑜伽等方式以增强肌肉力量，提高身体代谢水平，缓解糖尿病引起的身体不适。

一、运动疗法的分类

运动疗法是一种有效的治疗糖尿病的方法，它包括有氧运动和抗阻运动。运动项目类型不同，其运动效果也会不同。有氧运动是指在做体育锻炼时，可有充足氧气供应肌肉群做功，是供给和需求保持平衡的运动。步行、慢跑、游泳、骑自行车、各种舞蹈、太极剑等多种形式的、长期的、有规律的有氧运动是糖尿病运动疗法中的一种常见方法。抗阻运动即肌肉在对抗外来阻力时所发出的一种主动运动，对抗运动、克服弹性体运动、阻力运动和力量器材训练，如健身球、弹力带、哑铃等均为抗阻运动，抗阻运动能够改善身体对碳水化合物的代谢机能，防止和帮助治疗糖尿病。具体的运动形式可根据患者的身体状态和个人爱好进行选择。2 型糖尿病患者目前主要以有氧运动作为主要运动方式。

二、T2DM 具体运动原则

运动的频率：建议每周有氧运动至少 3 次，如散步、骑自行车、游泳等，连续间断不超过 2 天。抗阻运动每周至少 2 次。鼓励各种肌肉力量训练。体质较弱者可选择隔 1 天进行 1 次锻炼，待身体适应体育运动后逐渐增加自身运动锻炼的频度。体质较强者可以每天都坚持锻炼，一周休息 1～2 天。同时还要注意控制每次锻炼的频率，并且在运动过程中保证充足的休息。

运动的强度：运动强度是指身体运动对人体生理刺激的程度，运动强度受运动量和运动时间的影响。通常用心率来表现运动强度的监控与评价。从低运动量开始，合适强度是患者的心率达到个体 60% 最大耗氧量（心率 =170- 年龄），被认可适用于所有年龄段和体能水平的成年男女，为稍累或累的主观疲劳程度。老年人的运动要依据自身身体素质水平和个人喜好，但心率一定要达到最低强度。运动强度采用波浪式负荷强度的渐进式递增，切忌追求效率急功近利。

运动的时间和持续时间：为了达到最佳效果，最好在餐后 1～2 小时进行运动，每周累计至少 150 分钟中等强度运动，有氧运动每次至少 10 分钟，每周累计达到 300 分钟可以获得更多健康效益。中老年人的运动时间不宜过长，过长会使老年人身体机能下降、免疫力下降，导致其他疾病的发生。但也不能时间过短，没有达到基础的运动负荷时间，机体没有得到足够的刺激，并不能使机体的代谢功能增强，同时也没有消耗足够量的血糖，不足以使血糖浓度有所下降。

运动方式：采用中低强度的负荷，以有氧运动为主，并且运动要持续一定的时间。特别强调大肌群参与的、有节律的、持续性有氧耐力运动和肌肉力量训练。依据个人性格特点和兴趣爱好，选择运动项目或运动方式尽量避免太多的挑战，以及太多的难以掌握的技巧，以保证锻炼的乐趣并且能坚持。

三、运动的注意事项

1. 运动前注意事项

运动前当接受全面的健康评估，如血糖、酮体、血压、心电图、肺活量、肾功能、眼底、下肢血管彩超等健康检查。尤其对病程较长的和年龄较长者，每次外出活动前应告知家人活动地点和时间。

（1）血糖＞ 16.7mmol/L 应禁忌大强度耐力运动。

（2）避免大强度耐力活动、中高负荷抗阻力运动、避免冲击用力和暴发用力。出现严重或增生性视网膜病变时，在运动过程中应注意避免冲击用力。

（3）出现血糖控制不稳定、血糖＞ 16.7mmol/L 合并酮症、合并视网膜出血或感染、不稳定心绞痛时应禁忌各种运动。

（4）预防低血糖：

1）运动前的胰岛素应避免注射于运动肌肉，最好选择腹部。在初次运动和改变运动量时，应监测运动前和运动后数小时的血糖水平，根据血糖变化和运动量，调整运动前胰岛素用量或增加碳水化合物摄入量。

2）运动前血糖水平若 < 5.6mmol/L，应进食碳水化合物 20 ~ 30g 后运动。随身携带糖果、可乐等，以应对低血糖。

3）有些病人运动后低血糖的影响可持续 48 小时，必要时应在运动后进行更多的监测。

2. 运动中的注意事项

（1）随身携带糖尿病卡，注明本人姓名、家庭住址和亲人联系方式，写明出现意外如何处理。并放在胸前等显眼处。

（2）身体不适时暂停外出运动，夏天补充足够水分，冬天注意保暖。

（3）增加运动量时的进度安排：应注意循序渐进，逐渐达标。

（4）运动着装要宽松，舒适鞋袜，注意运动时的足部保护，出现足部破溃、感染时，应避免下肢运动。

（5）运动中出现胸闷等不适及时停止运动，必要时就医。

3. 运动后的注意事项

观察血糖结果及有无副反应，定期确定运动量和运动效果。

四、运动干预对 T2DM 作用与影响

根据美国糖尿病协会（ADA）的临床实践研究发现：科学的运动能够调整糖尿病患者的身体状态，延缓病情的发展，使身体状况得到有效的改善，比如身体成分、心脑血管病变、微循环障碍、氧化应激等和预防糖尿病并发症发生。

1. 运动提高胰岛素的敏感性

在糖调节受损进程中，胰岛素抵抗为主要危险因素。研究证实，造成胰岛素抵抗的原因有氧化应激、肥胖等。运动可减少脂肪堆积，提高胰岛素敏感性，增强胰腺功能。运动时机体血液循环和代谢率增加，交感神经活性增强，肌肉和脂肪组织对糖原利用增加，使得骨骼肌细胞对血液葡萄糖的利用增加，从而促进葡萄糖分解代谢，减少胰岛素受体抵抗，从而提升患者对于胰岛素的敏感性，进而更好地控制血糖。

2. 运动改善糖脂代谢状态

有氧运动疗法是糖尿病护理的一个重要组成部分，它对血脂这一危险因素有良好的改善效果。大量研究表明，T2DM 患者肥胖以及血脂代谢异常的状况都可以通过进行有氧运动得到改善，具体表现为脂肪组织的脂解作用降低，再酯化游离脂肪酸（FFA）能力增强，明显减少脂肪含量，降低血浆甘油三酯（TG）、总胆固醇（TC）、低密度脂蛋白胆固醇（LDL-C），提高高密度脂蛋白胆固醇

（HDL-C），从而改善肥胖 T2DM 的脂代谢紊乱。研究表明单次有氧运动不仅可降低餐后血脂，还可显著降低血压和体重，可以作为一种理想的锻炼方法推广到年轻的患者中，以获得最大的益处，并提高对生活方式干预的依从性。

3. 运动延缓心脑血管病变的发生

动脉血管粥样硬化在 T2DM 患者中极为常见，最终导致心脏冠状动脉硬化后的冠心病、脑血管硬化后的脑卒中意外等疾病。运动还有利于心脑血管健康，促进血流循环，增加血液的纤溶能力，减少血栓的堆积，增加冠状动脉供血量，改善血管壁弹性。降低血脂的同时也一并提高动脉血管内皮依赖性舒张功能。

4. 运动减少微循环并发症的发生

T2DM 并发微循环病变主要表现为肾脏和视网膜的病变，在常规治疗的基础上配合运动疗法可以提高疗效，从而对患者的生活质量进行改善。运动可有效提高 T2DM 肾病患者的人血白蛋白、铁转运蛋白、血红蛋白（Hb）、空腹血糖（FBG）、空腹胰岛素、尿素氮、C 反应蛋白、胰岛素抵抗指数、尿素清除指数，从而控制患者的炎症反应，降低胰岛素抵抗，改善其营养状况。防治糖尿病肾病及代谢综合征，减少心脑血管并发症的发生，从而降低糖尿病患者的总体致死率。

5. 运动改善骨质疏松状态

T2DM 患者的血液和尿液中的葡萄糖含量较高，导致胰岛素的释放减少，进一步抑制了骨骼的形态和功能。在骨钙化的过程中，这种抑制可能导致钙流失和骨质疏松，与健康的人相比，T2DM 的风险更大。运动有助于改善骨质疏松，促进骨细胞血液循环，使骨骼代谢进一步增强，为增加钙和胶原蛋白等物质的吸收提供更多的骨骼营养，保持较高的骨密度。

五、常见的现代有氧运动方法

随着科技的进步，运动疗法已成为一种越来越受欢迎的治疗方式，2010 年的糖尿病运动指南更是强调了糖尿病患者应该尽可能多地参与到运动中来。有氧运动是糖尿病患者预防和管理的传统运动疗法，不仅能促进胰岛素敏感性的提高，降低血糖水平，对血压、血脂、体重、体型等也有积极的作用。运动还能够启动糖尿病患者自身抑制性炎症的基因，有效地调节血糖水平，减少蛋白质的消耗，同时也可以提升脑部神经营养因子的水平，这是一种既经济安全又有效地降低血糖的方法。

1. 瑜伽

瑜伽来源于印度，早在公元前 2000 年就已出现，瑜伽作为一种有氧运动疗法，对身体和心灵进行疗养，可以促进机体血液循环，松弛身心，缓解压力，增强身体的柔韧性和平衡性。瑜伽是当今世界流行的运动方式之一，被现代医学用于辅助治疗疾病，可以提高糖尿病患者的身体素质和身体免疫力，其次，瑜伽可以帮助糖尿病患者缓解压力和焦虑，减轻情绪波动对血糖的影响。有研究表明瑜伽可以改善血脂状况，降低 BMI，降低血糖水平，对糖尿病的血管类并发症有长期的有利影响。对糖尿病并发症的发生和发展有预防和延缓作用，对患者生活质量和健康水平有提高作用。

2. 健步走

健步走是一种有氧运动疗法，要求姿势正确，追求一定的速度要求，属于步行类运动范畴。按照速度快慢可分为慢步走、中速走、快步走和极快速走。有研究显示健步走可以促进身体对葡萄糖的摄取和利用，增加身体对糖类的消耗，从而降低血糖水平。运动可以刺激胰岛素的分泌和敏感性，提高身体对胰岛素的响应能力，进一步促进血糖的利用和存储。健步走是一项轻松愉快的运动，可以缓解生活和工作中的压力，减少情绪波动对血糖的影响。运动产生的多巴胺等神经递质可以使精神愉快，心情舒畅，从而提高心理健康。健步走可以改善心肺功能，增强心肺工作能力，从而提供身体的供氧能力和改善代谢水平。优化生活方式不仅够改善生活品质，还能够有效地预防和减少糖尿病慢性并发症的发生及其恶化。因此，糖尿病患者可以适当地进行健步走等有氧运动，以辅助控制血糖水平。

3. 广场舞

自《全民健身纲要》发布以来，越来越多的市民积极投身到全民健身活动中来，广场舞以其健身价值深受人们的喜爱。广场舞作为一种现在流行的舞蹈类有氧运动，伴随欢快的音乐在大自然环境下翩翩起舞，使人感觉轻松愉悦。广场舞以快速的步伐和丰富的节奏，将传统舞蹈的美感与运动健身相结合，不仅可以提高参与者的感官灵敏度和中枢系统的灵活性，还可以提高机体的平衡协调性，增加肌肉、血管弹性，有助于控制血压和降低胆固醇等。跳广场舞可以消耗体内的脂肪，减轻体重，改善胰岛素抵抗，提高胰岛素的敏感性，帮助患者控制血糖、增强体质、促进心理健康等。

4. 跑步

跑步是一种常见且易于选择的运动方式，在有氧运动疗法中被广泛应用。慢跑适合糖尿病患者，规律长期慢跑可以消耗体内多余的脂肪，改善身体成分比例，从而降低体重，提高胰岛素的敏感性。减少胰岛素抵抗可以通过减重和减脂来提高血糖控制水平。跑步可以加速血液循环和代谢，促进葡萄糖等物质的代谢和利用，提高身体对糖类的消耗和摄取，从而降低血糖水平。跑步可以缓解生活和工作中的压力和焦虑等情绪波动，减少情绪波动对血糖的影响。此外，运动能够有效地释放多巴胺等神经递质，从而让人们获得更多的快乐和放松，有助于提升心理健康水平。

5.足球

足球运动最早起源于我国古代，当时被称作"蹴鞠"，这项古老的有氧运动，直到今天依然得到了广泛的参与。足球可以作为一种小型比赛，包括间歇性很强的活动和多次折返跑、跳跃、冲刺等，比起走路，足球对肌肉和骨骼的影响很大。对于糖尿病患者来说，作为一项全身性质的有氧运动，足球可以促进血液循环，增强心肺功能，提高身体代谢水平，有助于改善身体机能。通过足球运动来消耗身体多余的脂肪、减轻体重，能够提高胰岛素抵抗能力，进一步控制血糖水平。另外，足球是一项团队运动，有助于增强社交能力，结交更多的朋友，提高生活质量。

第三节 传统运动疗法

中医传统运动疗法是结合人体、呼吸、心理调节，形成独特的传统运动方式，是中华文化的重要组成部分。经过几代人不断与疾病做斗争的实践，这一养生理论方法是我国人民的聪明智慧的结晶。名医华佗认为，"人体欲得劳动，但不当使极耳。动摇则谷气得消，血脉流通，病不得生，譬犹户枢不朽是也"。隋朝太医巢元方在《诸病源候论》的"先行一百二十步，多者千步，然后食之"。王焘《外台秘要方》指出，消渴患者"不欲饱食便卧、不宜终日久坐"，萃取几千年中华养生健体的精华，运动疗法具有调息脏腑、运行气血、畅通经脉、强健筋骨、凝心安神之功，可以达到强身健体、防治疾病、延年益寿的作用。

古代中华文明的精髓在于"不治已病治未病"的理念，其中含有五禽戏、八段锦、十八段锦、太极拳和易筋经，它们不仅仅代表着中华古老的文化，更是中华民族古老的文化瑰宝。未病学为传统运动疗法提供了理论的支撑，它所提倡的治未病、调阴阳，正是五禽戏、八段锦、易筋经等传统运动疗法的健身功效，可见，未病学在传统运动疗法的功效和作用上提供了理论基础。

一、中医传统运动特点

在中华文明悠久的历史中，传统的运动疗法以中医学的理论为基础，将养生保健和治疗疾病紧密结合，形成了一种既强调身体内部的调节，又能够有效预防疾病的独特方式。功法特点是以身体四肢运动配合呼吸吐纳为主的养生运动方法，强调形与神俱、阴阳动态平衡的整体观，调节机体的五脏六腑，疏通经络，维持机体内环境稳态，改善机体气血循环，促进人体机能修复以达到防病及治病效果。

1. 形神一体、天人合一的整体观

《黄帝内经》指出："五脏之道，皆出于经隧，以行血气。血气不和，百病乃变化而生。是故守经隧焉。"中医理论认为人是以五脏为中心，以经络为枢纽，将人体五脏六腑、四肢百骸的组织器官紧密地联系在一起，形成一个有机统一的整体，并通过精、气、血、精、液的协同作用，完成统一的功能活动。五脏一体、天人相应等中医理论同样适用于传统运动功法，通过肢体运动与呼吸吐纳相结合，达到协调脏腑、行气活血、舒经活络、强身健骨之功效，从而实现增强体质、促进健康之目的。

2. 阴阳平衡、精神乃治的平衡观

《黄帝内经》曰："阴阳者，天地之道也，万物之纲纪，变化之父母，生杀之始，神明之府也。"阴阳代表人体内相互对立的双方，人的生长壮老已离不开阴阳，在生理状态下，阴平阳秘，精神乃治，人体气机得到正常的运行，才能保持和恢复健康的状态，即《素问·生气通天论篇》载："以圣人陈阴阳，筋脉和同，骨髓坚固，气血皆从。如是则内外调和，邪不能害，耳目聪明，气立如故。"中医传统运动亦是在阴阳平衡思想的指导下，既重视壮益阳气，也注意对阴精的补养，强调外练身法、步法，内练精、气、神，一张一弛、起承转合间使人获得补阳者阳得阴助而生化无穷，补阴者阴得阳而泉源不竭，阴生阳长，阳生阴长，阴阳平衡，生生不息。

3. 动静结合，形神俱养的养生观

动静是事物运动变化两种不同的表现形式，自古静中有动，动中寓静。中医传统运动认为：人体生命活动始终处在动静之中，动以养形，静以养神，动静结合，形神俱养。形体要动，动而有节制；心神须静，但静中有动，做到动于外而静于内；动则生阳，阳虚者多以动养为主；静则生阴，阴虚者多以静养为主，只有做到动静有机结合，才能外练形体，内练精神，达到内外和谐，机体便可全面得到锻炼，达到强身养生的效果。

二、常见的中医传统运动疗法

通过研究古老的中国武术，还有其相关的药物，传统的体育方法已成为一种

极富价值的医疗方法，它不仅能够改善患者的体能，还能够提供更多的精神支持，从而起到预防、治愈、调节、恢复的目的。随着科技的发展，五禽戏、八段锦、十八段锦、太极拳乃至易筋经这些古老的拳术，已被普遍运用于预防、控制及改善糖尿病的患者，取得了显著的成果。

1. 五禽戏

五禽戏源于东汉时期的华佗，它将传统的按摩技巧与古老的中国传统文化相融合，以五种不同的动物的特征为灵感，模仿虎、鹿、熊、猿、鸟五种动物的代表性动作及其神态，通过对它们的运用，来达到调节五行的功效，这种全新的健康锻炼方式，不仅仅是一种健身疗法，更可以被视为一种古老的养生之道。最早记载可见《庄子·外篇·刻意》云："吹呴呼吸，吐故纳新，熊经鸟伸，为寿而已矣。此导引之士，养形之人，彭祖寿考者之所好也。"五禽戏的实施，既有助于提升健康，又有助于改善心理健康。习练五禽戏时身、息、心相互配合，沉思而后动，从而达到神形合一的状态。

五禽戏讲求形神合一、动中求静、动静相兼，对于健康人来说，适度练习五禽戏可以增强体质、促进身心健康、延年益寿；对于糖尿病患者而言，经常参加五禽戏运动可以有效降低患者血糖、血压、血脂，促进血液循环，改善心血管功能，预防心脑大血管并发症的发生与进展等。通过学习五禽戏，我们可以更加专注地模拟它们的精妙姿势，并且注重调整自己的内部气息，同时也要强调意识的训练，这样可以帮助缓解患者的压力，减轻他们的焦躁、抑郁和紧张情绪，并且能够帮助他们更轻松地完成每一个动作，从而促进疾病向愈。

2. 八段锦

八段锦是我国已有一千多年历史的一种常见的传统运动疗法，因其功法由八个部分组成，"锦"代表古代的丝织品，形容其动作的柔和优美，故称八段锦。八段锦的名字最早出现于南宋洪迈《夷坚乙志》中。它是在气功运动规律的基础上，结合中医的整体观和气功理论，进行的一种兼调身、心、息及疏通经络来调节人体生理功能的一种安全有效的有氧运动。这种动作的特点为柔和而缓慢，流畅而连贯，松紧相间，动静相融，神韵与形象完美结合，气势磅礴，简洁而适度，可以柔韧筋骨，增强体魄，活跃气血，协调五脏六腑。特别适合老年及肌力较弱的人群练习。另有研究显示，八段锦的运动效果与常见的健走、太极拳等有氧运动不相上下，在长期治疗中，其依从性也较高。

3. 十八段锦

吕仁和教授凭借多年的研究和实践，将太极拳、八段锦和现代运动医学疗法完美结合，创造出一种全新的运动形式——十八段锦。这种新型的运动方式能够有效地改善糖尿病患者的血糖、血脂水平和情绪状态。不但吸取了古代八段锦的精髓，更是对八段锦进行了延伸。八段锦是一种有助于调节脏腑、疏通经络、行气解郁、健脾益气的保健运动，它的运动量不大，只需两平方米左右的空间，就能够让人们在运动中融入自己的意念，从而达到舒缓身心的目的，并且能够有效地控制糖尿病的发生。对于那些身体虚弱、缺乏锻炼和长时间坐在办公室的脑力工作者来说，这种方法非常有效。

十八段锦运动具备良好的健康功效，它能使全身各系统、器官组织得到轻缓而有利的活动，切实可行，易于掌握，值得宣传和普及。在临床护理工作中，根据不同的证型让患者进行分级、分段练习十八段锦，实现辨证施护，很好地突出中医护理特色，提高了中医护理质量，并且也将为未来的科学研究奠定基础。

4. 太极拳

太极拳是一种广受欢迎的中国传统身心运动，源于《周易·系辞》"易有太极，是生两仪"，早期称"长拳""绵拳""十三势"。明朝万历年间，山西王宗月著《太极拳论》标志着太极拳的诞生。随着时代的发展，以导引、吐纳为核心的太极技术，融入传统的武术，并融入阴阳学与中医的理论，形成了一系列具有独特风格的新型武术，例如太极柔力球、太极剑、太极养生杖等。太极拳动作轻柔柔韧，动静结合，形气呼应，能舒缓筋骨，促进气血流通，使脏腑功能平衡，经络通畅。

太极拳的练习重在通过内外调和的方式，培养身体的精气神，促进身体的全面健康。太极拳的拳风含蓄内敛、连绵不断，以柔克刚，急缓相间，恰似行云流水，一击即中。这种风格使习练者的意、气、形、神渐趋圆融，融会贯通，达到登峰造极的境界。另外，对于武德修养的要求也使得习练者在增强体质的同时提高自身素养，促进个人与自然、社会的和谐、共融。太极拳已成为我国建立与其他种族、民族、语言、民族联系的重要文化纽带，在对外传播中华文化中占有举足轻重的地位。

5. 易筋经

"非遗项目"易筋经作为我国首个集预防、治疗、养生保健和康复于一身的经典之作，其独到之处在于它的"伸筋拔骨，以形引气，意随形走，柔和流畅"的特点，借助易筋经锻炼能够强壮内腑、变易筋骨，而且可以在多种疾病的诊断和治疗上发挥重要作用。研究发现，易筋经锻炼能够增加骨骼肌的被动运动，增加肌肉对糖的利用与消耗，可以降低糖尿病患者血糖，改善胰岛素抵抗，降低总胆固醇、低密度脂蛋白和三酰甘油浓度，升高高密度脂蛋白，改善心肌顺应性及舒张功能，从而预防动脉血管粥样硬化，减少心血管疾病的风险。易筋经通过对肢体的扭动与旋转，使肌肉得到充分牵拉，提高肌肉力量，增加肌性耐力，从而延缓老年增龄性骨骼肌衰弱的作用。

　　运动干预是防治糖尿病的基石，糖尿病患者的康复离不开运动疗法的干预。传统中医学对运动疗法的认识建立在生命整体观基础之上。糖尿病已成为严重影响人类身心健康的重要病之一。从《内经》中的导引术到汉唐时期的五禽戏导引法，及至宋元时期八段锦的出现，均强调了外在运动之形引动内在气机通行之畅的本质。以中国传统体育运动中的五禽戏、八段锦、太极拳、易筋经为例，这些运动在调节糖尿病患者的糖脂代谢，减少并发症方面风险的同时，操作起来非常容易、安全、经济、疗效明显，因此，我们应该积极开展相关的研究，让更多的糖尿病人受益。建议每位糖尿病患者都进行适当的锻炼，以便更好地控制血压和血脂水平，同时也要确保他们的健康状态，为糖尿病患者制定合理、有效、精准的运动处方。

参考文献

[1] 中国糖尿病医学营养治疗指南（2013）[J]. 糖尿病天地（临床），2016，10（07）：289-307.

[2] 郭桂花. 浅谈糖尿病患者饮食教育 [J]. 糖尿病新世界，2017，20（06）：197-198.

[3] 卢建政. 浅析千金方对糖尿病营养学的贡献 [A]. 第十届全国中西医结合营养学术会议论文资料汇编 [C]. 中国中西医结合学会营养学专业委员会，中国中西医结合学会，2019：4.

[4] 王磊，柴可夫. 唐以前医籍中有关消渴病饮食服药宜忌探析 [J]. 上海中医药杂志，2019，53（03）：33-36.

[5] 吴楠，金小琴，程雪，等. 糖尿病食疗理论溯源及临床研究进展 [J]. 中国中医药现代远程教育，2021，19（19）：203-206.

[6] 中国 2 型糖尿病防治指南（2017 年版）[J]. 中国实用内科杂志，2018，38（04）：292-344.

[7] 文颖娟.《内经》消渴病症探微 [J]. 辽宁中医杂志，2015，42（02）：276-277.

[8] 徐聆. 老年糖尿病患者中医膳食方案构建研究 [D]. 湖南中医药大学，2022.

[9] 李辉. 黄芪、山药联合应用的中医饮食疗法对 2 型糖尿病患者治疗作用观察 [D]. 山东中医药大学，2019.

[10] American Diabetes Association. Clinical practice recommendations 2002[J]. Diabetes Care，2002，25suppl 1): 64-68.

[11] 俞永红. 运动处方在糖尿病患者中的应用疗效观察 [J]. 吉林医学，2016，37（02）：448-449.

[12] 陈浩，龚利，邵盛，等. 糖尿病运动疗法研究进展 [J]. 中医学报，2015，30（02）：186-188.

[13] 傅胤泓，张兆丰，童昕怡. 中老年人糖尿病的运动疗法 [J]. 体育世界（学术版），2019，（08）：150-151.

[14] Crichton, Georgina E, Ala' A. Alkerwi. Physical activity, sedentary behavior time and lipid levels in the Observation of Cardiovascular Risk Factors in Luxembourg study[J]. Lipids in health and disease, 14 (2015): 1-9.

[15] Inzucchi S E, Bergenstal R M, Buse J B, et al. Management of hyperglycemia in type 2 diabetes, 2015: a patient-centered approach：update to a position statement of the American Diabetes Association and the European Association for the Study of Diabetes[J]. Diabetes care, 2015, 38(1): 140-149.

[16] 李海平，付新青，周春红，等. 运动疗法在临床治疗糖尿病过程中的作用及研究进展 [J]. 当代护士（下旬刊），2019，26（07）：6-8.

[17] 李海平，王春花，赵鹏. 糖尿病运动疗法的研究进展 [J]. 德州学院学报，2019，35（04）：

33-36.

[18] 栾健，宋一全，姚民秀，等 . 让胰岛 β 细胞修生养息：以高脂低碳生酮饮食干预为核心的 "五位一体" 2 型糖尿病整合治疗新方案 [J]. 实用临床医药杂志，2019，23（11）：1-6.

[19] 陈知昌 . 太极养生杖锻炼对 2 型糖尿病合并高血压患者生存质量影响的研究 [D]. 北京体育大学，2016.

[20] 刘龙波 . 中等强度有氧运动对 2 型糖尿病患者血糖血脂体重的影响 [D]. 西安体育学院，2013.

[21] 杨冬梅，刘香弟，刘志宏，等 . 中医传统运动疗法应用于老年糖尿病患者的研究进展 [J]. 中医临床研究，2017，9（30）：59-61.

[22] 尹宁宁 . 健身气功和太极拳对老年 2 型糖尿病患者血糖及心理状况的干预研究 [D]. 郑州大学，2020.

[23] 李勤，倪青，吴瑞，等 . 中医传统运动在糖尿病防治中的应用 [J]. 世界中医药，2020，15（21）：3355-3358.

[24] 程晓菲，代金刚 . 五禽戏现代研究进展 [J]. 河南中医，2018，38（01）：151-154.

后　记

辽宁省名中医富红梅工作室成立于2021年6月，我们每位工作室成员都庆幸有机会和辽宁省名中医富红梅教授学习，工作室每位成员都有机会跟师出诊，体会名医用方潜药的原则，汲取更多的临床经验，我们每个人都有不同的收获，有很大的进步。在此我们非常感谢富红梅教授的悉心指导；也非常感谢沈阳市中医院各位领导对辽宁省名中医富红梅传承工作室提供的各项支持与帮助；还要感谢省、市级中医药管理局能遴选优秀中医人才组建名中医工作室，来带动中医事业的发展，学经典，跟名师，做临床，让我们临床医生少走弯路，快速提高医疗技能；更要感谢我们国家的中医政策，让我们看到了国家领导着眼于人们健康，大力发展中医的决心和措施。

富红梅教授出身医学世家，曾跟随多位国医大师、全国名医学习，在临床上对于内分泌、心脑血管、消化系统、呼吸系统、泌尿系统、神经系统等各系统临床常见病、多发病以及疑难杂症的治疗都有独特的见解、丰富的临床经验和夯实的理论基础。在工作室运行期间通过跟师学习、病例讨论、整理资料、经典书籍阅读等多项工作，拓宽了我们的诊疗思路，并且让我们对中医理论以及经典著作的理解有了更深刻的认识。

《富红梅临证医案》一书180余个病例，是我们在跟诊过程中收集整理的，希望能对临床医生和患者提供帮助，书中纰漏的地方请批评指正。